Mosaik bei
GOLDMANN

Buch

Nie wieder Blümchensex: Mit ihrem unverblümten Plädoyer für spektakulären Sex bietet Sexologin Annie Sprinkle eine Rundumerneuerung für jedermanns und jederfraus Sexualleben. Auf einem Rundgang durch Dr. Sprinkles Reformcenter kann jede Leserin ihre ganz persönlichen erotischen Kräfte entdecken und die Sexgöttin in sich wecken.
Dr. Annie hilft, störende Blockaden zu beseitigen, eigene Wünsche und Fantasien zu konkretisieren und das Feuer in einer eingeschlafenen Beziehung wieder zu entfachen. Denn als Quelle der Freude, Entspannung und intellektuellen Stimulation sorgt eine gesunde und aktive Sexualität auch für emotionales Wohlsein und physische Gesundheit.

Autorin

Die ehemalige Porno-Queen und Performance-Künstlerin Annie M. Sprinkle lebt ihr Leben als Gesamtkunstwerk. Doch hinter der knallbunten, exzentrischen Fassade verbirgt sich eine ernst zu nehmende promovierte Sexologin (Institute for Advanced Study of Human Sexuality, San Francisco) und Expertin im Bereich zwischenmenschlicher Beziehungen. Seit über 30 Jahren beschäftigt Annie Sprinkle sich mit den verschiedensten sexuellen Spielarten und teilt ihre Erfahrungen nun in diesem Buch mit ihren Lesern.

www.anniesprinkle.org

Annie Sprinkle

Nie wieder Blümchensex!

Profitipps für ein aufregendes Liebesleben

Aus dem Amerikanischen
von Thomas Bauer

Mosaik bei
GOLDMANN

Die Ratschläge in diesem Buch sind von Autorin und Verlag sorgfältig erwogen und geprüft, dennoch kann eine Garantie nicht übernommen werden. Eine Haftung der Autorin bzw. des Verlags und seiner Beauftragten für Personen-, Sach- und Vermögensschäden ist ausgeschlossen.

FSC

Mix

Produktgruppe aus vorbildlich bewirtschafteten Wäldern und anderen kontrollierten Herkünften

Zert.-Nr. SGS-COC-1940

www.fsc.org

Verlagsgruppe Random House FSC-DEU-0100

Das für dieses Buch verwendete FSC-zertifizierte Papier *Munken Print* liefert Arctic Paper Munkedals AB, Schweden.

2. Auflage

Deutsche Erstausgabe Dezember 2005

Published by Arrangement with Annie Sprinkle
Dieses Werk wurde vermittelt durch die Literarische Agentur
Thomas Schlück GmbH, 30827 Garbsen.
Umschlaggestaltung: Design Team München
Umschlagfoto: photonica/Lynn James
Redaktion: Nike Karen Müller
Satz: Buch-Werkstatt GmbH, Bad Aibling
Druck und Bindung: GGP Media GmbH, Pößneck
WR · Herstellung: Han
Printed in Germany
ISBN 978-3-442-16753-1

www.goldmann-verlag.de

Inhalt

Dieses Buch ist E. Marshall Stephens gewidmet,
meinem Kollaborateur in der Liebe und in der Kunst,
meinem *Nie wieder Blümchensex*-Versuchskaninchen
und der Liebe meines Lebens.

Orientierung

Jeder Mensch ist ein erotisches Universum,
das es zu erforschen gilt.

Willkommen in Dr. Sprinkles Sexualleben-Reformcenter. Ich bin Dr. Annie Sprinkle, die Gründerin dieser Einrichtung und Ihre Reformassistentin. Ich lade Sie ein, eine Erfahrung zu machen, die Sie geistig, seelisch und körperlich in dem Maße verändern wird, wie Sie es zulassen.

Der Sinn und Zweck jeder Kur ist es, zu erfrischen und zu beleben. Dasselbe gilt für diese Kur, die sich darüber hinaus zum Ziel setzt, Ihnen die Möglichkeit zu geben, die vielen Vorzüge von spektakulärem Sex zu erkunden und zu genießen. Denn was ist verjüngender, erquickender und stärkender als Sex? Kein Make-up kann Ihnen ein rosigeres Leuchten auf die Wangen zaubern, ausgiebiges Treppensteigen kann Ihnen keinen federnderen Schritt verleihen.

Lassen Sie mich zunächst erklären, was ich mit »spektakulärem Sex« meine. Ich meine damit eine Erfahrung, die weit über das gewöhnliche mechanische Rein und Raus hinausgeht. Sex wirkt Wunder: Er kann Leben erschaffen und die Intimität in Beziehungen steigern, ganz zu schweigen davon, dass er sich herrlich anfühlen kann. All das ist schon ziemlich spektakulär. Ich möchte Sie in diesem Buch einladen, mit mir die zahlreichen Vorzüge kennen zu lernen, die die Ergründung Ihres persönlichen erotischen Potenzials mit sich bringt.

Spektakulärer Sex ist unendlich vielfältig und kann vieles bewirken. Um nur ein paar Beispiele zu nennen:

- Sex kann die persönliche Entwicklung vorantreiben.
- Sex kann ein Quell körperlicher und seelischer Heilung sein.
- Sex kann eine Inspiration zur Selbstverwirklichung und geistige Nahrung sein.
- Sex kann ein Brunnen der Freude sein, der für Entspannung, intellektuelle Stimulation, emotionales Wohlbefinden und körperliche Gesundheit sorgt.

Spektakulären Sex zu haben bedeutet zu kommunizieren, was tief in einem selbst verborgen ist, es bedeutet zu spüren, wie Lebensenergie jeden Körperteil durchflutet, es bedeutet, die eigene Sexualität auf ganz eigene Art und Weise auszudrücken. Spektakulären Sex zu haben heißt, sich geliebt und begehrt zu fühlen, ganz egal, ob man dabei allein oder mit einem anderen Menschen zusammen ist; es heißt, sich durch und durch sexuell befriedigt zu fühlen. Spektakulärer Sex hat zahllose Gesichter, und etliche davon werden sich Ihnen offenbaren, wenn Sie diesem Leitfaden folgen.

Geben Sie sich einen Ruck

Wenn Sie mich durch dieses Reformprogramm begleiten, werden Sie verstehen, warum mein Credo lautet: »Auf der Welt soll Freude herrschen, und sie soll mit mir beginnen.« Da es auf dieser Welt genug Schmerz, Leid und Traurigkeit gibt, sollten wir versuchen, das mit möglichst viel Freude, Genuss, Liebe und Glück aufzuwiegen. Ich bin fest davon überzeugt, dass ein sexuell zufriedener Mensch auch ein glücklicher Mensch ist – und ein glücklicher Mensch macht seine Mitmenschen ebenfalls glücklich.

In der heutigen Zeit haben wir die Freiheit, unseren Traum zu leben. Wir können uns glücklich schätzen, dass wir so viele Gelegenheiten haben, unsere Sexualität auszuleben, und dass wir unsere Partner frei wählen können und Zugang zu Informationen über Sex und unseren Körper haben. Vergessen Sie dabei niemals Ihr erotisches Erbe. Viele Frauen, Männer und zweigeschlechtige Menschen haben die Freiheiten erkämpft, die Sie heute genießen. Freiheit hat einen Preis. Sie haben es diesen Menschen zu verdanken, dass Sie heute die- oder derjenige sein können, die oder der Sie sind. Betrachten Sie Freiheit niemals als selbstverständlich.

Warum wünschen wir uns alle ein spektakuläres Sexualleben? Warum ist »Sex« das am häufigsten genutzte Stichwort bei der Suche im Internet? Zum einen, weil wir biologisch darauf programmiert sind, uns fortzupflanzen. Darüber hinaus bin ich überzeugt, dass Sex eine hervorragende Möglichkeit ist, um anderen Liebe zu geben und selbst Liebe zu empfangen. Es liegt in der Natur des Menschen, nach Sinnesfreuden zu streben, sich Offenheit zu wünschen und sein Leben mit anderen teilen zu wollen, indem er Bande knüpft. Wir möchten uns in unserem Körper wohl fühlen, besondere Erfahrungen machen und Abenteuer erleben. Wir sehnen uns nach innerem Frieden, und diesen Frieden finden wir in den Phasen sexueller Zufriedenheit.

Dr. Sprinkles Sexualleben-Reformcenter

Während Ihres Besuchs in meinem Center stehen Ihnen wie in jedem Kur- oder Erholungsort unzählige Anwendungen offen, der Schwerpunkt liegt jedoch auf den Extras: auf sinnlichen Massagen, die Ihren Körper in Schwung bringen, provokanten Lektionen, die Ihr Interesse wecken, leckeren Rezepten, die Ihren Appetit anregen, und heilsamen Therapien, die Sie beweglich und hart oder feucht machen sollen.

Vielleicht sind Sie mit Ihrem bisherigen Sexualleben vollkommen zufrieden und haben das Gefühl, dass Sie nur eine Teilreform benötigen. In diesem Fall werde ich Ihnen dabei helfen, kleine Veränderungen vorzunehmen, um Ihr Sexualleben zu verbessern und auf eine höhere Stufe zu heben. Vielleicht wünschen Sie sich aber auch eine Komplettreform, um Ihr Sexleben auf Vordermann zu bringen, das nicht nur unbefriedigend, sondern möglicherweise deprimierend und frustrierend ist oder seit Jahren überhaupt nicht mehr existiert. Auch in diesem Fall gibt es keinen Grund zu verzweifeln: Dr. Sprinkle ist hier, um Ihnen zu helfen.

Falls Sie wie die meisten Menschen heutzutage einen vollen

Terminkalender haben, möchte ich Ihnen dafür danken, dass Sie mir einen Teil Ihrer kostbaren Zeit widmen. Ich verspreche Ihnen, dass es sich lohnen wird. Folgen Sie den Schritten in diesem Leitfaden, und Sie können selbst ein fades, unbefriedigendes Sexualleben in ein spektakuläres, spannendes verwandeln. Die Methoden, die ich Ihnen in den folgenden Kapiteln vorstellen möchte, sind allesamt in der Praxis erprobt und haben sich für die vielen Menschen mit unterschiedlichstem Hintergrund, mit denen ich im Lauf der Jahre zusammenarbeiten durfte, als wirksam erwiesen.

Im wirklichen Leben befindet sich mein Reformcenter in meinem hübschen, zweistöckigen viktorianischen Haus mitten in der Stadt. Ich träume jedoch davon, eines Tages ein geräumiges, luxuriöses Haus am Meer zu besitzen, das von einem großen Garten mit verführerischen Möglichkeiten umgeben ist. Also wollen wir uns in Gedanken dorthin versetzen und uns ein wenig amüsieren. Wenn wir über das Grundstück schlendern, werden Sie feststellen, dass es Schilder gibt, die bestimmte Bereiche kennzeichnen: den reinigenden Pool, das heiße Heilbad, die sanften Quellen, den Massagesalon, mein Arbeitszimmer und natürlich den Tempel der Liebe. Jedes Kapitel in diesem Buch beschreibt einen dieser Bereiche und seine Funktion. Ich empfehle Ihnen, der Route zu folgen, die ich für Sie vorgesehen habe, tun Sie sich jedoch keinen Zwang an, wenn Sie das dringende Bedürfnis verspüren, ein wenig abzuschweifen. Ich habe nicht vor, Ihnen einen bestimmten Weg zur Reform Ihres Sexuallebens vorzuschreiben, sondern möchte Sie auf zahlreichen Routen begleiten und Sie ermuntern, die Richtung Ihrer Wahl einzuschlagen oder sich in eine

Richtung treiben zu lassen. Letzten Endes werden Sie Ihren eigenen Weg finden. Wenn ich mir bei einem Aspekt von Sex absolut sicher bin, dann bei dem, dass jeder Mensch andere Wünsche und Bedürfnisse hat. Es gibt nicht den einen richtigen Weg; es gibt nur *Ihren* Weg.

Meine ungewöhnlichen Referenzen

Warum sollten Sie mir zutrauen, dass ich Ihnen bei Ihrem Sexualleben helfen kann?

Als Teenager fühlte ich mich wie die meisten Mädchen meiner Generation durch Gleichaltrige einem enormen Druck ausgesetzt, sexuell aktiv oder nicht aktiv zu sein. Ich fühlte mich wie das hässliche Entlein, das ein wunderschöner Schwan sein wollte, wagte aber nicht zu träumen, dass dies möglich war. Ich war schrecklich schüchtern und unsicher, und allein der Gedanke an Sex verängstigte mich. Ich hielt es für völlig ausgeschlossen, dass mich jemals irgendjemand begehren könnte. Voller Verzweiflung suchte ich in Zeitschriften nach Anzeigen und Artikeln über Rundumerneuerungen und studierte die Vorher-Nachher-Fotos, die ich in meinem Zimmer aufhängte, weil sie mir Hoffnung machten.

Meine Ängste und Unsicherheiten in Bezug auf Sex schränkten mich in so vielen Hinsichten ein, dass ich beschloss, mich ihnen zu stellen und sie zu überwinden. Ich begann, möglichst viel über Sex in Erfahrung zu bringen und mein Wissen zu nutzen, um meine sexuellen Schreckgespenster zu vertreiben. Damit läutete ich eine inzwischen 33 Jahre währende Phase intensiver Recherchen und Nachforschungen in Sachen Sex ein. Sex avancierte zu meinem bevorzugten Hobby – und zum Mittelpunkt meines beruflichen Werdegangs. Mit 18, ein Jahr nachdem ich von meiner Jungfräulichkeit erlöst worden war, wurde ich Hippie und experimentierte mit »freier Liebe«. Dann nahm ich einen Job in einem »Massagesalon« an. In meiner Naivität glaubte ich, dass ich nichts weiter als eine begeisterte Masseurin mit lüsternen Kunden sei, doch tatsächlich war ich in das älteste Gewerbe der Welt gestolpert. Von dort war es kein allzu großer Schritt mehr für mich, als Nacktmodel, Stripperin, Domina und Pornodarstellerin zu arbeiten. Schließlich führte ich bei meinen Pornofilmen Regie, arbeitete als Erotikfotografin und schrieb Hunderte von Artikeln für Sexmagazine. Mit Mitte 30 machte ich einen Abstecher in die Welt der schönen Künste und tourte mit meinen Eine-Frau-Stücken durch ausverkaufte Häuser auf der ganzen Welt. Heute wird meine Theater- und Performance-Arbeit an vielen bedeutenden Universitäten in Kunstgeschichte- und Gender-Studies-Seminaren diskutiert.

Im Lauf meines Studiums sämtlicher Aspekte von Sexualität bin ich viel herumgekommen, habe die besten Sex-Pädagogen konsultiert und nicht nur die modernsten, sondern auch einige sehr alte sexuelle Praktiken studiert. Später habe ich mich mit der akademischen Seite der Sexualität befasst. Vor drei Jahren habe ich in Sexualwissenschaften promoviert und bin nun Sexologin. Ich habe unzählige Sex-Workshops geleitet und vielen Menschen als persönliche Sextherapeutin geholfen.

Ich habe mit einer Vielzahl sexueller Beziehungen experimentiert. Ich war monogam, promisk, polygam und zeitweise sogar enthaltsam. Ich habe hetero-, homo- und bisexuell gelebt und mich manchmal jeglicher Kategorisierung entzogen. Ich habe sexuelle Intimität und Sex ohne Intimität ausprobiert. Ich habe auf jede erdenkliche Art und Weise mit Menschen jeden Geschlechts, jeder Hautfarbe, jeder Statur, jeder Nationalität und jeder Persönlichkeit verkehrt – ich hatte sprichwörtlich mit Tausenden von Menschen Sex! Dabei habe ich unglaublich viel Lebenserfahrung gesammelt. Ihnen ist sicher bewusst, dass ein solches Maß an sexueller Erfahrung für Frauen in unserer Kultur eher ungewöhnlich ist, aber ich bin davon überzeugt, dass ich mir damit die perfekten Voraussetzungen für die Entwicklung dieses Reformprogramms geschaffen habe.

Leider gibt es in Sachen Sex nicht genügend Vorbilder oder Mentoren, von denen wir uns inspirieren lassen können. Ich wünschte, ich hätte ein Vorbild gehabt, als ich jünger war. Ich glaube nicht, dass es anmaßend ist, wenn ich mich inzwischen für qualifiziert halte, Ihnen als Vorbild oder Mentorin (je nachdem, was Sie bevorzugen) zu dienen – nicht weil ich alles über Sexualität weiß, was es darüber zu wissen gibt, sondern weil die Chancen gut stehen, dass ich sämtliche Hürden, die Ihnen bei Ihren Bemühungen, ein befriedigendes, gesundes und spektakuläres Sexualleben zu haben, den Weg erschweren, irgendwann bereits überwunden habe. Ich habe keine Angst mehr, Fehler zu machen (und ich habe eine Menge davon gemacht), weil mir Fehler oft dabei geholfen haben, einige der Prinzipien zu verstehen, die ich Ihnen erklären möchte.

In meinem Sexualleben gab es nicht nur viel Rein und Raus, sondern auch viel Auf und Ab. Es hat nicht immer alles Spaß gemacht, und es war bestimmt nicht immer alles einfach. Ich hatte Angst und fühlte mich leer oder war verwirrt. Es gab Zeiten, in denen ich meinen Körper hasste, und Zeiten, in denen Sex zur Routine wurde. Ich bin sexuell missbraucht worden. Mir wurde das Herz gebrochen, und ich musste die Scherben aufsammeln und weiterleben. Manchmal hatte ich fast keine Libido, dann hatte ich eine derart starke Libido, dass ich ständig frustriert war, egal, wie viel Sex ich hatte. Ich hatte Sexualpartner, die aus verschiedenen Gründen nicht die richtigen für mich waren. Einmal führte ich eine verhältnismäßig lange sexlose Liebesbeziehung. Ich hatte Partner, die mehr Sex von mir wollten, als ich ihnen zu geben bereit war. Ich musste mit Eifersucht, Lügen, Gefahren, Enttäuschungen und Geschlechtskrankheiten kämpfen. Kurz gesagt, ich habe die gesamte Palette von Herausforderungen erlebt, die das Sexualleben zu bieten hat.

Das bedeutet, dass ich zweifellos einige großartige Erfahrungen gemacht habe. Ich habe tolle sexuelle Abenteuer erlebt und gespürt, wie es ist, eine echte Sexgöttin zu sein. Ich hatte unglaubliche Liebhaber, mit denen ich zutiefst befriedigenden, wunderbaren Sex genossen habe. Und ich bin stolz darauf, einer engagierten, sexuell erfahrenen internationalen Gemeinde anzugehören, von deren Mitgliedern ich Ihnen einige vorstellen werde. Durch die erneuernde Kraft der Sexualität habe ich meine schmerzhafte Schüchternheit und meine Hemmungen verloren. Als ich lernte, mich selbst und meine Liebhaber mehr zu achten und zu schätzen, verlor ich meine alten Ängste, ein hässliches Entlein zu sein. Ich habe Sex als heilenden und spirituellen Akt erlebt. Durch körperliche Liebe habe ich unendlich viel Zuneigung gegeben und emp-

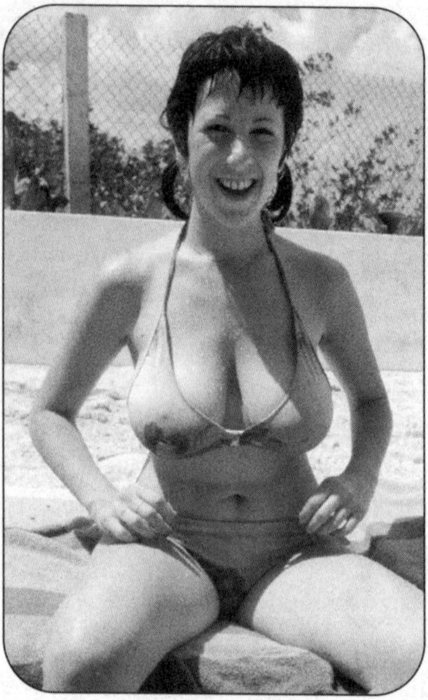

Annie Sprinkle – »vorher« und »nachher«

Vorher: Ich hielt mich für das hässlichste, unattraktivste Mädchen auf der ganzen Welt, war schrecklich schüchtern und hatte ein äußerst geringes Selbstwertgefühl. Sexualität machte mir Angst, und ich konnte meinen Körper nicht besonders gut leiden. Ich dachte, ich sei fürchterlich fett. Da ich so sein wollte wie die anderen Mädchen, trug ich diesen Bikini, obwohl ich mich darin extrem unwohl und unsicher fühlte.

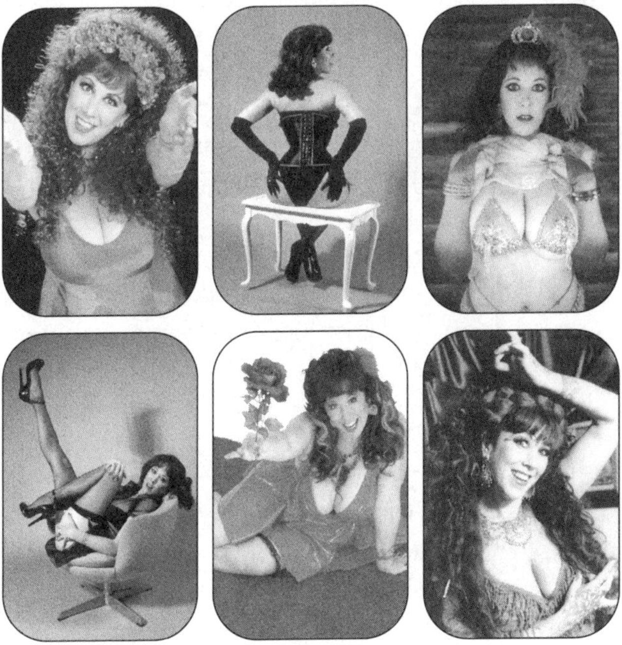

Nachher: Schließlich beschloss ich, mich zu ändern. Ich setzte mich mit meinen Ängsten auseinander, arbeitete an meinem Selbstbewusstsein und lernte, meine Gefühle und Bedürfnisse zu kommunizieren. Ich begann, meinen Körper und mich selbst zu lieben und all die Geschenke entgegenzunehmen, die uns die Sexualität beschert. Ich bin unendlich dankbar, dass ich diesen Weg eingeschlagen habe. Was für ein spektakuläres Abenteuer!

fangen. Ich habe beim Sex große Freude empfunden und fantastische Orgasmen aller Art gehabt. (»Orgasmen aller Art?« Falls Sie sich fragen, wie viele verschiedene Arten von Orgasmen es gibt, gedulden Sie sich bitte, bis wir zum 10. Kapitel, »Zu Besuch in unserem Sex-Kurort« kommen.)

Heute bin ich 50 Jahre alt und sehe ganz bestimmt nicht mehr wie ein »Pornostar« aus. Ich habe mich keiner Schönheitsoperation unterzogen, bin ein bisschen füllig geworden, und meine großen Brüste, die mein Markenzeichen sind, folgen inzwischen der Schwerkraft. Aber ich kann ohne Zweifel behaupten, dass mein Sexualleben schöner und befriedigender ist, als ich es jemals für möglich gehalten hätte. Wesentlich besser als zu der Zeit, als ich eine junge Pornodarstellerin war. Heute fühle ich mich durch und durch befriedigt. Sex ist spontan und macht Spaß, ich bete meinen Partner an, und wir haben das Gefühl, nie zweimal dasselbe zu tun – es sei denn, wir möchten. Ich komme leichter zum Orgasmus, als ich es jemals zu träumen gewagt hätte. Ich weiß Sex als einen Teil meines spirituellen Lebens zu schätzen und habe keinen Zweifel daran, dass er mir dabei hilft, gesund zu bleiben. Sex ist für mich ein natürliches Antidepressivum, das zugleich Stress lindert. Aller Wahrscheinlichkeit nach werde ich mich eines Tages wieder mit Problemen konfrontiert sehen, aber ich verfüge inzwischen über das Wissen und das Werkzeug, um mein Sexualleben abermals zu reformieren und jegliche Hürden zu überwinden. Aus allen sexuellen Schwierigkeiten, die ich durchgemacht habe, bin ich als Siegerin hervorgegangen.

Sie können das ebenfalls!

Warum sind Sie hier?

Es kann viele Gründe geben, warum Sie sich dafür entschieden haben, Dr. Sprinkles Sexualleben-Reformcenter zu besuchen. Vielleicht sind Sie neugierig und möchten wissen, was genau unter »spektakulärem Sex« zu verstehen ist und ob Sie ihn haben oder nicht. Vielleicht führen Sie bereits ein fantastisches Sexualleben, möchten es aber noch verbessern. Oder mit Ihrem Sexualleben stimmt irgendetwas nicht. Sie möchten es verändern, wissen aber nicht, wie. Vielleicht haben Sie Angst, fühlen sich unsicher oder haben Schwierigkeiten, in Fahrt zu kommen. Vielleicht möchten Sie mehr über den Orgasmus erfahren. Möglicherweise möchten Sie lernen, wie Sie mehr Liebe und Intimität in Ihre Beziehung oder Ihr Leben bringen können, oder Sie suchen nach beflügelnden Ideen, die Sie aus Ihrem frustrierenden Trott reißen. Vielleicht haben Sie langweiligen Sex oder fühlen sich nach dem Sex leer. Es spielt überhaupt keine Rolle, was Sie hierher geführt hat – ich freue mich, dass Sie gekommen sind.

An wen richtet sich dieser Leitfaden?

Ich habe versucht, diesen Leitfaden so zu gestalten, dass Menschen mit unterschiedlichstem Hintergrund davon profitieren können. Ob Sie verheiratet oder geschieden sind, ob Sie allein leben oder mit jemandem zusammenleben, ob Sie Ihren Lebensstil als traditionell oder modern bezeichnen würden, ob Ihre Orientierung heterosexuell, bisexuell oder homosexuell ist, ob Sie arm oder reich, jung oder alt sind – ich bin zuversichtlich, dass ich viele tolle Tipps und Techniken für Sie parat habe.

Bitte nehmen Sie es mir nicht übel, wenn ich Ausdrücke verwende, die nicht zu Ihrem Alltagswortschatz gehören. Ich benutze zum Beispiel häufig das Wort »Liebhaber/in«, wenn ich von Sexualpartnern spreche. Vielleicht nehmen Sie das Wort »Liebhaber/in« nie in den Mund, sondern verwenden stattdessen »mein Mann«, »meine Frau«, »mein Partner«, »meine Partnerin«, »meine Freundin« oder »mein Freund«. Ersetzen Sie meine Begriffe einfach durch Ihre eigenen. Sie und ich sprechen nur verschiedene Dialekte derselben Sprache: der Sprache der Liebe, Leidenschaft und intimen Kommunikation.

Als Entertainerin für Erwachsene war meine Arbeit jahrelang vor allem auf Männer ausgerichtet. Obwohl ich Männer noch immer liebe und bewundere, arbeite ich inzwischen größtenteils mit Frauen. Es sind in erster Linie Frauen, die Rat und Unterstützung bei mir suchen und mein Center und meine Workshops besuchen. Tatsächlich habe ich überwiegend das Sexualleben von Frauen oder Paaren reformiert. Dieser Leitfaden ist deshalb in vieler Hinsicht auf Frauen zugeschnitten. Außerdem bin ich selbst eine Frau, und ein großer Teil der Erfahrungen, die ich weitergeben kann, sind folglich die Erfahrungen einer Frau.

Wenn Sie ein Mann sind und dieses Buch lesen, werden Sie unter Umständen einige Passagen, die an Frauen gerichtet sind, übersetzen müssen. Vermutlich werden Sie aus diesen Abschnitten jedoch mehr über die weibliche Sexualität lernen, was Ihnen und Ihren Partnerinnen zugute kommen wird. Ich freue mich, dass Sie hier sind.

Sie sind nicht allein

Wenn Sie sich in Sachen Sex unsicher, verwirrt oder verängstigt fühlen, sind Sie nicht allein. Wissenschaftliche Untersuchungen zeigen, dass sehr viele Frauen und Männer in bestimmten Phasen ihres Lebens sexuelle Probleme haben. Ich werde Ihnen ein kleines Geheimnis verraten: Auch die routiniertesten Sex-Experten fühlen sich bisweilen überfordert, verwirrt oder in einem Trott gefangen. Sexuelle »Probleme« sind völlig normal. Ich nenne sie lieber »Lektionen« – solange man aus ihnen lernt und durch sie wächst, sind sie ein Gewinn.

Es gibt einen Grund dafür, warum ich das Sprinkle-Center ans Meer verlegt habe. Das Meer ist eine großartige Metapher für Sex. Wie das Meer kann Sex ruhig und friedlich sein. Manchmal ist er aber auch rau, stürmisch und gefährlich. Nach der Flut kommt die Ebbe. Sexuelle Energie kommt und geht. Der Strand ist heilend und nährend. Sex kann ebenfalls heilend und nährend sein. Das Meer kann schmutzig oder klar und funkelnd sein. Und es ist ein großes Rätsel. Dasselbe gilt für Sex, egal, wie viel man darüber weiß.

Betrachten Sie Ihre Sexualität als eine große Schatztruhe, gefüllt mit prächtigen Juwelen, Geschenken und Geheimnissen. Vielleicht haben Sie noch nie genau in Ihrer Schatztruhe nachgesehen, oder Sie haben hineingeschaut, aber noch nichts darin anprobiert. Möglicherweise haben Sie das Gefühl, dass Ihre Schatztruhe auf den Meeresgrund gesunken und rostig geworden ist, von Piraten geraubt wurde oder verschollen ist, und haben die Hoffnung aufgegeben, jemals in den Genuss eines spektakulären Sexuallebens zu kommen. Auch in diesem Fall dürfen Sie nicht verzagen. Ich werde Ihnen helfen, nach Ihren zahlreichen Schätzen zu graben. Eine verschlossene oder verlorene Schatztruhe zu öffnen mag sich nach mühevoller Arbeit anhören, aber ich verspreche Ihnen, dass Ihre Sexualleben-Reform weder mühsam noch schwierig wird. Sie wird Ihnen Spaß machen. Und Sie werden sich dabei sexy fühlen. Sie befinden sich bei Ihrer persönlichen sexuellen Evolution bereits zur richtigen Zeit am richtigen Ort. Ich wette, dass schon in diesem Moment mehr für Sie spricht, als Ihnen bewusst ist. Wenn Sie bereit sind, zu lernen und sich zu verändern, haben Sie bereits einen fantastischen Start hingelegt.

Unsere Sexualität kann ein äußerst erfreulicher, nützlicher, und positiver Aspekt unseres Lebens sein. Sie kann sich aber auch als schmerzhaft, verwirrend, schwierig, einschüchternd und frustrierend erweisen. Auf dem Weg zu einem spektakulären Sexualleben gilt es manchmal, sich mit komplizierten Problemen auseinander zu setzen und Hindernisse zu überwinden. Die gute Nachricht lautet, dass die meisten von uns glücklicherweise die Kontrolle darüber haben, wie sie ihr Sexualleben führen möchten. Wir haben es in der Hand, uns zu verändern. Heutzutage haben wir mehr Freiheiten und einen leichteren Zugang zu Informationen über Sexualität als zu jedem anderen Zeitpunkt in der Geschichte.

Ich habe miterlebt, wie Menschen ihr Sexleben umgekrempelt haben, indem sie an einem Wochenend-Workshop teilgenommen, den richtigen Film oder die richtige Vorstellung gesehen oder ein inspirierendes Buch zum richtigen Zeitpunkt in ihrem Leben gelesen haben. Manchmal kann eine einzige Erkenntnis den großen Durchbruch bedeuten. Bisweilen kann eine Veränderung aber auch länger dauern und Geduld erfordern. So wie es nicht nur einen richtigen Weg gibt, sein Leben zu gestalten, gibt es auch mehr als nur einen richtigen Weg, sein Sexualleben zu gestalten. Aber es gibt nur einen richtigen Weg, Entscheidungen in Bezug auf sein Sexualleben zu treffen – indem man sicherstellt, dass die Entscheidungen den eigenen Wünschen entsprechen und für einen persönlich die besten Entscheidungen sind. Hier in meinem Center werden wir zusammen einen Reformplan für Ihr Sexualleben entwerfen, der speziell auf Sie und Ihren Lebensstil zugeschnitten ist.

Logistik

Mein Reformprogramm enthält zahlreiche Übungen, Experimente und Fragen. Für einige davon brauchen Sie einen Kugelschreiber und einen Block oder ein Notizbuch. Wenn Sie möchten, können Sie auch direkt in dieses Buch schreiben. Bitte schreiben Sie nicht nur dann, wenn ich Sie dazu auffordere, sondern notieren Sie auch Ihre Gedanken, Gefühle, Erkenntnisse, Träume, Ideen und Fantasien, die Sie beim Lesen haben.

Ich werde Ihnen Geschichten über andere Menschen erzählen. Einige von ihnen waren meine Schüler, einige meine Lehrer, und viele von ihnen waren beides. Um ihre Anonymität zu wahren, habe ich ihre Namen geändert. Wenn ich einen Vornamen benutze, können Sie davon ausgehen, dass es sich um ein Pseudonym handelt. Wenn ich Vor- und Nachname erwähne, handelt es sich um eine reale Person, die genannt werden möchte.

Es geht nur um Sie

Ich möchte Sie jetzt zu einer Aufwärmübung einladen. Schließen Sie die Augen, und stellen Sie sich Ihren »idealen Liebhaber« oder Ihre »ideale Liebhaberin« vor. Falls Sie zurzeit einen Partner oder eine Partnerin haben, stellen Sie sich für einen Moment vor, dass es ihn oder sie nicht gibt, und malen Sie sich die perfekte Person aus, mit der Sie am liebsten zusammen wären. Überlegen Sie sich, welche Eigenschaften und Merkmale diesen idealen Liebhaber oder diese ideale Liebhaberin auszeichnen. Wären das Humor, Einfühlsamkeit, Kreativität und Intelligenz? Wäre diese Person romantisch, leidenschaftlich, klug, ehrlich oder ruhig? Notieren Sie, was Ihnen spontan einfällt.

1. ______________________________
2. ______________________________
3. ______________________________
4. ______________________________
5. ______________________________

6. ______________________________

7. ______________________________

8. ______________________________

9. ______________________________

10. ______________________________

Fertig? Gut. Werfen Sie jetzt einen Blick auf die Liste, und überlegen Sie sich, inwieweit die Person, die Sie beschrieben haben, dem Menschen gleicht, der Sie selbst sind oder gerne wären. Wie viele Eigenschaften, die Sie aufgeschrieben haben, besitzen Sie selbst? Könnte es sein, dass Sie die Person sind, nach der Sie suchen? Vielleicht möchten Sie diese Eigenschaften bei sich selbst weiterentwickeln. Falls Sie Eigenschaften aufgeschrieben haben, die Sie nicht besitzen, aber gerne besitzen würden, denken Sie darüber nach, wie Sie sie erwerben können.

Der Sinn dieser Aufgabe besteht darin, zu erkennen, dass Sie nicht unbedingt bei einem anderen Menschen nach den idealen Eigenschaften suchen müssen, sondern sich einen Großteil dessen, was Sie genießen und brauchen, selbst geben können.

Diese Erkenntnis wird es Ihnen ermöglichen, an Menschen Gefallen zu finden, die andere Eigenschaften besitzen als Sie selbst oder Eigenschaften, von denen Sie nicht gedacht hätten, dass sie Ihnen zusagen. Und sie wird Ihnen dabei helfen, der ständigen Versuchung zu widerstehen, Ihren Partner oder Ihre Partnerin verändern zu wollen.

Sie können äußerliche Aspekte Ihres Sexuallebens verändern, indem Sie sich zunächst innerlich verändern. Da es von enormer Wichtigkeit für Ihre Sexualleben-Reform ist, wie Sie über sich selbst denken, geht es in der ersten Hälfte dieses Leitfadens vor allem darum, dass Sie sich selbst kennen und lieben lernen. Sobald Sie Ihr Inneres erkundet haben, können Sie eine Menge Spaß damit haben, mit Ihrem Äußeren zu spielen und andere Menschen so zu akzeptieren, wie sie sind.

Ein Ziel meines Programms lautet, Sie zu inspirieren. Vielleicht werden Sie feststellen, dass Sie einige der Tipps, die ich Ihnen gebe, bereits bewusst oder unbewusst kennen. Sie im Kontext Ihrer Sexualleben-Reform zu lesen wird Ihnen unter Umständen dabei helfen, sie in die Tat umzusetzen und zu Ihrem Vorteil zu nutzen.

Sind Sie bereit? Sind Sie sich ganz sicher? Ein fantastisches Sexualleben hat nämlich auch Nachteile. Es kann sich auf Ihre Freizeitgestaltung auswirken: Unter Umständen werden Sie gute Fernsehsendungen verpassen. Außerdem kann es zusätzliche Arbeit im Haushalt verursachen: Sie werden mehr schmutzige Bettwäsche haben und nicht immer die Zeit finden, sie zu waschen. Obendrein kann es Ihre berufliche Karriere beeinträchtigen: Möglicherweise werden Sie feststellen, dass Sie mehr Zeit für Sex verwenden und weniger Zeit in Arbeit investieren möchten. Vergessen Sie nicht die unvermeidlichen Auswirkungen auf Ihr Äußeres: Eine Menge tollen Sex zu haben kann Ihre Frisur arg in Mitleidenschaft ziehen.

Ich nehme jedoch an, dass Sie sich trotz aller Herausforderungen und Risiken dafür entschieden haben, Ihre Sexualleben-Reform in Angriff zu nehmen. Wenn dem so ist, brauchen Sie nur Ihrer Fantasie freien Lauf zu lassen und weiterzulesen.

Die Top Ten Ihrer Lieblingsbeschäftigungen

Erstellen Sie eine Liste mit den zehn Dingen, die Sie lieber tun als alles andere auf der Welt: Aktivitäten, die Ihnen das größte Vergnügen bereiten. Dabei muss es sich nicht unbedingt um sexuelle Aktivitäten handeln. Bringen Sie sie in eine Reihenfolge: Setzen Sie Ihren Favoriten an Nummer eins, und gehen Sie von dort weiter nach unten.

Zum Beispiel:

1. Massiert werden
2. Motorrad fahren
3. Sex
4. Im Bett lesen
5. Kochen
6. Ins Kino gehen
7. Am Strand spazieren gehen
8. In der Kirche singen
9. Neue Sachen lernen
10. Musik hören

Die Top Ten meiner Lieblingsbeschäftigungen:

1. ______________________
2. ______________________
3. ______________________
4. ______________________
5. ______________________
6. ______________________
7. ______________________
8. ______________________
9. ______________________
10. ______________________

Hinweis: Je mehr Zeit Sie darauf verwenden, die Dinge auf Ihrer Liste zu tun, desto glücklicher, energievoller und begeisterungsfähiger werden Sie sein. Falls es Ihnen gelingt, mit einem der Dinge auf der Liste Ihren Lebensunterhalt zu verdienen, ist es umso besser. Wenn Sie Ihre Vorstellung von Sexualität erweitern, werden Sie merken, dass das Ausüben Ihrer Lieblingsbeschäftigungen dazu beiträgt, dass Sie Ihre Sinnlichkeit und Sexualität genießen können. Hängen Sie sich die Liste an den Spiegel und gehen Sie sie häufig durch. Sie wird

Ihnen auch dabei helfen, Ihre Zeit einzuteilen. Haben Sie das Gefühl, dass Sie genug Zeit investieren, um die Dinge zu tun, die Sie am meisten lieben? Könnten Sie sie häufiger tun? Hatten Sie Schwierigkeiten damit, zehn Aktivitäten aufzuzählen? Auch das ist eine wichtige Information.

Es empfiehlt sich, die Liste einmal im Jahr zu überarbeiten, denn die Top Ten Ihrer Lieblingsbeschäftigungen kann sich ebenso verändern, wie Sie sich verändern. Ermuntern Sie Ihren Partner oder Ihre Partnerin, ebenfalls eine Liste zu erstellen, und tauschen Sie Ihre Listen aus. Auf diese Weise werden Sie wirklich voneinander erfahren, was Ihnen Spaß macht.

1. Schritt: Reformieren Sie Ihre Einstellung

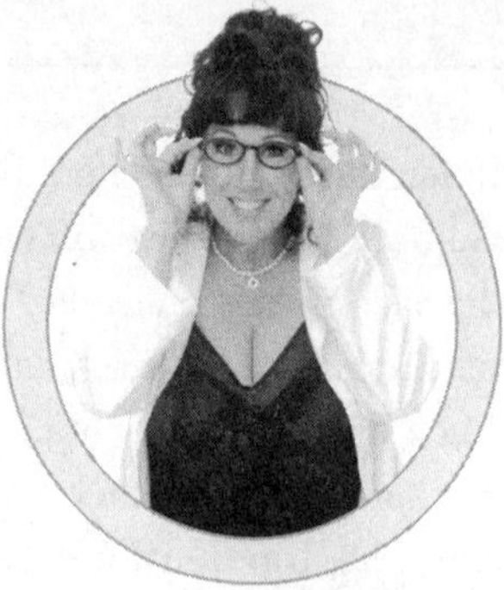

Eine sexy Einstellung darf auf keinen Fall verschwendet werden.

Wir beginnen Ihr Reformprogramm in meinem Arbeitszimmer, wo zwei bequeme Sessel auf uns warten. Wie Sie sehen, stehen viele Bücher und Kunstwerke in den Wandregalen, die etliche der bedeutendsten Gedanken auf dem Gebiet der menschlichen Sexualität repräsentieren. Durch das Fenster blicken Sie auf das wunderschöne Gelände des Reformcenters. Hier in meinem Arbeitszimmer werden wir uns auf Ihre Einstellung konzentrieren.

Bei der Reformierung Ihres Sexuallebens ist Ihre Einstellung *extrem* wichtig. Vielleicht denken Sie: »Oh, es kann durchaus sein, dass andere Leute ein spektakuläres Sexleben haben, aber ich werde nie eines haben. Dafür bin ich zu ... (setzen Sie etwas in die Lücke ein) – alt, deprimiert, verletzt, unattraktiv, müde, gestresst etc.« Wenn man nach Hindernissen sucht, kann fast alles einem erfüllten Sexualleben hinderlich sein, und falls Sie danach suchen, ist vermutlich Ihre Einstellung das Problem und nicht das Wort, welches Sie in die Lücke eingesetzt haben.

Wenn Sie bislang in sexueller Hinsicht Pech hatten oder schlechte Erfahrungen gemacht haben, kann ich verstehen, dass Ihnen Sex wenig Spaß macht. Vielleicht haben Sie Sexualität zeitweise als eine frustrierende Angelegenheit oder als Unsicherheitsfaktor empfunden, vielleicht wurden Sie abgewiesen oder verletzt. Falls Ihnen etwas Derartiges widerfahren ist, bewundere ich Ihren Mut, trotzdem eine Veränderung herbeiführen zu wollen. Der Trick dabei ist, die Schwierigkeiten als Inspiration zu nutzen. Ich habe das wundersame sexuelle Erwachen und die Verwandlung vieler Menschen miterlebt, und es hat bei allen mit einem einfachen Vorsatz angefangen: Sie haben sich vorgenommen, es geschehen zu lassen. Also lassen Sie uns beginnen, und zwar mit Ihrer Einstellung.

Wie Iris aufblühte

Vor kurzem bat mich eine Frau namens Iris um Hilfe. Ihr Ehemann hatte sie vier Jahre zuvor aus heiterem Himmel wegen einer jüngeren Frau verlassen. Iris war am Boden zerstört und fühlte sich unattraktiv, alt und völlig unsexy. Da sie seit der Trennung kein einziges Mal Sex gehabt hatte, wollte sie unbedingt wieder sexuell aktiv werden, wusste jedoch nicht, wie.

Wie sich herausstellte, war sie von ihrem Mann gedemütigt worden. Ihr Selbstwertgefühl war so angeschlagen, dass es nahezu unmöglich für sie war, in Stimmung zu kommen. Ironischerweise fanden alle Menschen in ihrer Umgebung sie sexy, bis auf sie selbst. Obwohl sie keine klassische Schönheit war, bewegte sie sich mit einer ernormen Sinnlichkeit. Sie besaß eine derart starke erotische Ausstrahlung, dass alle sie ansahen, wenn sie einen Raum betrat. Es war nämlich ihr Sexappeal, mit dem ihr Mann nicht zurechtgekommen war, und nicht der Mangel daran. Da er stets das Gefühl gehabt hatte, ihr nicht das Wasser reichen zu können, hatte er sie gedemütigt.

Schon nach wenigen Sitzungen bei mir fand Iris einen Partner, der viel besser mit ihrer Sinnlichkeit umgehen konnte als ihr Mann. Um diesen wundersamen Wandel herbeizuführen, mussten wir ihrer negativen Selbsteinschätzung auf den Grund gehen und sie ändern. Dazu war nur eine Korrektur ihrer Einstellung nötig, und die wirkte Wunder.

Negatives Denken kann Ihr Sexualleben total blockieren und stören. Es kann dazu führen, dass Sie schüchtern, verklemmt und unsicher werden. Und wo bleibt der Spaß, wenn Sie sich so fühlen?

Machen Sie sich bereit für eine Schönheitsoperation! Nein, nicht an Ihrem Körper. Wir sprechen von einer psychischen Schönheitsoperation, in Ihrem Inneren. Die ist nicht nur völlig schmerzfrei, sondern fühlt sich auch noch gut an.

Bekräftigen Sie es so lange, bis Sie es spüren

Als Kind habe ich für mein Leben gern getanzt. Ich nahm Stepptanz- und Ballettunterricht und inszenierte in unserem Wohnzimmer kleine Shows, bei denen ich Regie führte und die Hauptrolle spielte. Mit 13 fing ich an, in einen »Teenager-Club« zu gehen, und obwohl ich schüchtern war, genoss ich es zu tanzen, wenn ich aufgefordert wurde. Eines Tages nahm mich meine Freundin Joan zur Seite und sagte mir, dass ich beim Tanzen lustige Bewegungen mit meinem Po machen und »komisch« aussehen würde. Diese eine kleine kritische Bemerkung machte mich glauben, ich sei eine miserable Tänzerin und alle, die mich ansahen, fänden das ebenfalls. Das reichte aus, um mich so zu verunsichern, dass ich 20 Jahre lang nicht mehr in der Öffentlichkeit tanzte.

Was tat ich, um dieses Zerrbild zu entzerren? Mit 34 schloss ich mich einer Selbsthilfegruppe an, die sich »New York Healing Circle« nannte. Sie bestand aus ungefähr 300 Männern und Frauen, die bis Anfang der 80er-Jahre das Leben in vollen Zügen genossen hatten und im Zuge der verheerenden Folgen des Aids-Virus in eine Krise geraten waren, aus der sie gemeinsam nach einem Ausweg suchten. Verschiedene Gesundheitsexperten hielten Vorträge für unsere Gruppe und gaben Tipps. Eine von ihnen war Louise Hay, die Autorin von *Gesundheit für Körper und Seele*. Dort drüben steht ihr Buch, der schlanke Band mit dem Regenbogen auf dem Cover, auf dem dritten Regalbrett. Man kann sich kaum vorstellen, dass ein so dünnes Buch vielen von uns das Leben erleichterte, aber es war so. Louise Hay schlug vor, durch positives Denken Veränderungen herbeizuführen. Viele von uns begannen mit dieser Technik. Ein paar Abende später war ich auf einer Party, die Freunde vom »Circle« veranstalteten. Ich hätte gerne getanzt, war aber wie immer zu schüchtern, um auf die Tanzfläche zu gehen. Als mich mein Freund Samuel Kirschner, der brillante Gründer der Selbsthilfegruppe, zum Tanzen aufforderte, konnte ich nicht widerstehen. Ich vergötterte Samuel – äußerlich und innerlich ein wunderbarer Mann –, also begann ich zu tanzen. Zunächst fühlte ich mich extrem unwohl, aber dann redetet ich mir ein: »Ich bin eine fantastische Tänzerin.« In meinem Kopf wimmelte es von negativen Gedanken: »Mein Hintern sieht lustig aus, ich sehe komisch aus, ich bin eine miserable Tänzerin.« Ich ließ mich trotzdem nicht beirren und wiederholte im Stillen die positive, bekräftigende Beschreibung meiner selbst: »Ich tanze für mein Leben gern ... Ich bin eine tolle Tänzerin ... Ich bewege mich wie der Wind ...« Nachdem ich diese qualvolle mentale Übung zwei Songs lang durchgestanden hatte, fing ich tatsächlich an, mich zu amüsieren. Samuel tanzte spielerisch umher und erfand dabei neue Schritte. Schließlich machte irgendetwas »klick«, und ich ließ mich beim Tanzen einfach gehen. Ich wurde Ginger Rogers, und Samuel war Fred Astaire. Weniger als ein Jahr später hatte ich genügend Selbstbewusstsein, um als exotische Varieté-Solotänzerin für 5000 Dollar in der Woche durch das ganze Land zu touren. Meine Verwandlung wurde allein dadurch möglich, dass ich meine negativen Gedanken in positive umwandelte.

Wenn wir negativ denken, werden diese Gedanken für uns zur Wahrheit und gehen wie prophezeit in Erfüllung. Könnte es sein, dass Sie sich sagen, Sie wären nicht sexy? Oder dass Sie einfach kein besonders sinnlicher Mensch sind? Oder dass Sie kein wirklich gutes Sexualleben haben können, weil Ihr Mann oder Ihre Frau nicht viel für Sex übrig hat oder weil Sie schon zu lange verheiratet sind? Wenn Sie von diesen Dingen behaupten, sie seien Tatsachen, ändert sich nichts. Sie sollten stattdessen denken, dass Sie jedes Hindernis überwinden können und diesen Gedanken in die Tat umsetzen.

Jetzt sind Sie dran

Nun folgen einige Beispiele für gängige negative Gedanken und ihre positiv formulierten Gegenteile. Lesen Sie sie, und probieren Sie aus, wie es sich anfühlt, alle »Vorher«-Feststellungen auszusprechen. Sprechen Sie sich anschließend sämtliche »Nachher«-Feststellungen vor, auch wenn Sie ihnen keinen Glauben schenken.

Vorher: Mein Sexualleben ist eine Katastrophe.
Nachher: Ich habe ein fantastisches Sexualleben.

Vorher: Ich fühle mich nicht sexy.
Nachher: Ich fühle mich richtig sexy.

Vorher: Ich habe schlechte Erfahrungen mit Sex gemacht, deshalb kann ich ihn nicht genießen.
Nachher: Ich habe schlechte Erfahrungen mit Sex gemacht, aber ich bin dabei, darüber hinwegzukommen, und bereit für ein wunderbares, gesundes und spektakuläres Sexualleben.

Vorher: Eigentlich interessiert mich Sex nicht mehr, aber ich wünschte, es wäre anders.
Nachher: Mein Interesse an Sex wächst von Tag zu Tag.

Vorher: Wenn ich ___ Pfund abnehmen/zunehmen könnte, würde ich mich sexy fühlen.
Nachher: Ich fühle mich, so wie ich bin, wie eine tolle Sexgöttin.

Vorher: Ich werde Sex niemals so genießen können wie meine Freundin XY.
Nachher: Ich verdiene ein spektakuläres Sexualleben. Ich habe ein ebenso spektakuläres Sexualleben wie meine Freundinnen.

Vorher: Am Schluss bin ich immer sexuell frustriert.
Nachher: Ich erwarte ein erfreuliches und erfüllendes Sexualleben.

Ergebnis: Achten Sie darauf, wie Sie sich fühlen. Wenn Sie von den positiven Gedanken nicht hundertprozentig überzeugt sind, ist das in Ordnung. Sagen Sie sie trotzdem auf, dann werden sie Ihnen bald völlig natürlich vorkommen. Es funktioniert tatsächlich. Anfänglich war Ihr Gehirn auf negative Gedanken programmiert; jetzt programmieren Sie es auf positive Gedanken. Bei der ursprünglichen negativen Programmierung hat es eine Weile gedauert, bis sie Wirkung gezeigt hat, und bei der Neuprogrammierung wird es vielleicht ebenfalls eine Weile dauern. Doch wenn Sie sich selbst lieben, passiert der Rest von allein.

Bewahren Sie diese positiven Feststellungen an einem Ort auf, wo Sie oft daran erinnert werden, sie sich selbst vorzulesen – zum Beispiel am Badezimmerspiegel, damit Sie sie jedes Mal aufsagen können, wenn Sie in den Spiegel schauen. Oder Sie kleben sie in Ihr Tagebuch. Oder Sie speichern sie auf Ihrem Computer-Desktop. Oder Sie befestigen sie am Armaturenbrett Ihres Autos. Lesen Sie sie einen Monat lang mindestens

Maßschneidern Sie sich Ihre eigenen positiven Feststellungen:

Welche negativen Gedanken haben Sie über sich und Ihr Sexualleben?

1. ____________________
2. ____________________
3. ____________________
4. ____________________
5. ____________________

Wie können Sie jeden Gedanken in eine positive Feststellung umwandeln?

1. ____________________
2. ____________________
3. ____________________
4. ____________________
5. ____________________

einmal täglich leise oder laut durch, und Sie werden beeindruckt von den Ergebnissen sein. Positive Veränderungen werden sich einstellen.

Sie können Ihre persönlichen positiven Feststellungen auch auf Tonband aufnehmen und sich abends beim Einschlafen anhören. Nehmen Sie sich selbst dabei auf, wie Sie Ihre positiven Feststellungen wiederholt vorlesen, während Sie im Hintergrund eine angenehme Instrumentalmusik laufen lassen. Füllen Sie das gesamte Tonband. Jedes Mal, wenn Sie sich selbst dabei hören, wie Sie die positiven Feststellungen vorlesen, werden Sie Ihnen wirklicher vorkommen.

Eine andere tolle Gelegenheit für positives Denken bietet sich beim Sex, vor allem dann, wenn Sie sich unsicher fühlen oder sehr selbstkritisch sind. Sie können dabei genauso verfahren wie ich beim Tanzen. Falls Sie zum Beispiel der Meinung sind, Sie seien nicht besonders gut beim Oralsex, oder es noch nie versucht haben, aber bereit sind zu experimentieren, sollten Sie sich sagen: »Ich bin ein Oralsex-Genie. Ich weiß ganz genau, was wann und wie zu tun ist. Ich bin toll beim Oralsex!« Ersetzen Sie einfach Ihre negativen Gedanken durch positive und warten Sie ab, welche fabelhaften Erfahrungen Sie – und Ihr Partner – beim Oralsex machen werden. Probieren Sie es aus!

Erweitern Sie Ihre Definition von »Sex«

Erinnern Sie sich noch an den Skandal um die Affäre zwischen Präsident Clinton und Monica Lewinsky, als ganz Amerika darüber diskutierte, ob Oralsex als »Sex« zu bezeichnen sei? Bill sah sich dadurch genötigt zu behaupten, dass Oralsex kein Sex sei. Trotz endloser Diskussionen wurde die Frage nie endgültig beantwortet – da es niemandem zusteht zu entscheiden, was unter »Sex« zu verstehen ist. Während Clinton und andere die Definition von Sex eingrenzen wollten, werden wir sie in Hinblick auf die Verbesserung Ihres Sexuallebens ausweiten. Zur Reformierung Ihres Sexuallebens sollten Sie in Betracht ziehen, dass alles, was Sie antörnt, eine Form von Sex ist. Wenn Sie Ihre Vorstellung von Sex ausweiten, können Sie jeden Tag zahlreiche sexuelle Freuden empfinden, auch ohne jemand anderen zu berühren. Was würde sich ändern, wenn Sex nicht nur ein körperlicher Akt wäre? Lassen Sie uns versuchen, Sie für ein breites Spektrum erotischer Erfahrungen empfänglich zu machen, und nicht nur für das, was gemeinhin mit »Sex« gemeint wird.

In unserer Kultur wird Sex in der Regel als Geschlechtsverkehr definiert. Mir ist die Erkenntnis gekommen (Wortspiel gewollt), dass Sex viel mehr als das ist. Ich teile Sex in drei Kategorien ein und unterscheide zwischen »Körper-Sex«, »Energie-Sex« und »Körper-Energie-Sex«.

»Körper-Sex«: Die körperliche, genital-orientierte Art von Sex – mit anderen Worten das, was die meisten Menschen unter Sex verstehen. Einige Beispiele: Oralsex, Analsex, genitale Stimulation von Hand und natürlich Geschlechtsverkehr.

»Energie-Sex«: Die ausschließlich auf gedanklicher Energie basierende Art von Sex, bei der sexuelle Erregung ohne Körperkontakt zustande kommt. Zum Beispiel: Sie trainieren auf dem Laufband im Fitnessstudio, und auf dem Laufband neben Ihnen schwitzt jemand, den Sie super sexy finden. Einige andere Beispiele: heftiges Flirten, seinem Herzblatt tief in die Augen zu blicken, eine schlüpfrige Unterhaltung mit jemandem zu führen, auf den man steht, auf einem Motorrad als Sozius mitzufahren und sich vom Fahrtwind streicheln zu lassen, aus einer Erdbeere mit Schokoladenguss Ekstase zu saugen, an einem heißen, sonnigen Tag nackt im Meer zu schwimmen und gemeinsam Atmungsorgasmen zu haben (mehr dazu in Kapitel 13 »Ergreifen Sie Ihre Orgasmusgelegenheiten«). Wenn Präsident Clinton und Monica Lewinsky Energie-Sex gehabt hätten, wäre ihnen und dem ganzen Land eine Menge Ärger erspart geblieben!

»Körper-Energie-Sex«: Die Kombination aus körperlichem, genital-orientiertem Sex und Energie-Sex. Einige Beispiele: sich gegenseitig Energie einzuhauchen, während man die Hüften aneinander reibt; Geschlechtsverkehr zu haben, während man bewusst Energie in den Körper des Partners fließen lässt; bei der Genitalmassage bewusst zu atmen, um Energie aufzubauen. In späteren Kapiteln erfahren Sie mehr über diese Art von Sex.

Falls Sie nur Körper-Sex haben, schränken Sie sich unter Umständen ein. Sie können Ihre Einstellung gegenüber Sex verändern, indem Sie alltägliche Sinnesfreuden zu einem Teil Ihres Sexuallebens machen. Wenn Sie das tun, werden Sie feststellen, dass Sie mehr Sex haben, als Sie dachten.

Schenken Sie den alltäglichen Sinnesfreuden mehr Beachtung, und schöpfen Sie Ihr erotisches und sexuelles Potenzial aus. Dazu gehören:

1. Das sinnliche Gefühl eines seidenen Schals oder Tuchs an Ihrem Hals.
2. Das Streicheln einer sanften Brise unter Ihrem Rock an einem Frühlingstag.
3. Die Kopfhautmassage, wenn Ihnen im Friseursalon das Haar gewaschen wird.
4. Der Duft von Jasmin in einer Sommernacht.
5. Abends nackt unter die kühle Bettdecke zu schlüpfen.
6. Das Kitzeln der Zeitung in der Armbeuge, das Ihnen beim Umblättern Gänsehaut macht.

Versuchen Sie, diese Empfindungen in den nächsten Tagen als Teil Ihres Sexuallebens zu betrachten, und lassen Sie sich von ihnen antörnen. Niemand braucht zu wissen, dass Sie insgeheim erregt sind und gerade »Sex« haben. Mein Motto lautet: »Alles erotisieren!«

Verzehrende Leidenschaften

Vielleicht haben Sie eine genaue Vorstellung davon, wie eine sexuelle Begegnung aussehe sollte. Die ideale sexuelle Erfahrung sieht ungefähr so aus:

> Sie sind mit jemandem zusammen, in den Sie leidenschaftlich und bis über beide Ohren verliebt sind. Wenn Sie sich küssen, bleibt jedes Mal die Zeit stehen. Sie haben stundenlang Sex miteinander und kommen beide gleichzeitig zum Orgasmus. Nach jedem Geschlechtsakt fühlen Sie sich einander noch ein Stück näher. Sie sind beide stets glücklich und befriedigt, bis der Tod Sie scheidet.

An dieser Situation – und auch an jeder anderen Idealsituation – ist nichts auszusetzen, solange sie nicht mit der Realität in Konflikt gerät und Sie sich dadurch nicht von einer riesigen Palette anderer erotischer Möglichkeiten abhalten lassen, die Sie ebenfalls interessieren könnten. Da wir mit zahllosen Märchen über die Liebe aufgewachsen sind, zum Beispiel der Behauptung, dass Sex jedes Mal großartig ist, sind wir oft enttäuscht, wenn es nicht ganz so perfekt läuft. Fragen Sie sich, wem es etwas nützt, an einem unerreichbaren Ideal festzuhalten. Nützt es Ihnen etwas?

Mir ging eines Tages ein Licht auf, als mir bewusst wurde, dass Sex mit Essen zu vergleichen ist. Das war äußerst hilfreich, da ich erkannte, dass ich verschiedene Arten von Sex aus verschiedenen Gründen haben konnte und nicht unzufrieden zu sein brauchte, wenn ich nicht immer mein »Ideal« erreichte.

Genauso wie es beim Essen verschiedene Arten und Qualitäten gibt, lässt sich auch beim Sex zwischen vier verschiedenen Grundtypen differenzieren: Schnell-Sex, Gesundheits-Sex, Komfort-Sex und Gourmet-Sex.

Schnell-Sex: Das Äquivalent zu Fastfood. Wenn man Hunger hat, ihn stillen möchte und nicht viel Zeit hat, ist Schnell-Sex genau das Richtige. Er ist die schnelle Nummer für zwischendurch, ein unter Umständen ziemlich mechanischer Quickie. Er ist nicht gerade romantisch, hat wenig mit »Liebe machen« zu tun, kann aber durchaus Spaß machen und manchmal ziemlich heiß sein. Vor allem aber ist er praktisch.

Gesundheits-Sex: Wie gesundes, vitaminreiches Essen ist Gesundheits-Sex nahrhaft und heilsam. Wenn man Kopfschmerzen hat, nicht einschlafen kann oder sich angespannt fühlt, kann Gesundheits-Sex dazu beitragen, dass man sich besser fühlt. Wenn Sie nur berührt werden, Stress abbauen oder aus einem Tief herauskommen möchten, sollten Sie Gesundheits-Sex haben. Das wird Ihnen gut tun. Mae West hat einmal gesagt: »*An orgasm a day keeps the doctor away.*«

Komfort-Sex: Gemütlich wie eine zu Hause zubereitete Mahlzeit. Diese Art von Sex ist wie ein Steak mit Kartoffeln und stillt den Hunger nach Liebe und Intimität. Komfort-Sex entspricht der Norm, ist vorhersehbar und einfach in der Zubereitung. Die Liste der Zutaten ist kurz: Sie, Ihr Liebhaber oder Ihre Liebhaberin und ein Bett.

Gourmet-Sex: Diese Art von Sex, die einem Gourmet-Menü gleicht, ist für viele kritische Feinschmecker die köstlichste von allen und wird in der Regel als das »Ideal« betrachtet.

> Allerdings ist es ziemlich zeitaufwendig, sie zuzubereiten, zu genießen und anschließend aufzuräumen. Wie die Zubereitung eines Gourmet-Menüs ist sie eine große Kunst; man braucht Talent, Kreativität und Erfahrung, um Gourmet-Sex zu haben. Gourmet-Sex kann spektakulär sein, eine beinahe religiöse Erfahrung, eine absolute Delikatesse. Er ist der ultimativ romantische, weltbewegende, bewusstseinserweiternde, kosmische Liebesakt.

Genauso wie man bei der Ernährung für Abwechslung sorgt, sollte man auch beim Sex für Abwechslung sorgen. Für Gourmet-Sex gilt dasselbe wie für Gourmet-Mahlzeiten: Wer zu viel davon genießt, weiß sie irgendwann nicht mehr zu schätzen. Außerdem gibt es selbst in den besten Sexbeziehungen neben dem Rein und Raus auch ein Auf und Ab. Es kann nicht jedes Mal weltbewegend sein. Wenn dem so wäre, würde auch das bald stumpfsinnig werden. Wenn Sie nicht erwarten, dass es jedes Mal weltbewegend ist, und die Realität zu akzeptieren lernen, werden Sie niemals enttäuscht sein. Also entledigen Sie sich Ihrer Erwartungen, wenn Sie sich Ihrer Kleidung entledigen.

Wie sich eine sexuelle Begegnung entwickelt, hängt von vielen Faktoren ab: von Ihrem Energielevel, von der Tageszeit, von der Mondphase, von der allgemeinen Weltlage und weiß Gott wovon sonst noch. Jede sexuelle Begegnung mit einem Ideal zu vergleichen kann unnötige Enttäuschung verursachen. Eine tolerante mentale Einstellung gegenüber Sex erhöht die Wahrscheinlichkeit, dass das Ergebnis positiv ausfällt.

Malen Sie mit breitem Pinselstrich

Um die menschliche Sexualität – Ihre eigene und die von anderen – besser zu verstehen (sie kann ein wahres Rätsel sein), ist es hilfreich, sie mit den schönen Künsten zu vergleichen. Verschiedene Menschen mögen oder verabscheuen verschiedene Arten von Kunst, und dasselbe gilt für Sex. Stellen Sie sich vor, Sie wären ein Maler mit einer Palette von Sinnesfreuden.

Im Lauf dieses Reformprogramms werden Sie Ihrer Palette Farben, Stile und Techniken hinzufügen, die Sie vielseitiger, kreativer und gewandter machen.

Sex hat wie die schönen Künste verschiedene Genres. Zum Beispiel:

Romantischer Sex: Diese Art von Sex kommt von Herzen. Sie ist süß und lieblich und versetzt Sie in Verzücken.
Primitiver Sex: Diese Art von Sex kommt aus den Hüften. Sie folgt dem Motto »Zurück zur Natur«, ist animalisch und anspruchslos.
Volkstümlicher Sex: Diese Art von Sex ist weit verbreitet. Die meisten Menschen haben ihn.
Konzeptioneller Sex: Diese Art von Sex kommt aus dem Kopf. Sie ist intellektuell stimulierend. Manchmal beinhaltet sie kokette Spiele oder das Schaffen ungewöhnlicher Situationen.
Pop-Art-Sex: Diese Art von Sex hat Humor. Sie ist lustig und fröhlich.

Urtümlicher Sex: Diese Art von Sex ist altmodisch und historisch. Sie ist von vergangenen Kulturen beeinflusst.
Avantgardistischer Sex: Diese Art von Sex ist trendy und experimentell – der Sex von morgen.

Durch Selbstverwirklichung können Sie und Ihre Liebhaber/innen eine Vielzahl von Möglichkeiten ausprobieren und dabei Meisterwerke schaffen. Ein Bild malen kann wirklich jeder. Und genauso kann jeder Sex haben. Allerdings muss man beide Aktivitäten ernst nehmen und üben, um gut darin zu werden. Betrachten Sie körperliche Liebe als eine Kunst und sich selbst als einen »Vergnügungskünstler«. Voilà!

Betrachten Sie Ihre Sexualität als flexibel

Vor einiger Zeit hielt ich am Vassar College einen Sexualkunde-Workshop. Im Anschluss daran fragte ich eine der Studentinnen, wie sie sich sexuell identifizieren würde. Ich rechnete damit, dass sie mit »hetero«, »lesbisch« oder »bisexuell« antworten würde. Sie sagte jedoch, dass sie ebenso wie die meisten ihrer Freunde »flexibel« sei. In diesem Moment hatte ich große Hoffnungen für die Zukunft, denn die Antwort dieser jungen Frau bedeutete, dass ihre Generation damit rechnet, viele verschiedene Phasen zu durchlaufen und für vielfältige Möglichkeiten offen zu sein. Diese clevere junge Frau, namens Chrys Curtis Fawley, arbeitete später für mich und führt heute bei ihren eigenen erfolgreichen Sex-Lehr-DVDs Regie.

Wer sich selbst als »flexibel« betrachtet, hält sich die Tür für alle möglichen Varianten offen. Mir gefällt auch mein Begriff »metamorphosexuell«, den ich geprägt habe, um diejenigen unter uns zu beschreiben, die das Gefühl haben, sich in einem Zustand der stetigen sexuellen Bewegung zu befinden. Ich schlage vor, dass wir alle versuchen, uns als flexibel oder metamorphosexuell zu betrachten, damit wir die Veränderungen, die wir im Lauf unseres Sexuallebens durchmachen, willkommen heißen können. Die Wahrheit ist nämlich die, dass jeder von uns ein großartiges erotisches Werk im Entstehen ist, das niemals vollendet sein wird. Und niemand kann vorhersagen, was die Zukunft bringen wird.

Manche Menschen verändern sich in kleinen Schritten, Stück für Stück, während andere sich oft und drastisch verändern. Ich gehöre auf jeden Fall zur zweiten Kategorie. Leider werden wir von unseren Partnern oder Partnerinnen, unseren Freunden und unserem Umfeld nicht immer bei unseren Veränderungen unterstützt.

Ich persönlich begann mein erwachsenes Sexualleben als stinknormale promiske Heterosexuelle. Dann erwachte mein Interesse an SM- und Fetisch-Sex. Die Menschen in meiner Umgebung waren schockiert und angewidert! Einige Jahre später entdeckte ich die spirituelle Seite von Sex und beschäftigte mich mit traditionellen indianischen und chinesischen Liebestechniken. Meine SM-Freunde fanden mich viel zu esoterisch und machten sich über mich lustig. Schließlich begann ich mich für Sex mit Frauen zu interessieren. Viele meiner heterosexuellen Freunde waren darüber nicht gerade glücklich und hofften, dass das nur eine Phase sei, die wieder vorübergehen würde. Dann wollte ich zu meiner eigenen großen Überraschung eine Zeit lang enthaltsam leben, was in meinem Bekanntenkreis auf großes Unverständnis stieß. Nachdem ich einige Jahre lang ausschließlich mit Frauen zusammen gewesen war, wünschte ich mir plötzlich einen Liebhaber. Einige meiner lesbischen Freundinnen nahmen mir das wirklich übel! Dann verliebte ich mich in einen transsexuellen Mann und hatte drei Jahre lang eine Beziehung mit ihm/ihr. Im Zuge meiner Veränderungen musste ich mich den Vorurteilen und der Ablehnung anderer stellen. Meine guten Freunde hielten allerdings stets zu mir. Ich musste mir selbst treu bleiben und meinen Gelüsten folgen. Dieser Prozess sonderte die Leute aus, denen meine Person und mein Glück nicht wirklich am Herzen lagen.

Vielleicht sind Sie an einer Sexualleben-Reform interessiert, weil Sie sich irgendwie verändert haben und mit dem, was Ihnen früher gefallen hat, nichts mehr anfangen können. Machen Sie sich keine Sorgen: Wenn Sie sich verändern, heißt das nicht, dass Sie sich so radikal verändern müssen, wie ich es getan habe, oder dass Sie Ihren Partner oder Ihre Partnerin, Ihr soziales Umfeld oder Ihre Garderobe austauschen müssen. Unter Umständen wird Ihr Leben nach außen hin noch genauso aussehen wie zuvor – Ihre inneren Veränderungen lassen sich jedoch nicht leugnen. Wenn Sie sie bereitwillig annehmen, werden Sie letzten Endes durch sie hinzugewinnen: Sie werden glücklicher, schöner, sinnlicher und zufriedener sein.

Seien Sie sich selbst treu

Was bedeutet es, sich selbst treu zu sein? Vermutlich kennen Sie die Redensart, etwas »aus dem Bauch heraus entscheiden«. Aber was ist, wenn man sich nicht sicher ist, was der Bauch sagt? Oder wenn man im Bauch das eine fühlt, aber im Kopf etwas anderes? Auf der Suche nach der persönlichen Wahrheit ergeben sich die Antworten von selbst. Wenn Sie erkennen, was Ihr Herz und Ihre Seele sich wünschen, wir das Ihnen dabei helfen, Ihre Wünsche in die Tat umzusetzen.

Bei der Umsetzung der Vorschläge in diesem Buch sollten Sie auf Ihren Körper achten. Was fühlen Sie? Welche Gedanken kommen Ihnen dabei? Selbst negative Gedanken und Gefühle können konstruktiv sein: Sie signalisieren, dass es etwas Wichtiges gibt, das Sie in Augenschein nehmen oder meiden sollten. Sie können aus jedem einzelnen Gedanken oder Gefühl eine Menge über Ihre persönliche Wahrheit erfahren. Alle Empfindungen, Bilder und intuitive Gedanken summieren sich zu einem ganzheitlichen Bild. Lassen Sie es uns »Ihre Wahrheit« nennen.

Wie sieht Ihre derzeitige Wahrheit aus?

Beantworten Sie die folgenden Fragen schnell. Denken Sie nicht zu lange über die Antworten nach; schreiben Sie einfach die Dinge auf, die Ihnen einfallen. Verlassen Sie sich auf Ihren Bauch und Ihr Unterbewusstsein. Und seien Sie vor allem absolut ehrlich zu sich.

Sex ist ______________________________

Als ich jünger war, dachte ich, Sex sei ______________

Früher fühlte ich mich erregt, wenn ______________

In der Schule habe ich gelernt, dass Sex ______________

Meine Eltern haben mir beigebracht, dass Sex ___________

Meine Religion lehrt, dass Sex ______________

Was ich früher beim Sex am besten gemacht

habe, war ______________________________

Was ich heutzutage beim Sex am besten

mache, ist ______________________________

Ich war verrückt nach Sex, als ______________

Ich hasste Sex, als ______________________

Meine Eltern denken heute, Sex sei ______________

Meine heutigen spirituellen/moralischen
Überzeugungen schreiben mir vor, dass Sex ___________

Die Gesellschaft von heute ist der Meinung,
dass Sex ______________________________

Heutzutage liebe ich Sex, wenn ______________

Am meisten törnt es mich an, wenn ______________

Mein Sexualleben wäre besser, wenn ______________

Heutzutage mag ich Sex am liebsten, wenn ______________

Heutzutage mag ich Sex nicht, wenn ________________

Ich würde gerne mehr erfahren über ________________

Ich könnte mir vorstellen zu lernen ________________

Ich möchte mein Sexualleben reformieren,
weil ich ______________________________________

Ich hätte gerne mehr ____________________________

Was ich gerne machen würde,
aber wozu mir der Mut fehlt, ist ___________________

Ich rechne damit,
dass mein Sexualleben in Zukunft _________________

Außerdem würde ich gerne _______________________

Lesen Sie sich Ihre Antworten noch einmal durch, und machen Sie eine Bestandsaufnahme. Gibt es einen Zeitpunkt, seit dem das, was Sie früher als wahr betrachtet haben, seine Gültigkeit verloren hat? Ist Ihr Sexualleben im Lauf der Zeit gewachsen oder verkümmert? Geben Ihre Antworten Aufschluss darüber, wie Ihre persönliche Wahrheit momentan aussieht? Hat Ihnen das Beantworten dieser Fragen einen Einblick in Ihre Sexualität und Ihre Wünsche gegeben?

Stretchen Sie Ihre Psyche

Bei Vorher-Nachher-Shows im Fernsehen wird häufig die gesamte Garderobe einer Frau weggeworfen, und sie muss sich den Empfehlungen der Experten entsprechend komplett neu einkleiden. Manchmal reagieren die Frauen, die umgekrempelt werden sollen, wütend und stur. Obwohl die Zuschauer sehen können, wie gut den Frauen ihre neuen Kleider stehen, erkennen sie selbst das nicht. In der Regel lernen sie ihren neuen Look jedoch im Lauf der Zeit lieben und bevorzugen ihn gegenüber dem alten. Wenn Sie erwägen, sich eine neue sexuelle Denkweise und Persönlichkeit anzueignen, ist Ihnen dabei unter Umständen etwas unwohl. Bereiten Sie sich mental darauf vor, sich etwas verbiegen und Risiken eingehen zu müssen. Bemühen Sie sich, unvoreingenommen zu sein. Sagen Sie sich im Voraus, dass Sie sich vielleicht ein wenig unbehaglich fühlen werden, aber gewillt sind, das zu erdulden. Erinnern Sie sich daran, dass dieses Unbehagen nicht ewig andauern wird.

Denken Sie an andere Dinge im Leben, die Ihnen möglicherweise Unbehagen verursachen, die Sie jedoch wegen ihrer letztendlichen Vorteile über sich ergehen lassen. Einige Beispiele dafür könnten die körperlichen Torturen beim Campen in der freien Natur sein (Mückenstiche, Feuchtigkeit), die Anspannung vor und während einer Reise in ein unbekanntes Land oder die Angst vor einer neuen beruflichen Herausforderung, die andere Fähigkeiten verlangt. In all diesen Situationen müssen Sie eine Phase des Unbehagens durchmachen, ehe Sie schließlich die Belohnung genießen können. Dasselbe könnte man über Ihre Sexualleben-Reform sagen. Zunächst werden Sie sich vielleicht unsicher fühlen, wenn Sie Ihr gewohntes Terrain verlassen, wenn Sie sich aber an die Gründe erinnern, warum Sie all das tun, und an Ihrem Kurs festhalten, werden Sie dafür belohnt werden.

Beginnen Sie mit kleinen Schritten

Falls Sie der Meinung sind, ein frisches, neues Sexualleben sei eine nicht zu bewältigende Herausforderung, sollten Sie diesen Gedanken schleunigst verwerfen! Es muss nicht so sein.

Vor längerer Zeit hatte ich einen Liebhaber namens Marco Vassi, den viele für den bedeutendsten zeitgenössischen Erotik-Schriftsteller halten. Marcos wunderbarer Sinn für Humor spiegelt sich in seinen Büchern wider, zu denen *Erotische Komödien, Im Spiegel der Leidenschaft* und ein gutes Dutzend weiterer Werke zählen. (Sie dürfen sich gerne eines davon aus meinem Bücherregal nehmen und auf den Nachttisch legen.) Marco wusste sich über die Absurdität des Universums zu amüsieren. Wenn er allerdings betrübt war, war er das im Stil einer italienischen Oper. Als Marco eines Tages mit einer Gruppe anderer Schüler in einem Zen-Kloster saß, ermunterte ihn der Zen-Priester, ihm eine Frage zu stellen. Das tat Marco: »Wenn ich morgens aufwache, bin ich völlig deprimiert. Es gibt so viel Leid auf dieser Welt und so viel, vor dem man Angst haben muss. Ich habe so viel zu erledigen und schaffe nicht alles. Ich komme kaum aus dem Bett. Was soll ich dagegen tun?« Der Zen-Priester antwortete: »Steh auf und fege den Boden.«

Das mag nicht jedem hilfreich erscheinen, aber für Marco

war es hilfreich. Warum? Weil ihm der Zen-Priester eine einfache Aufgabe erteilte, mit der er den Tag beginnen konnte: Er musste den Boden fegen. Das ist ein winziger Schritt, eine Nebensächlichkeit, aber sobald man auch nur einen einzigen kleinen Schritt gemacht hat, ist man in Schwung gekommen, und weitere Schritte werden folgen. Bei Ihrer Sexualleben-Reform kann das genauso funktionieren. Es mag überwältigend für Sie sein, sich vorzustellen, von A nach B zu gehen, aber es ist bestimmt nicht überwältigend, wenn Sie beispielsweise just in diesem Moment die Beine so fest wie möglich zusammenpressen und darauf achten, wie sich das für Ihre Genitalien anfühlt. Machen Sie ganz kleine Schritte, dann werden Sie auch ankommen.

Entschließen Sie sich, Zeit zu investieren

Nehmen Sie sich einen Moment Zeit, schließen Sie die Augen und stellen Sie sich vor, Sie lägen auf Ihrem Totenbett. Lassen Sie Ihr Leben Revue passieren. Woran erinnern Sie sich? An die Wettervorhersage, die Sie im Fernsehen gesehen haben? An das Kleid, das Sie im Einkaufszentrum im Sonderangebot gekauft haben? An die Zeitung, die Sie gelesen haben? Nein, aller Wahrscheinlichkeit nach erinnern Sie sich an die Liebe, die Ihnen zuteil wurde, und an die romantischen, erotischen Augenblicke, die Sie erlebt haben. Hätten Sie nicht gerne mehr von diesen Erinnerungen?

Wenn Sie zu schnell leben, werden Sie Ihr Sexualleben vielleicht völlig verpassen. Neben positivem Denken ist Zeit die beste Investition in Ihr Sexualleben. Falls Ihnen momentan nicht genug davon zur Verfügung steht, sollten Sie es in Erwägung ziehen, in Zukunft auf eines Ihrer Hobbys, eine Ihrer Aktivitäten, Aufgaben oder Verpflichtungen zu verzichten oder sie eine Zeit lang ruhen zu lassen. Nehmen Sie sich vor, mehr Zeit in romantische Abenteuer und sinnliche/sexuelle Freuden zu investieren. Nehmen Sie sich die Zeit, den Duft von Rosen oder andere betörende Düfte zu riechen.

Suchen Sie Unterstützung

Wenn man Veränderungen in seinem Leben vornehmen möchte, geht nichts über die Unterstützung anderer. Es ist vollkommen natürlich, sich zum Gewohnten und Bequemen hingezogen zu fühlen. Wenn man aber auf seiner Reise eine Begleitung hat, kann man es sich erlauben, etwas Unbequemlichkeit zu riskieren, ohne vom Weg abzukommen. Viele Menschen sind der Meinung, sie müssten die Herausforderungen ihres Sexuallebens allein meistern, weil sie eine Privatangelegenheit sind. Das stimmt nicht!

Bitten Sie Ihren Partner oder Ihre Partnerin (sofern Sie eine/n haben), Sie zu unterstützen und den Prozess mit Ihnen zu durchlaufen. Sie können aber auch dieses Buch als Begleiter verwenden. Haben Sie gute Freunde (männliche oder weibliche), die Sie in diesen Prozess mit einbeziehen können? Ich bin seit vielen Jahren Mitglied einer großartigen Selbsthilfegruppe, die sich »Club 90« nennt. Was uns zusammengeführt hat, ist Sex. Alle Mitglieder der Gruppe – Veronica

Hart, Gloria Leonard, Candida Royalle, Veronica Vera und ich selbst – hatten in den 70er- und 80er-Jahren in Hardcore-Filmen mitgewirkt. Wir wollten herausfinden, wie diese ungewöhnliche Tätigkeit unser Leben beeinflusst hatte und wie es bei uns weitergehen konnte. Durch unseren Zusammenschluss haben wir ein Netzwerk geschaffen, das jeder von uns dabei geholfen hat, sowohl persönlich als auch beruflich enorm zu wachsen. Die beiden Bücher von Veronica Vera finden Sie in unserer »Sex und Gender-Studies«-Abteilung. Sie ist die Autorin von *Kleine Transvestiten-Schule,* dem weltweit ersten Leitfaden für Geschlechter-überschreitendes Kleiden. Candida Royalle wurde zur Pionierin eines völlig neuartigen Filmgenres: Erotikfilme für Frauen und Paare. Sie gründete die berühmte Filmproduktionsfirma Femme Productions und veröffentlichte vor kurzem ihr Buch *How to Tell a Naked Man What to Do,* das ich sehr empfehlen kann. Veronica Hart wurde eine der angesehensten Regisseurinnen und Produzentinnen in der Pornofilmgeschichte und zog gleichzeitig ihre Kinder groß. Ihre Söhne studieren heute an der Universität. Gloria Leonard ist ins Paradies umgesiedelt. Auch sie hat Kinder großgezogen und lebt heute, nach ihrer Karriere beim Film als Verfechterin der Redefreiheit, ein Leben im Luxus auf Hawaii. Sie finden alle Werke der genannten Damen im Quellenverzeichnis am Ende dieses Buches. Meine Freundinnen halfen mir dabei, den Sprung aus der Prostitution und der Mainstream-Pornoindustrie in eine erfolgreiche Karriere in der Kunst- und Sexualpädagogik zu wagen. Wir wollten alle weiterhin auf dem Gebiet der Sexualität arbeiten, allerdings nach unseren eigenen Bedingungen. Alle von uns würden ohne Einschränkungen zustimmen, dass uns der Club 90 unschätzbare Kraft in Herzensangelegenheiten, in Sachen Sex sowie in Beziehungen gegeben hat.

Warum gründen Sie nicht Ihre eigene Selbsthilfegruppe? Laden Sie drei, vier oder ein halbes Dutzend Freunde sechs Monate lang alle zwei Wochen zu sich nach Hause ein. Erklären Sie ihnen, was Sie vorhaben und warum, und ermuntern Sie sie dazu, Sie auf Ihrem Weg zu begleiten – wie bei einem Lesekreis, mit persönlichem Austausch. Lesen Sie alle zwei Wochen ein Kapitel. Teilen Sie sich bei jedem Treffen gegenseitig mit, welche Gedanken das letzte Kapitel bei Ihnen hervorgerufen hat. Schwören Sie, dass Sie das, was andere sagen, vertraulich behandeln werden. Ich verspreche Ihnen, dass Sie eine Menge Spaß haben und Ihre Freunde wesentlich besser kennen lernen werden.

Sind Sie Opfer, Überlebenskünstler oder Senkrechtstarter?

Sie haben mein Mitgefühl, falls Sie vergewaltigt, missbraucht, ausgenutzt, betrogen oder in irgendeiner anderen Weise verletzt wurden. Wenn Ihnen in Bezug auf Sexualität etwas Schreckliches widerfahren ist und Sie das Gefühl haben, dass Ihnen das bei Ihrem Spaß und in Ihren Beziehungen im Weg steht, sollte die Heilung seelischer Wunden oberste Priorität haben. Falls nötig, sollten Sie auf dem Weg der Genesung professionelle Beratung und Hilfe in Anspruch nehmen.

Wenn es um Ihr Sexualleben geht, ist es in der Regel wenig

hilfreich, wenn Sie sich selbst als Opfer betrachten. Aus diesem Grund verwendet die so genannte »Recovery«-Bewegung das Wort »Überlebenskünstler«, um Menschen auf dem Weg zur Besserung Kraft zu geben. Ich schlage vor, noch einen Schritt weiter zu gehen und den Begriff »Senkrechtstarter« zu benutzen. Betrachten Sie sich als Entdecker/in in Sachen Liebe und Sex, die oder der aus jeder Erfahrung lernt und an ihr wächst. Man kann auch aus einer schlimmen Erfahrung viel lernen.

Wenn man bedenkt, wie oft ich mich in Gefahr begeben habe, hatte ich in meinem Leben riesiges Glück. Allerdings habe ich zweifellos auch harte Zeiten durchgemacht. Ich erinnere mich an eine schwierige Erfahrung, als ich 18 Jahre alt war und gerade begonnen hatte, in Pornofilmen mitzuwirken. Meine ersten vier Filme hatten mir großen Spaß gemacht, aber der fünfte war ein harter Brocken. Der Regisseur, der Inbegriff des »versauten Pornografen«, war befehlshaberisch und herrisch. Darsteller und Filmcrew wurden von ihm überstrapaziert und unterbezahlt, er hatte uns ebenso fest im Griff wie die Dollarscheine, auf die er es abgesehen hatte. Am Ende des Drehtags war ich erschöpft, hatte Hunger und wollte nur noch nach Hause gehen. Obwohl ich bereits drei Sexszenen gedreht hatte, wollte der Regisseur noch eine weitere, und zwar eine Analsexszene, die wir nicht vereinbart hatten, als ich die Rolle annahm. Ich sagte ihm, dass ich erschöpft sei und überhaupt keine Lust dazu hätte, schon gar nicht mit dem groben Darsteller, den er für mich ausgesucht hatte. Er drängte mich, die Szene zu drehen, indem er mir zu verstehen gab, dass er mich nicht für meine Arbeit an diesem Tag bezahlen würde, wenn ich mich weigerte, und bot mir mickrige 25

Dollar extra an, ein Betrag, der angesichts meiner Erschöpfung und meines seelischen Zustands noch beleidigender war als gar nichts. Schließlich gab ich nach und tat es einfach.

Nachdem die Szene im Kasten war, fühlte ich mich manipuliert und ausgebeutet. Zu Hause brach ich in Tränen aus. Am nächsten Tag dachte ich darüber nach, wie ich besser mit der Situation hätte umgehen können. Ich hätte resoluter »nein« sagen und dabei bleiben müssen. Aber zum fraglichen Zeitpunkt wusste ich nicht, wie ich das hätte tun sollen. An diesem Tag lernte ich, »nein« zu sagen und dabei zu bleiben. Ich nahm mir fest vor, in Zukunft besser auf mich aufzupassen. Wenn ich heute zurückblicke, kann ich sagen, dass dieser Tag äußerst lehrreich und wichtig war und dass ich diesem Mistkerl dankbar sein kann, weil er mir diese wertvolle Lektion erteilt hat. Ich drehte über hundert weitere Pornofilme, sagte immer »nein«, wenn ich es für nötig hielt, und hatte nie wieder ein Problem. Eigentlich hatte ich sogar immer Spaß dabei.

Unter Umständen fühlen Sie sich gelegentlich nach dem Sex schlecht. (Ich hoffe nicht, dass das Ihren Erfahrungen entspricht, aber falls doch, finden Sie in späteren Kapiteln mehr darüber.) Vielleicht haben Sie das Gefühl, sich selbst nicht treu gewesen zu sein. Hin und wieder muss man Risiken eingehen, um eine gute sexuelle Erfahrung zu machen. Das berühmte Zitat aus einem Gedicht von Alfred Tennyson, »Es ist besser, geliebt und verloren zu haben, als niemals geliebt zu haben«, gilt auch für sexuelle Erfahrungen. Ohne das Risiko einzugehen, etwas zu verlieren oder »schlechten« Sex zu haben, erfährt man möglicherweise nie, was fantastischer Sex ist. Manchmal über-analysieren wir die Vergangenheit und lassen uns von ihr davon abhalten, vorwärts zu gehen. Sie sollten versuchen, alles als nützlich zu betrachten – dann werden Sie aus jeder Situation als Sieger hervorgehen.

Plan(et) Venus

Aktivität schafft Veränderung. Ihr Entschluss, in Dr. Sprinkles Sexualleben-Reformcenter zu kommen, stellt eine Aktivität dar. Jetzt ist es an der Zeit, dass Sie Ihre nächste Aktivität planen. Sind Sie bereit, eine Verpflichtung einzugehen? Ein spektakuläres Sexualleben erfordert nicht unbedingt harte Arbeit, aber eine gewisse Konzentration und Einsatzbereitschaft. Nachdem Sie eine formelle Verpflichtung zur Reform Ihres Sexuallebens eingegangen sind, werden Sie vielleicht überrascht sein, welch wundersame Dinge auf Sie zukommen. Wahrscheinlich werden Sie auch feststellen, dass plötzlich aufregende zufällige Begebenheiten, wichtige Informationen und inspirierende Menschen Ihren Weg kreuzen.

Wichtig ist, dass das Timing stimmt. Falls es Ihnen momentan zu schwierig erscheint, sich diesem Prozess zu widmen, sollten Sie dieses Buch beiseite legen und etwas anderes tun. Sie können zu einem späteren Zeitpunkt weiterlesen. Eine andere Möglichkeit besteht darin, diesen Leitfaden zu lesen, ohne die darin enthaltenen Vorschläge in die Tat umzusetzen. Auch das ist in Ordnung. Da Sie dieses Buch lesen, vermute ich aber, dass irgendetwas tief in Ihrem Inneren Sie zu einem spektakuläreren Sexleben drängt, und ich rate Ihnen, diesen Schritt zu wagen. Bitte unterschreiben Sie hier.

Der Venus-Vertrag

Ich, ________________, bin mir darüber im Klaren, dass ich mich einer Sexualleben-Reform unterziehe. Ich werde versuchen, die Dinge zu tun, die ich mir von Herzen wünsche, aber nichts tun, das ich nicht tun möchte. Ich übernehme die volle Verantwortung für mich und werde nicht sagen: »Annie hat mich dazu gedrängt!« Ich treffe meine eigenen Entscheidungen.

Ich weiß, dass ich jederzeit zu meinem früheren Sexualleben zurückkehren kann, und mir ist bewusst, dass möglicherweise einige meiner Ängste und Bedenken in Bezug auf Sex ans Tageslicht kommen werden. Ich werde es wagen, meine Probleme unter die Lupe zu nehmen.

Ich verspreche, in emotionaler, physischer und jeder anderen Hinsicht gut auf mich aufzupassen.

Ich setze es mir zum Ziel, einige der von Annie vorgeschlagenen Übungen und Experimente auszuprobieren. Ich möchte die gesamte sexuelle Energie in mir freisetzen.

Unterschrift ____________________________

Datum ____________________________

Zeuge (optional) ____________________________

Das »30 Sekunden an Sex denken«-Experiment

1. Setzen oder legen Sie sich hin.
2. Atmen Sie zur Entspannung mehrmals tief durch.
3. Checken Sie sich durch. Durchleuchten Sie Ihren Körper einige Sekunden lang mental. Gehen Sie in sich und stellen Sie fest, wie Sie sich in diesem Moment fühlen oder nicht fühlen.
4. Schließen Sie jetzt eine halbe bis eine Minute lang die Augen und denken Sie intensiv über Sex nach. Spielen Sie mit den erotischsten Gedanken, die Ihnen in den Sinn kommen. Denken Sie an jemanden oder an etwas, der oder das Sie richtig antörnt. Atmen Sie tief. Widmen Sie der Übung Ihre gesamte Aufmerksamkeit.
5. Überprüfen Sie anschließend, wie Sie sich fühlen. Vergleichen Sie Ihren jetzigen Gefühlszustand mit dem, den Sie hatten, bevor Sie an Sex dachten. Stellen Sie eine Veränderung fest?

Die meisten stellen fest, dass sie sich »erregt«, »aufmerksamer«, »entspannter«, »glücklicher« oder »leichter« fühlen.

Was können Sie aus dieser Übung lernen? Dass es eine Verbindung zwischen Körper und Geist gibt. Dass allein der Gedanke an tollen Sex das körperliche Empfinden und das Bewusstsein verändern kann.

Erotische Gedanken reichen möglicherweise aus, um positive psychologische und physiologische Veränderungen herbeizuführen. Wissenschaftler haben nachgewiesen, dass allein der Gedanke an Sex das Immunsystem stärken kann. Also bitte, denken Sie so oft wie möglich an Sex! Es wird Ihnen gut tun. Wie bereits Jerry Hall sagte, das bekannte Model und Ex-Frau von Mick Jagger: »Eine schmutzige Fantasie ist ein wahrer Jungbrunnen.«

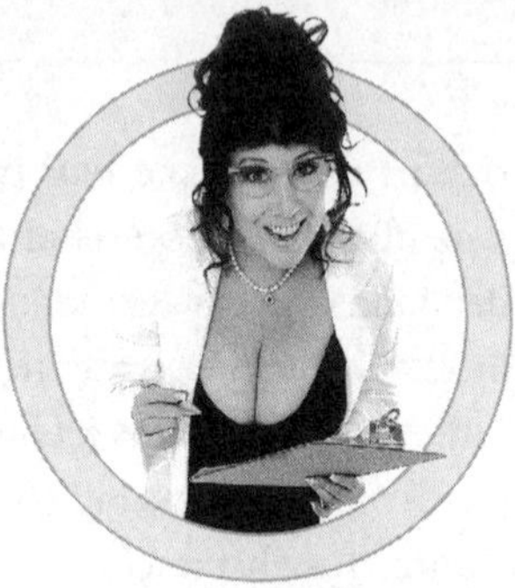

2. Schritt: Entwickeln Sie Ihre sexuelle Persönlichkeit

Wie wollen Sie Ihr Glück finden, wenn Sie nicht danach suchen?

Bitte folgen Sie mir in den Saal der Helden und Heldinnen. Der mächtige Eingang wird von den Statuen verschiedener alter Götter und Göttinnen bewacht. Den Vorsitz hat Venus, die Göttin der Liebe und der Sexualität. Ob altertümlich oder modern, echt oder imaginär, vertraut oder fremd – diese Vorbilder sind dazu da, um Sie zu inspirieren. Zu welcher neuen Version von sich selbst würden Sie sich gerne entwickeln? Ich bin davon überzeugt, dass man auch nach außen hin zu der Person wird, für die man sich innerlich hält. Lassen Sie uns deshalb damit beginnen, uns eine klare Vorstellung von Ihrer »idealen sexuellen Persönlichkeit« zu verschaffen.

Meine Damen, erkennen Sie sich in diesem Gemälde einer Jungfrau wieder, die darauf wartet, genommen zu werden, oder in diesen Fotos einer Schlampe auf Männerfang? Sehen Sie sich als verklemmte viktorianische Frau oder als Blumenkind der 60er-Jahre? Sind Sie eher eine schüchterne Schönheit vom Land oder eine geile Hausfrau? Vielleicht sehen Sie sich ja auch als knallharte Bikerbraut oder als Romanheldin, die sexuell missbraucht wurde? Oder etwa als erfahrene Pornodarstellerin oder fiese Domina. Könnten *alle* diese Persönlichkeiten in Ihnen stecken und noch mehr?

Meine Herren, wie sehen Sie sich tief in Ihrem Inneren? Als raubeinigen Cowboy, lässig-eleganten Playboy oder nimmersatten Pornodarsteller? Vielleicht als Satyr im Wald, als sanften sinnlichen Engel, als weltmännischen Casanova oder als geschickten und einfühlsamen Sextherapeuten? Könnten alle diese Persönlichkeiten in Ihnen stecken und noch mehr?

Ich glaube, dass viele verschiedene sexuelle Persönlichkeiten in uns allen stecken und dass diese im Einklang mit unserer Alltags-Persönlichkeit existieren können.

Wie sah Ihre bisherige sexuelle Persönlichkeit aus? Jede Antwort ist korrekt. Vielleicht sehen Sie das momentan anders, aber denken Sie einmal darüber nach. Sie haben Entscheidungen in Ihrem Leben getroffen, die auf Ihrer Herkunft, Ihren Überzeugungen, Ihren Sehnsüchten und Ihren Lebensumständen basierten. Aber jetzt darf ich Sie in Ihrer Zukunft willkommen heißen.

Um uns die Personen vorstellen zu können, zu denen wir werden möchten, können wir Vorbilder als Hilfsmaßnahme heranziehen. Die Frauenbewegung hat es vielen Frauen ermöglicht zu sehen, dass das, was sie sich wünschen, oftmals im Konflikt zu dem steht, was von ihnen erwartet wird. Andere Frauen zu sehen, die ihr Leben nach ihren Wünschen gestalten, war und ist für viele Frauen befreiend und inspirierend.

Es ist großartig, Vorbilder zu haben. Sogar Vorbilder haben Vorbilder! Die Schauspielerin Sigourney Weaver sagt, dass sie sich immer fragt, was Ripley, die Heldin, die sie im Film *Ali-*

en spielte, machen würde, wenn sie eine schwierige Entscheidung treffen muss. Halle Berrys Vorbild ist ihre ehemalige Lehrerin Yvonne Sims, die sie in der fünften Klasse hatte. »Sie hat mich dazu inspiriert, immer mein Bestes zu geben«, sagt Berry. Alice Walker hat einmal eloquent festgestellt, dass »Vorbilder in der Kunst, im Verhalten, im Wachsen der Seele oder des Intellekts unsere Perspektive auf das Leben bereichern und erweitern, auch wenn wir sie ablehnen.«

Man kann von seinen Vorbildern hilfreiche Tipps bekommen. Achten Sie darauf, was Sie an ihnen sexy und attraktiv finden: Ihr Selbstbewusstsein? Ihre Bescheidenheit? Ihr Wissen? Ihre Intelligenz? Ihre Flexibilität? Ihre Energie?

Vorbilder für unser Sexualleben finden sich überall: Unter Filmstars, Charakteren in Theaterstücken oder Filmen, Künstlern, Musikern, Politikern, Sportlern, Pornodarstellern und sogar unter unseren Haustieren. (Die Vulva wird nicht ohne Grund als »Muschi« bezeichnet.)

Entdecken Sie Ihre ideale sexuelle Persönlichkeit

1.) Erstellen Sie eine Liste mit den Namen aller Ihrer Vorbilder, die ein Beispiel dafür sind, wie sexy Sie gerne wären. Schreiben Sie auf, was Sie an ihrer Sinnlichkeit/Sexualität bewundern. Achten Sie auf die großformatigen Fotos einiger meiner persönlichen Favoriten, wenn Sie in meinem Büro sind. Hier ist meine Liste mit Begründungen. Gehen Sie sie durch, und erstellen Sie anschließend Ihre eigene Liste.

Beispiele:

Schauspielerinnen

Queen Latifah: Mollig und sexy. Stellt ihren üppigen Körper und ihr schönes Dekolletee zur Schau.

Jennifer Lopez: Geht selbstsicher.

Mae West: Gibt offen und ohne Scham zu, dass sie Sex liebt. Eine starke ältere Frau mit großem sexuellem Appetit.

Charaktere in Filmen oder Theaterstücken

Gypsy Rose Lee: Verletzlich und süß. Hat ihr ehemals geringes Selbstbewusstsein aufgebaut. Steht zu ihrem Job als »Sex-Worker«.

Erin Brokovich: Wagt es, sich so sexy zu kleiden, wie es ihr gefällt. Setzt ihre weibliche Stärke für einen guten Zweck ein.

Künstler, Musiker, Politiker etc.

Dolly Parton: Sich selbst treu, unverfroren aufgedonnert, scheut sich nicht, falsche Wimpern und riesige Perücken zu tragen.

Ru Paul: Ein Transvestit und Botschafter in Sachen Liebe und Kosmetik.

Superhelden

Xena: Extrem selbstsicher. Körperlich stark. Quatscht nicht viel.

Pornodarstellerinnen

Georgina Spelvin: Strahlt beim Sex Wärme, Sinnlichkeit und Leidenschaft aus.

Nina Hartley: Der »Mädchen von Nebenan«-Typ, aber mit außergewöhnlichen sexuellen Fähigkeiten und Kenntnissen. Extrem Sex-positiv.

Tiere

Mein Hund Bob: Er kennt keine Scham in Bezug auf Sex oder Nacktheit.

Das Faultier: Bewegt sich langsam und bewusst, als befände es sich in Trance. Sehr zielstrebig.

Freunde

Veronica Vera: Einfühlsam. Hat eine verspielte Einstellung.

Flüchtige Bekannte

Die Bibliothekarin in meiner Stadtbibliothek: Fasst Gegenstände sehr bewusst und sinnlich an.

2. Nachdem Sie alle Ihre Vorbilder aufgelistet haben, fassen Sie deren Eigenschaften in einigen Sätzen zusammen und lesen Sie sich diese durch. Meine würden folgendermaßen aussehen:

Meine ideale sexuelle Persönlichkeit ist mollig und sexy. Sie stellt ihren üppigen Körper und ihr schönes Dekolletee zur Schau und geht selbstsicher. Sie gibt offen und ohne Scham zu, dass sie Sex liebt. Sie ist eine starke ältere Frau mit großem sexuellem Appetit. Sie ist verletzlich und süß und hat ihr ehemals geringes Selbstbewusstsein gefestigt. Sie steht zu ihrem Job als »Sex-Worker«, wagt es, sich so sexy zu kleiden, wie es ihr gefällt, und setzt ihre weibliche Stärke für einen guten Zweck ein. Sie ist sich selbst treu, unverfroren aufgedonnert, scheut sich nicht, falsche Wimpern und riesige Perücken zu tragen. Sie weiß, dass Schönheit vor allem von innen kommt. Sie ist selbstsicher, körperlich stark und quatscht nicht viel. Beim Sex strahlt sie Wärme, Sinnlichkeit und Leidenschaft aus. Sie ist der »Mädchen von Nebenan«-Typ, aber mit außergewöhnlichen sexuellen Fähigkeiten und Kenntnissen, und extrem Sex-positiv. Sie kennt keine Scham in Bezug auf Sex oder Nacktheit. Sie bewegt sich langsam und bewusst, als befände sie sich in Trance, und ist sehr zielstrebig und einfühlsam. Sie hat eine verspielte Einstellung und fasst Gegenstände sehr bewusst und sinnlich an.

Jetzt sind Sie dran.

1. Wählen Sie aus jeder Kategorie ein oder zwei Ihrer Vorbilder aus, und listen Sie die sinnlichen bzw. sexuellen Eigenschaften auf, die Sie an ihnen bewundern.

Filmstars: ______________________________

Charaktere aus Theaterstücken oder Filmen: __________

Künstler, Musiker, Politiker: ________________

Superhelden: ____________________________

Pornodarsteller: ______________________________

Tiere: ______________________________

Freunde: ______________________________

Sportler: ______________________________

Flüchtige Bekannte: ______________________________

Sonstige: ______________________________

2. Entfernen Sie nun die Namen, aber lassen Sie die Beschreibungen stehen. Möglicherweise sind ein paar Änderungen nötig, damit Sie am Ende zusammenhängende Sätze erhalten.

Meine ideale sexuelle Persönlichkeit ist …

____

____

____

Verwenden Sie diese Beschreibung als Richtungsanzeiger für die sexuelle Persönlichkeit, die Sie entwickeln möchten. Nehmen Sie sich vor, die Eigenschaften, die Sie attraktiv finden, zu verkörpern. Bestätigen Sie, dass diese Qualitäten in Ihnen sind, denn sie sind es tatsächlich! Natürlich müssen Sie dabei einigermaßen realistisch bleiben. Ich zum Beispiel besitze weder Jennifer Lopez' schönen Hintern noch Xenas übermenschliche Kräfte, dennoch kann ich mir durchaus einen selbstbewussteren Gang und größere Ausdauer aneignen. Wenn ich mir nicht sicher bin, ob ich mein gewagtes Fransenkleid mit tiefem Ausschnitt anziehen soll, kann ich mich fragen: »Was würde Dolly Parton tun?« Das macht mir Mut, mein gewagtes Kleid anzuziehen, das ich gerne tragen würde, aber mich nicht zu tragen traue. Ich kann es mir zum Ziel setzen, einen Tastsinn wie die Bibliothekarin zu entwickeln. Wir *können* zumindest zum Teil so werden, wie wir gerne wären.

Nehmen Sie sich jeden Tag eine Minute Zeit, um sich zu überlegen, wie Sie Ihrer idealen sexuellen Persönlichkeit ähnlicher werden können, und tun Sie etwas, um dies zu verwirklichen. Küssen Sie anders. Umarmen Sie anders. Gehen Sie anders. Lieben Sie anders. Ziehen Sie sich anders an. Je mehr Sie sich wie Ihre ideale sexuelle Persönlichkeit verhalten, desto ähnlicher werden Sie ihr werden. Natürlich werden Sie im Büro oder beim Elternabend vermutlich nicht diese Person sein können. Bringen Sie Ihre ideale sexuelle Persönlichkeit bei der passenden Gelegenheit zum Ausdruck, zum Beispiel wenn Sie ausgehen, bei einem heißen Date oder im Privaten mit Ihrem Partner.

Obwohl es hilfreich ist, sich an seinen Vorbildern zu orientieren, ist es wichtig, dass man dabei man selbst bleibt. Jeder Mensch ist einmalig und ein Unikat. Gestatten Sie Ihrem sexuellen Profil, sich zu entfalten. Und seien Sie nicht überrascht, wenn andere plötzlich *Sie* als Vorbild für ihre ideale sexuelle Persönlichkeit sehen. Vielleicht sehen manche Sie bereits jetzt so!

Entdecken Sie Ihre Alter Egos

Was verbirgt sich hinter einem Namen? Viel. Der Name, den Sie Ihr ganzes Leben lang tragen, verkörpert Ihre ganze Geschichte. Wenn Sie nach jemand anderem benannt wurden, beinhaltet Ihr Name sogar noch mehr, eine zweite Geschichte sozusagen. Einen neuen Namen zu verwenden und ein oder zwei Alter Egos zu erschaffen kann befreiend sein und eine Menge Spaß machen.

Mir wurden die Vorteile eines Alter Egos erstmals bewusst, als ich 18 Jahre alt war und »Annie Sprinkle« erfand, die das Alter Ego von Ellen Steinberg (mein richtiger Name) war. Ellen war schüchtern, unsicher und fürchtete sich vor Sex – kurzum, ein Mauerblümchen. Anne Sprinkle war dagegen extrovertiert, selbstbewusst und furchtlos – ein Star! Als ich 40 wurde, erfand ich ein weiteres Alter Ego, eine reifere, weisere Frau mit mehr Erfahrung, die ich Anya nannte.

Diese drei Persönlichkeiten (die den Archetypen der Jungfrau, der Frau und der Matrone entsprechen) sind heute allesamt ein Teil von mir, und ich lasse mich von jeder von ihnen zu verschiedenen Zeiten inspirieren. Alter Egos zu erfinden half mir dabei, der Mensch zu werden, der ich werden wollte. Ihnen Namen zu geben machte die Sache leichter.

Schlampen und Göttinnen

Ich bot 15 Jahre lang einen Workshop für Frauen mit dem Titel »Schlampen und Göttinnen« an, bei dem es darum ging, zwei sexy Alter Egos zu erfinden und zu erkunden. Ich habe dieses Seminar auf der ganzen Welt gehalten, von New York bis Sydney, von Texas bis Amsterdam, von Hollywood bis Provincetown. Überall erzählten mir die Teilnehmerinnen anschließend, wie gut ihnen das Seminar gefallen hatte und wie sehr sie davon profitiert hatten.

Wir verbrachten zwei ganze Tage miteinander. Am ersten Tag des Workshops stellten wir uns zunächst als die Menschen vor, die wir im Alltag waren. Wir unterhielten uns und schufen so eine angenehme und behagliche Atmosphäre. Den Rest des Tages verbrachten wir damit, unsere »schlampigen« Alter Egos zu entdecken. Der Archetypus einer Schlampe ist eine Frau, die sexuell ungehemmt und frei ist. Sie kann ein Flittchen, eine Pornodarstellerin, eine Domina, ein französisches Dienstmädchen, eine Stripperin, eine Prostituierte, eine Partymaus, ein Nacktmodell, eine Revuetänzerin oder eine Bikerbraut sein. Sie kann mächtig und klug sein, oder verletzlich und dumm. Ich hatte mehrere Koffer voller »Schlampen«-Kleidung aller Stilrichtungen, in allen Größen und aus allen möglichen Stoffen dabei, damit sich die Teilnehmerinnen wie Superschlampen anziehen konnten. Riesige Perücken, Unmengen von Make-up, Korsette, Reizwäsche, künstliche Wimpern, Strapse, hochhackige Schuhe, künstliche Fingernägel – ich hatte alles, und sie zogen alles an. Wir verkleideten uns nach Lust und Laune und hatten eine Menge Spaß dabei.

Sobald wir in unsere Schlampenausrüstungen geschlüpft waren, suchte sich jede Frau einen Namen für ihre Schlampen-Persönlichkeit aus, wie zum Beispiel Peaches Delight, Laszive Lucy oder Elvira. Wir gaben uns gegenseitig obszöne Vorstellungen, wie zum Beispiel einen Striptease, einen Sketch oder ein schmalziges Liebeslied. Jede Frau tat genau das, was sie tun wollte, entweder allein oder in einer kleinen Gruppe. Wir genossen den Nervenkitzel, in einer sicheren Situation sowohl Voyeure als auch Exhibitionisten zu sein.

Wir konnten kaum glauben, zu welch erstaunlichen Verwandlungen die Begeisterung, Kreativität und Erotik, die von den Kostümen und Alter Egos hervorgerufen wurden, bei allen führten. Die Teilnehmerinnen waren immer wieder erschrocken und erstaunt, wie anders jede Frau aussah, handelte und sich fühlte, und wie erregend all das war. Susan Weed, die einige meiner »Schlampen und Göttinnen«-Workshops in ihrem »Wise Woman Center« in New York veranstaltete, stellte fest: »Man kann sein Bewusstsein verändern, indem man sich anders anzieht.«

Schematische Magie

Als die Teilnehmerinnen am zweiten Tag eintrafen, stellten sie fest, dass der Seminarraum zu einem Tempel für Göttinnen umgebaut worden war und jetzt über Kerzen, Räucherstäbchen, glitzernde Baldachine und Altäre verfügte. Die Bühne war dafür vorbereitet worden, dass die Teilnehmerinnen in ihre Göttinnen-Rolle schlüpfen konnten. Der Archetypus dieser Persönlichkeit ist die Sextherapeutin, die machtvolle Verführerin, die Stammeskönigin, die natürliche Nymphe, die kokette Fee, die Wahrsagerin, die Geisha, die sinnliche Prinzessin oder die Fruchtbarkeitsgöttin. Sie trägt farbenfrohe, sinnliche, glitzernde, fließende Sarongs, Saris, Schals, Bauchtanzkostüme, Umhänge, Perlenketten und Baströcke. (Göttinnen reisen mit weniger Gepäck als Schlampen.) Wir verbrachten viel Zeit damit, uns zu schmücken, herauszuputzen und das Gesicht anzumalen, bis jede Frau so aussah und sich so fühlte wie eine echte Göttin.

Nachdem wir alle komplett angezogen und in unsere Rolle geschlüpft waren, bildeten wir einen Kreis. Jede Frau suchte sich einen Göttinnennamen aus, wie zum Beispiel Kali, Thea, Artemis, Isis oder Salbeiblüte. Als sie der Gruppe ihren Namen sagte, knieten wir vor ihr nieder und riefen den Namen drei Mal aus. Anschließend trommelten, klapperten, atmeten und psalmodierten wir und führten uns gegenseitig alle möglichen erotischen Tänze mit Plastikschlangen, Schwertern und Fingerzeichen vor – stundenlang. Dabei entstand eine ekstatische, göttliche Energie, und die Göttin in jeder Frau trat in all ihrer Herrlichkeit zu Tage.

Am Ende des Workshops teilten wir einander ehrlich mit, wie wir uns in der Rolle unserer Alter Egos fühlten. Viele Frauen hatten ihre Erlebnisse in beiden Rollen genossen. Andere hatten sich in der einen oder der anderen Rolle unwohl gefühlt. Entweder war ihnen die Schlampe zu weit von ihrem eigentlichen Selbst entfernt und kam ihnen albern vor, oder ihnen erschien die Göttin zu esoterisch oder zu altmodisch. Manche Frauen waren von der einen Rolle wesentlich mehr angetan als von der anderen. Wenn Frauen aus der Sex-Branche am Workshop teilnahmen, langweilten sie sich in der Regel eher in der Rolle der Schlampe und genossen es viel mehr, Göttin zu spielen. Andere Frauen fühlten sich dagegen hinter ihrer Schlampenfassade befreit und hatten an der Rolle der Göttin deutlich weniger Interesse. Sehr häufig hörte ich von Teilnehmerinnen, wie viel Spaß ihnen das Verkleiden gemacht hatte, und wie schön es gewesen sei, sowohl Voyeur als auch Exhibitionist zu sein. Die meisten von ihnen fühlten sich belebt, weil sie etwas Neues ausprobiert hatten und Risiken eingegangen waren.

Das Schönste und Interessanteste war jedoch das Feedback, das ich Monate und sogar Jahre nach dem Workshop bekam. Frauen teilten mir mit, dass ihre Alter Egos weiterlebten und ihnen weiterhin dabei halfen, ein vielseitigeres und abenteuerlicheres Sexualleben zu führen. Sie erzählten mir, dass ihre Ehemänner/Liebhaber/Partner es sehr genossen hätten, ihre Alter Egos kennen zu lernen und mit ihnen zu spielen. Viele Frauen sagten auch, dass ihre Alter Egos ihnen dabei halfen, mehr sie selbst zu sein.

Wie Sie Ihr eigenes Schlampen- und Göttinnen-Alter-Ego kreieren

Jetzt lade ich Sie ein, mich in den Transformationssalon zu begleiten, damit wir Ihr Schlampen- und Göttinnen-Alter-Ego kreieren können. Das ist ganz leicht und macht Spaß. Sollten Sie bereits eines oder beide dieser Alter Egos haben, können Sie Ihrem Repertoire sicher noch etwas Neues hinzufügen.

Aber halt! Was ist, wenn Sie gelernt haben, dass eine »Schlampe« etwas Negatives ist und dass Sie niemals eine sein sollen? Hier in Dr. Sprinkles Sexualleben-Reformcenter verzichten wir lieber auf das Wort »sollen«, damit Sie die Frau sein können, die Sie sind. Das ist äußerst wichtig, damit eine Schlampe aus Ihnen wird. Wir werden eine Schlampe aus Ihnen machen, die Sie mögen werden, die liebenswert, lustig und einfach fabelhaft ist. Eine, die verspielt, begehrenswert, gesund und nützlich ist. Doch was ist, wenn Sie gelernt haben, dass es in Ihrer Religion keine Göttinnen gibt und Sie nichts mit einer Göttin gemein haben? Stimmt nicht. Sie sind eine Göttin – eine Sexgöttin, und zwar jetzt und sofort.

Noch einmal halt! Was ist, wenn Sie ein Mann sind und das hier gerade lesen? Tja, Jungs, leider ist das hier nur etwas für Frauen. Aber wenn Sie möchten, können Sie trotzdem mitmachen. Auch Sie können Alter Egos erfinden. Statt der Schlampen- und Göttinnen-Alter-Egos können Sie sich ein Super-Frauenheld-Alter-Ego zulegen. Ach, was soll's – auch ein Mann kann Schlampen- und Göttinnen-Alter-Egos haben!

Wozu können Sie Ihre Alter Egos verwenden?

- Sie können Ihr Alter Ego dazu verwenden, Dinge zu Ihrem Partner oder Ihrer Partnerin zu sagen, die Sie aus Schüchternheit normalerweise nicht sagen würden oder die nicht nach Ihnen »klingen«. Oder Sie können Liebesbriefe schreiben und mit Ihrem Alter Ego unterschreiben. (Ich habe zum Beispiel ein romantisches französisches Mädchen namens Fifi als Alter Ego. Sie ist sehr zärtlich und liebenswürdig. Ich unterschreibe Liebesbriefe oft mit »Fifi«.)

- Sie können aus Ihrem Alltags-Selbst heraustreten und als eines Ihrer Alter Egos Sex haben.
- Sie können sich von Ihrem Alter Ego inspirieren lassen.
- Sie können Ihr Alter Ego dazu verwenden, Wesenszüge zutage zu fördern, die tief in Ihnen schlummern.
- Auch wenn Sie der Meinung sind, Sie würden ein Alter Ego nie ausleben wollen, kann es trotzdem ein Teil Ihrer Fantasie bleiben. Behalten Sie das Alter Ego in Ihnen, genauso wie fast jeder Mensch ein Kind, einen Erwachsenen und einen Kritiker in sich hat. Warum sollten Sie also keine Schlampe oder Göttin in sich haben? Sie können durchaus hilfreich sein. Stellen Sie sich vor, was sie Ihnen zu erzählen hätten!

So kreieren Sie zu Hause ein Alter Ego

1. Ziehen Sie etwas Bequemes an, wie zum Beispiel ein Nachthemd oder einen weiten Schlafanzug.
2. Gehen Sie Ihre Musiksammlung durch und wählen Sie das lüsternste und obszönste Lied aus.
3. Suchen Sie einen Ort, an dem Sie allein sind und Musik hören können.
4. Legen Sie die Musik auf und tanzen Sie zur Musik. Schließen Sie die Augen. Achten Sie beim Tanzen nicht darauf, gut auszusehen, sondern auf die Schlampe in

Ihnen. Rufen Sie sich Ihre Schlampen-Persönlichkeit vor Augen. Wählen Sie eine Schlampen-Persönlichkeit aus, die Ihnen liebenswert erscheint.

5. Während die Musik weiterspielt und Sie weitertanzen, lassen Sie Ihre Schlampen-Persönlichkeit klarere Züge annehmen, und stellen Sie sie sich im Detail vor. Lassen Sie sich Zeit. (Wenn nötig, legen Sie die Musik einfach noch einmal auf.) Versuchen Sie dann, die folgenden Fragen zu beantworten:

   Wie heißt sie? ______________________________

   Wie sieht sie aus? ___________________________

   Was hat sie an? _____________________________

   Wie benimmt sie sich? ________________________

   Hat sie einen Beruf, ein Hobby, eine Aufgabe? ______

   Was mag sie, sexuell und in anderer Hinsicht? ______

   Welche sind ihre sexuellen Vorlieben? ____________

   Gibt es etwas, das sie Ihnen sagen möchte? ________

   Fällt Ihnen sonst noch etwas zu ihr ein? __________

6. Um Ihr Göttinnen-Alter-Ego zu entwickeln, wählen Sie eine göttliche Musik aus, die sie dazu inspirieren wird, vor Ihrem inneren Auge zu erscheinen. Sobald sie erschienen ist, stellen Sie dieselben Fragen:

   Wie heißt sie? ______________________________

Wie sieht sie aus? ____________________

Was hat sie an? ____________________

Wie benimmt sie sich? ____________________

Hat sie einen Beruf, ein Hobby, eine Aufgabe? ______

Was mag sie, sexuell und in anderer Hinsicht? ______

Welche sind ihre sexuellen Vorlieben? __________

Gibt es etwas, das sie Ihnen sagen möchte? ________

Fällt Ihnen sonst noch etwas zu ihr ein? __________

Hinweis: Es kann sein, dass Sie beim Tanz eine klare Vorstellung von Ihren Alter Egos bekommen. Wenn Sie jedoch keine Eingebung haben, erfinden Sie Ihre Alter Egos und beantworten die Fragen aus dem Stegreif.

Glückwunsch, Ihre Alter Egos wurden geboren! Lieben Sie sie, entwickeln Sie sie weiter, lernen Sie sie näher kennen und genießen Sie sie in den kommenden Jahren.

Persönlichkeitsanalyse – ein Blick auf Ihre sexuelle Identität

Wie sieht Ihre derzeitige sexuelle Identität aus? In welche Richtung möchten Sie gehen? Für die meisten Menschen ist ihre sexuelle Identität von dem Geschlecht ihrer Partner abhängig. Heterosexualität, Bisexualität oder Homosexualität bezeichnen allerdings nur, zu welchen Menschen man sich hingezogen fühlt. Die sexuelle Identität umfasst zudem viele weitere Aspekte, die mindestens genauso bezeichnend sind.

Während wir mit Ihrer Sexualleben-Reform voranschreiten, haben Sie das Recht, Ihre ganz eigene sexuelle Identität zu besitzen. Unter Umständen werden Hindernisse auftreten, wenn Sie eine bestimmte Facette von sich darlegen möchten, aber haben Sie keine Angst: Sich solchen Herausforderungen zu stellen ist ein Teil Ihres Programms und ein Teil des Spaßes.

Befreien Sie Ihre Fantasien

Bevor wir anfangen, möchte ich betonen, dass Sie an Ihren sexuellen Fantasien Hinweise zu Ihren zukünftigen Bedürfnissen und Wünschen ablesen können. Paradoxerweise fantasieren wir oft über Dinge, die wir niemals ausleben würden. Fantasien und Tagträume sind eine Möglichkeit, das, was uns Angst macht oder verboten ist, in einem sicheren Kontext zu erforschen. Vielleicht möchten Sie nicht genau das machen, wovon Sie fantasieren, sondern etwas Ähnliches?

Manche Frauen fantasieren fast gar nicht. Wie bei Träumen geht es eigentlich nur darum, darauf zu achten: Jeder Mensch träumt und fantasiert manchmal. Manche erkennen und merken sich ihre Träume und Fantasien, während andere das nicht tun. Wenn Sie zu den Frauen gehören, die glauben, gar nicht zu fantasieren, und gerne eine stimulierende Fantasie hätten, können Sie anfangen, die Fantasien anderer Menschen zu lesen. (Viele Menschen lieben es, in Büchern oder im Internet über ihre Fantasien zu schreiben.)

Was tun, wenn Ihnen Ihre Fantasien Angst machen?

Fantasien befinden sich jenseits moralischer Grenzen. Obwohl es im wahren Leben wichtig ist, nach moralischen Grundsätzen zu handeln, sind unsere Fantasien beim Sex manchmal unmoralisch, ungesund oder sogar völlig illegal. Der Grund dafür ist, dass wir in den Fantasien Gefühle ausleben, die wir in der Realität vielleicht nie ausleben würden. Wie Träume ist die Fantasie eine Zuflucht, wo unser Unterbewusstsein uneingeschränkt herrscht und wo wir Situationen, Gedanken oder Ideen ausdrücken und erforschen, die wir uns selbst verbieten.

Falls Sie jedoch Fantasien haben, die wirklich unerwünscht sind, weil Sie sich dabei unwohl fühlen oder Sorgen darüber machen, wohin diese Fantasien Sie führen könnten, liegt es in Ihrer Hand, sich nicht dorthin zu begeben. Ich persönlich fantasierte eine Zeit lang über den Ehemann einer meiner besten Freundinnen. Da ich immer sehr erregt war und mich nicht mehr wohl fühlte, wenn er in meiner Nähe war, traf ich bewusst die Entscheidung, mich dieser Fantasie nicht mehr hinzugeben. Schließlich gibt es genug andere Fische in der Fanta-See …

Scary Movie

Früher hatte ich Angst davor, was passieren würde, wenn ich mir meine extremsten sexuellen Fantasien gestatte. Schließlich war es jedoch schlimmer, sie zu unterdrücken, als sie zu erforschen. Also traf ich die bewusste Entscheidung, tief in meine Psyche einzutauchen, um nachzusehen, was in ihren verborgenen Winkeln lauerte. Ich förderte einige erschreckende Vorstellungen zutage: an Foltermaschinen gefesselt zu sein, vergewaltigt zu werden, mit einem Esel Sex auf der Bühne einer schäbigen Bar zu haben ... Den Rest erspare ich Ihnen lieber. Interessanterweise verschwanden meine extremsten Fantasien, nachdem ich mir gestattet hatte, ihnen auf den Grund zu gehen. Meine Fantasien veränderten sich plötzlich vollkommen und wurden süß und unschuldig. Manche Frauen schwelgen jahrelang oder sogar ihr ganzes Leben lang in den gleichen Fantasien, während die Fantasien anderer sich ebenso radikal ändern wie meine.

Außerdem führten einige meiner schönsten sexuellen Fantasien zu wunderbaren sexuellen Erlebnissen und läuteten somit eine neue Phase meines Sexuallebens ein. Nachdem ich zum Beispiel eine Zeit lang davon fantasiert hatte, am Strand im gleißenden Sonnenschein Sex zu haben, zog ich mit meinem Partner tatsächlich in ein Haus am Strand. Oder ich fantasierte von Sex zu dritt und hatte tatsächlich einige großartige Dreier.

Bitte beziehen Sie bei der Beantwortung der folgenden Fragen Ihre derzeitigen sexuellen Fantasien und erotischen Wachträume (falls Sie welche haben) mit ein. Nur Sie wissen, was Sie im Leben ausprobieren möchten und was strikt darauf beschränkt bleiben sollte, als erotische Anregung zu dienen.

Lassen Sie uns beginnen

Im folgenden Abschnitt liste ich eine Auswahl denkbarer sexueller Identitäten, Stile, Kategorien und Möglichkeiten auf und erkläre einiges dazu. Manche davon werden Ihnen bekannt vorkommen, während andere vielleicht neu für Sie sind und Ihr Interesse wecken werden. Manche werden Sie eventuell kalt lassen, gegen andere werden Sie unter Umständen sogar etwas einzuwenden haben. Das ist vollkommen in Ordnung! Wer Sie *nicht* sind, kann Ihnen ebenfalls dabei helfen zu definieren, wer Sie sind. Es handelt sich dabei um Möglichkeiten, die Sie in Betracht ziehen sollten.

Wenn es allerdings etwas gibt, das Sie abtörnt, sollten Sie versuchen herauszufinden, ob es tatsächlich abtörnend für Sie ist oder ob wir auf etwas gestoßen sind, das Sie erregend finden, wovor Sie jedoch Angst haben. Wenn Sie etwas nervös macht und Sie sich ein wenig unwohl dabei fühlen, Ihnen aber das Wasser im Mund zusammenläuft und Wogen der Lust durch Ihren Körper strömen, sollten Sie wachsam sein.

Welche sexuellen Neigungen haben Sie?

Mit dem Begriff »sexuelle Neigung« ist nicht unbedingt gemeint, dass man heterosexuell, homosexuell oder bisexuell ist. Jede dieser Orientierungen beinhaltet zahlreiche Variationen, wie Sie bei der Beantwortung der folgenden Fragen bemerken werden. Neigungen können sich im Lauf eines Lebens ändern, subtil oder radikal. Manche Menschen werden mit einer bestimmten sexuellen Neigung geboren, die ein Leben lang anhält, während andere viele verschiedene Leben führen.

Wenn Sie in einer festen, langjährigen und monogamen Beziehung leben und beabsichtigen sie weiterzuführen, werden zwar vielleicht nicht alle dieser Fragen auf Sie zutreffen, aber zumindest einige.

Unterstreichen Sie alle zutreffenden Antworten: »männlich«, »weiblich«, »andere« oder »niemand«. Mit »andere« sind Menschen gemeint, die sich selbst weder als männlich noch als weiblich betrachten, sondern als Hermaphroditen oder Intersexuelle. Oder Außerirdische, Yetis, Bäume und alle anderen, die nicht unbedingt in die Kategorien »männlich« oder »weiblich« hineinpassen.

1. Mit wem hatten Sie bislang sexuelle Kontakte? Männlich / weiblich / andere / niemand
2. Mit wem könnten Sie sich vorstellen, in Zukunft Sex zu haben? Männlich / weiblich / andere / niemand
3. Mit wem haben Sie bislang sinnliche und erotische Aktivitäten genossen, die nicht explizit sexuell waren? Zum Beispiel: eine Fußmassage, einen heißer Flirt oder den Anblick einer Person im knappen Bikini oder in der Badehose. Männlich / weiblich / andere / niemand
4. Mit wem könnten Sie sich vorstellen, in Zukunft sinnliche und erotische Aktivitäten zu genießen, die nicht explizit sexuell sind? Möchten Sie vielleicht »bi-sensuell« werden? Männlich / weiblich / andere / niemand

5. Mit wem sind Sie in Ihren sexuellen Fantasien zusammen? Männlich / weiblich / andere / niemand
6. Welches Geschlecht erregt Sie am meisten, wenn Sie Erotika lesen oder sich Pornographie ansehen? Falls Sie keine diesbezüglichen Erfahrungen haben, versuchen Sie sich einfach vorzustellen, was Sie vermutlich erregen würde. Männlich / weiblich / andere / niemand
7. Bei welchem Geschlecht bzw. bei welchen Geschlechtern sind Sie mit dem Herzen dabei, wenn es um romantische Beziehungen geht? Männlich / weiblich / andere / niemand
8. Mit wem könnten Sie sich vorstellen, in Zukunft eine romantische Beziehung zu führen? Männlich / weiblich / andere / niemand
9. Mit welchem Geschlecht bzw. mit welchen Geschlechtern waren Sie bereits emotional intim, von sexuellen Aktivitäten einmal abgesehen? Waren Sie bereits mit Männern und Frauen emotional intim? Oder nur mit Männern bzw. nur mit Frauen? Männlich / weiblich / andere / niemand
10. Mit welchem Geschlecht bzw. mit welchen Geschlechtern könnten Sie sich vorstellen, in Zukunft emotional intim zu sein? Manche Frauen ziehen es beispielsweise vor, mit anderen Frauen emotional intim zu sein, jedoch mit Männern sexuelle Beziehungen zu haben. Oder umgekehrt. Männlich / weiblich / andere / niemand

Wie Sie sehen, können sexuelle Neigungen äußerst komplex sein. Neueren Forschungsergebnissen zufolge gibt es keine einfache Erklärung dafür, warum Menschen die Entscheidungen treffen, die sie treffen. Die Entscheidung für eine bestimmte erotische Identität wird von zahlreichen biologischen und physiologischen Faktoren beeinflusst. Es erübrigt sich zu erwähnen, dass einige der oben genannten Wahlmöglichkeiten eine Menge Mut erfordern. Das Wichtigste dabei ist jedoch, seine erotische Persönlichkeit bedingungslos zu lieben.

Heutzutage gibt es etliche neue Wörter, um die sexuellen Neigungen von Menschen zu beschreiben: Heterosexuell, homosexuell und bisexuell sind die geläufigsten. Die Mitglieder der Rockgruppe Pepper Spray bezeichnen sich beispielsweise als »quadrasexuell« und überlassen es unserer Fantasie, was wir uns darunter vorstellen. Andere bezeichnen sich als »omnisexuell«, was heißen soll, dass sie für eine Vielzahl von Möglichkeiten offen sind. Dann gibt es die so genannten »trisexuellen« Menschen, die von sich behaupten, alles auszuprobieren. Die Kultursexologin Carol Queen hat den Begriff »absexuell« geprägt, um Menschen zu beschreiben, die aus moralischen Gründen auf Sex verzichten. Als »asexuell« werden Menschen bezeichnet, die weder Interesse an Sex mit sich selbst noch an Sex mit anderen Menschen haben. Der Begriff »kosmosexuell« beschreibt Personen, die sich in einer energetisch-sexuellen Verbindung mit dem Universum sehen. Die Liste wird wachsen, solange die Zeit voranschreitet und die Menschheit sich weiterentwickelt. Vielleicht werden ja auch Sie eine neue Bezeichnung erfinden …

Wie würden Sie Ihren sexuellen Stil beschreiben?

Im Folgenden werde ich mich näher mit dem breiten Spektrum sexueller Stilrichtungen befassen, die einen Teil der sexuellen Identität eines Menschen ausmachen. Zur Veranschaulichung werde ich Ihnen einige meiner persönlichen Erfahrungen mitteilen. Ich hoffe, dass Sie dadurch einen besseren Einblick in einige Bereiche der menschlichen Sexualität gewinnen werden, die Sie bislang noch nicht wahrgenommen oder verstanden haben. Außerdem hoffe ich, dass Sie auch morgen noch Respekt vor mir haben werden! Dabei können Sie sich überlegen, ob Sie irgendetwas von dem, was ich anspreche, ausprobieren möchten – falls Sie es nicht schon getan haben.

Sind Sie Voyeur oder Exhibitionist? Ein bisschen von beidem oder weder noch?

Ein Voyeur ist jemand, den es sexuell erregt, anderen zuzusehen. Ein Exhibitionist ist jemand, den es sexuell erregt, wenn andere ihm zusehen.

Der Spanner handelt sexuell eigenmächtig (und einhändig), weil die Objekte seiner Begierde unfreiwillig mitmachen, und verschafft dem Voyeurismus damit einen schlechten Ruf. Der »Entblößer« macht das Gleiche für den Exhibitionismus. Vor mir haben sich mehrmals Fremde auf der Straße entblößt, was unangenehm ist und von sehr schlechten Manieren zeugt.

Der passende Deckel für jeden Sex-Topf

Viele Menschen genießen es, in gegenseitigem Einvernehmen Voyeure und Exhibitionisten zu sein. (Niemand passt besser zusammen als ein Voyeur und ein Exhibitionist.) Voyeur oder Exhibitionist zu sein ist unter Umständen extrem erregend. Ich persönlich mag ein bisschen von beidem.

Hier einige Beispiele, wie ich meine exhibitionistische Ader ausgelebt habe:

- Ein Fotograf machte einmal 100 Polaroid-Nahaufnahmen von jedem Quadratzentimeter meines nackten Körpers und entwarf daraus ein Mosaik. Das war für mich eine unglaublich erregende Erfahrung. (Ich würde sie auf alle Fälle in meine Energie-Sex Kategorie einordnen.)
- Ich führte meinem Liebhaber einen obszönen Striptease vor, bei dem ich mich lasziv am Boden rekelte.
- An einem regnerischen Abend ging ich mit meinem Liebhaber ins Kino. Während wir in der Schlange warteten, steckte er seine Hand in die Tasche meines Regenmantels, die ein großes Loch hatte, und stimulierte meine Genitalien. Ich bin mir sicher, dass niemand anderer bemerkte, was er tat. Trotzdem war es äußerst erregend, inmitten einer Menschenmenge vor dem Kino Sex zu haben.
- Als ich mit meinem Liebhaber in einem Hotel in Sydney übernachtete, badeten wir im Whirlpool auf dem Hoteldach. Da außer uns niemand da war, zog ich

meinen Badeanzug unter Wasser aus. Mein Liebhaber hielt mich fest, als ich mich rittlings auf einen Wasserstrahl des Whirlpools setzte, während wir den Blick über Sydney genossen (die bald zu unserer Lieblingsstadt wurde). Als wir am nächsten Tag in der Lobby des Hotels waren, bemerkten wir einen kleinen Fernsehmonitor an der Rezeption. Raten Sie mal, was auf diesem Monitor zu sehen war. Der Whirlpool auf dem Dach! Wir waren heimlich gefilmt worden. Ob uns jemand zugesehen hat, werden wir nie erfahren. Nachfragen wollte ich jedenfalls nicht. Für Exhibitionisten besteht der Reiz in erster Linie in der Gefahr, erwischt zu werden. Die Moral von der Geschichte: Halten Sie nach Überwachungskameras Ausschau, wenn Sie Ihre exhibitionistischen Fantasien ausleben. Die gibt es heutzutage überall. Besondere Vorsicht ist in Aufzügen und Treppenhäusern geboten.
- Ich habe in über 100 Sexfilmen mitgewirkt und für Dutzende von Fotografen nackt Modell gestanden. (Das ist nicht jedermanns Sache, aber mir hat es Spaß gemacht!)

Hier folgen einige Beispiele, wie ich meine voyeuristische Ader auslebe:
- Indem ich mich ins Bett lege und die Geschlechtsteile meines Liebhabers mit Bleistift zeichne, während er mit gespreizten Beinen Modell steht.
- Indem ich meinem Liebhaber zusehe, wenn er bis zum Orgasmus masturbiert. Ein Hochgenuss!

- Indem ich mir zusammen mit meinem Liebhaber bei Salambo's in Hamburg eine Live-Sexshow ansehe.
- Indem ich an einem erotischen Massage-Workshop teilnehme, mich im Seminarraum umsehe und beobachte, wie die anderen Teilnehmer ihre Massagen genießen.
- Indem ich mir in meinem Hotelzimmer einen Pornofilm ansehe, wenn ich allein unterwegs bin.

Wenn Sie ein angehender Exhibitionist sind, empfehle ich Ihnen Carol Queens Buch *Exhibitionism for the Shy.* Dr. Queen ist Mitbegründerin des Sex- und Kulturzentrums in San Fransisco und hat sich ihre Promotion finanziert, indem sie in einer Peepshow arbeitete und dort »Privatvorstellungen« in einem Separee gab. Wenn Sie sich für Voyeurismus interessieren, werden Ihnen vielleicht die Fotos und Essays in *Erotic By Nature* von David Steinberg gefallen oder Susie »Sexpert« Brights *Everything But the Girl.* Das sind nur zwei wunderbare Nachschlagewerke, die Sie zu Ihrer erotischen Bibliothek hinzufügen können, um Ihre Sexualleben-Reform in Schwung zu halten.

Die Klassiker studieren

Viele (vermutlich die meisten) Frauen sind vollkommen glücklich und zufrieden mit den Standardformen von Sex: Küssen, Umarmungen, sinnliche Berührungen, manuelle Stimulation, Oralsex, Geschlechtsverkehr und Kuscheln – oft in genau dieser Reihenfolge. Vielleicht gehören auch Sie zu den Frauen, die Romantik lieben und das Vertrauensverhältnis zu ihrem Partner genießen. Suchen Sie diese Art von Intimität?

Leider wird diese Art von Sex bisweilen abwertend als »Vanille-Sex«, »Butterbrot-Sex«, »0815-Sex«, »Rentner-Sex« oder »Schmalspur-Sex« bezeichnet. Ich kann mir nur vorstellen, dass diese Begriffe von Menschen geprägt wurden, die sich überlegen fühlen, weil sie von der Norm abweichen. Wie dem auch sei, ich nenne diese Art von Sex »klassischen Sex«, und der kann absolut himmlisch sein und zahlreiche Möglichkeiten für herrliche Abenteuer und tiefe Befriedigung umfassen.

Wenn Sie also eine Frau sind, die Vanille bevorzugt und keinerlei Interesse an experimentellem oder bizarrem Sex hat, seien Sie stolz darauf, bleiben Sie stark und genießen Sie es. Sie brauchen nichts anderes ausprobieren.

Oder möchten Sie Ihr Repertoire vielleicht doch erweitern?

Spielen Sie gerne mit Geschlechterrollen?

Aus genetischer Sicht sind Sie entweder eine Frau oder ein Mann, aber haben Sie jemals etwas getan, wobei Sie sich dem anderen Geschlecht zugehörig fühlten? Oder irgendetwas dazwischen? Die antiken Göttinnen wechselten unentwegt das Geschlecht oder sogar die Spezies, was seitdem nie aus der Mode gekommen ist. Geschlechterrollenspiele sind heutzutage eine der heißesten und angesagtesten Arten von Sex. Sie können eine neue Ebene der Selbsterkenntnis erreichen, wenn

Sie aus Ihren Pumps steigen und einen Kilometer weit in Männerschuhen laufen (oder umgekehrt).

Möglicherweise sind Geschlechterrollenspiele für Sie etwas Neues, aber in den letzten Jahren ist dieses Konzept auf unterschiedliche Weise in unsere Kultur eingeflossen: in der Mode, in der Musik, in der Kunst und im Fernsehen. Basketball-Superstar Dennis Rodman, der für seine Ballkleider ebenso bekannt ist wie für sein sportliches Talent, ist nur eines von vielen Beispielen. Vielleicht fühlen Sie sich in Ihrer Geschlechterrolle gefangen. Vielleicht möchten Sie nur für einen Abend Ihre Geschlechterrolle wechseln.

Hier einige Beispiele, wie ich im Lauf der Jahre mit den Geschlechterrollen gespielt habe:

- Ich setzte mich auf den Penis meines Liebhabers und ritt sehr wild auf ihm, als ob er die Frau und ich der Mann gewesen wäre. Sehr angenehm.
- Ich zog nach dem Sex die Unterhose und das T-Shirt meines Liebhabers an und benahm mich sehr maskulin.
- Ich besorgte es meinem Partner mit einem Dildo zum Umschnallen. (Einer der beliebtesten und meistverkauften Pornofilm-Klassiker heißt *Bend Over Boyfriend,* in dem es um Frauen geht, die sich Dildos umschnallen und in ihre Männer eindringen). Glauben Sie mir: Männer genießen Analverkehr viel mehr, als allgemein angenommen. Habe ich Recht, Jungs? Widersprecht bloß nicht, bevor ihr es nicht ausprobiert habt!

- Als ich in Provincetown wohnte (eine Gemeinde mit fließenden Geschlechtergrenzen), zog ich mich einmal wie ein Mann in Transvestiten-Outfit an und ging am Abend aus. Alle dachten, ich sei wirklich ein Mann, der als Frau gekleidet war! Tunte zu spielen machte großen Spaß – wenn Sie allerdings in einem konservativen Ort wohnen, würde ich Ihnen das höchstens an Halloween empfehlen.
- Ich lutschte an der Klitoris meiner Freundin, als sei sie ein Penis.
- Ich hatte Beziehungen mit transsexuellen Menschen, die sich schon immer dem anderen Geschlecht zugehörig fühlten, aber erst nach ihrer Geschlechtsumwandlung zu sexuellen Empfindungen fähig waren. Mein Videofilm *Linda/Les & Annie – The First Female to Male Transsexual Love Story* dokumentiert eine dieser Beziehungen. Er ist keine wissenschaftliche Abhandlung dieses Themas, sondern erzählt die Geschichte von zwei Menschen, die ihre Grenzen überschreiten, um sich zu lieben. Manchmal ist das alles, was dazu nötig ist.

Himmlisches Glück – heiliger Sex

Unsere runde Bambus-Liebeshütte und der benachbarte Whirlpool im Orchideengarten sind die idealen Orte, um die spirituellen Aspekte der Sexualität zu entdecken – vorausgesetzt, Sie haben überhaupt Interesse an »heiligem Sex«.

Ich war bereits über 30, als ich die spirituellen Aspekte von Sex entdeckte, obwohl ich Sex von jener Nacht an himmlisch fand, als ich meine Jungfräulichkeit verlor. Ich arbeitete als Journalistin für die Zeitschrift *Penthouse* und erhielt den Auftrag, von einem Tantra-Workshop zu berichten, der von einer wunderschönen Frau namens Jwala geleitet wurde. Das Einzige, was ich über dieses Thema wusste, war das, was ich über das uralte fernöstliche Liebeslehrbuch *Kamasutra* gehört hatte. Ich rechnete damit, dass ich den Workshop ziemlich lächerlich und albern finden würde, und war davon überzeugt, dass ich bereits fast alles über Sex wusste. Nach dem Wochenend-Workshop war mir allerdings bewusst, dass ich noch eine Menge dazulernen konnte. Ich konvertierte zum Tantrismus und zum »heiligem Sex« und war fest entschlossen, diese Art von Sex häufiger zu praktizieren.

Der Tantrismus entstand um 5000 vor Christus in Indien als Weg der Yogis zur Erleuchtung. Tantrische Liebhaber konzentrieren sich beim Sex darauf, Energie auszutauschen, zusammen zu atmen und sich sehr langsam und über einen langen Zeitraum zu lieben. Für sie ist Sex eine Form der Meditation, die ihre göttliche Kraft mobilisieren soll. Tantra kann die Liebeserfahrung vertiefen und dank der Gewichtung auf Sinnlichkeit und Schönheit die Seele bereichern.

Jwala und ich wurden enge Freundinnen und wohnten sogar zusammen. Sie hatte sich von einem Mädchen namens Kathleen, das aus einem nordkalifornischen Vorort stammte, zur Weltentdeckerin Jwala gewandelt, die das indische Pune als ihre wahre Heimat bezeichnete. Sie ist eine international anerkannte Lehrerin für Liebeskünste und Autorin des Buches

Sacred Sex, »heiliger Sex«. Ich lernte viel von Jwala und versuchte, mir so viel wie möglich über andere alte, Sex-positive und spirituelle Traditionen anzueignen. Ich studierte chinesische taoistische Sexpraktiken, wie sie von Maneewan und Mantak Chia unterrichtet werden. Ich bin auf der ekstatischen Welle des »Meeres-Tantra« geritten, das Kuitra Decosterd und Raphael in ihrem hawaiischen Paradies unterrichten. Von der Schweizerin Margo Anand erfuhr ich von ihrem »Himmelstanz-Tantra«. Anschließend nahm ich an alten, heidnischen Menstruationsblut-Ritualen mit bekannten Hexen teil, ließ mich von dem Medizinmann Harley Swiftdeer in indianischen Lehren und »Feueratem-Orgasmen« unterrichten und unterzog mich den »Initiationsriten des Genusses« unter der Leitung des englischen Psychotherapeuten Allen Lowen. Ich bekam von dem afroamerikanischen Lehrer Sunyata Saraswati eine Einführung in den »Kobra-Atemorgasmus«, studierte bei dem deutschen Sufismus-Meister Dieter Jarzombek mystische Sufismus-Liebestechniken und lernte viele andere wunderbare Dinge von einigen der weltbesten Sex-Lehrer.

Ich hatte schon immer geglaubt, dass Sex eine mächtige Kraft ist. Mehr über diese Traditionen zu erfahren gab mir einen anderen Kontext für meine Erfahrungen und stattete mich mit Werkzeugen und Techniken aus, die sich für mich als äußerst nützlich erwiesen haben. Einige davon werde ich Ihnen in folgenden Kapiteln vorstellen.

Haben auch Sie manchmal den Eindruck, dass Sex eine Art Meditation ist? Haben auch Sie hin und wieder das Bedürfnis, dabei Ihre Dankbarkeit auszudrücken? Fühlen Sie sich beim Sex manchmal, als wäre Ihr Selbst dabei mit allem und jedem im Universum verbunden? Wenn Sie zu den Menschen gehören, die Sex am liebsten so lange wie möglich ausdehnen und es dabei genießen, sich in einer Art Trance zu befinden, dann ist das ein Teil Ihrer sexuellen Identität.

Hier einige Beispiele, welche Erfahrungen ich im Lauf der Jahre mit spirituellem Sex gemacht habe:

- Ich habe Momente der Ekstase erlebt, in denen ich mir wie in einem Traum vorkam. Es gab weder eine Vergangenheit noch eine Zukunft, nur die Gegenwart. Die australischen Aborigines nennen das »Traumzeit«.
- Auf Jamaika hatte ich mit meinem damaligen Verlobten Joseph Kramer Sex während eines Sturms. Wir spürten beide, wie die sexuelle Kraft der Erde unsere Körper durchströmte.
- Für den Jahrestag meiner jetzigen Beziehung plante ich eine ganz besondere Liebeszeremonie. Ich brauchte den ganzen Tag für die Vorbereitungen: Ich putzte, ging Einkaufen, schminkte mich, mixte exotische Cocktails etc. Die Zeit zwischen 17.00 Uhr und Mitternacht verbrachten wir ohne Unterbrechung im Schlafzimmer. Wir liebten uns auf unterschiedliche Art und Weise, ohne uns zu beeilen, und sprachen uns anschließend gegenseitig unsere Dankbarkeit aus. Wir widmeten unsere Liebeszeremonie einem weiteren wunderbaren gemeinsamen Jahr.
- Als ich eines Tages im Bett lag, masturbierte und dabei

> zum Fenster hinaussah, bemerkte ich eine besonders schöne, weiße und bauschige Wolke. Ich stellte mir vor, mit dieser Wolke Sex zu haben. Kurz vor dem Orgasmus, tauchte aus dem Nichts ein Heißluftballon auf und schwebte in die Wolke hinein. Das rührte mich zu Tränen.

Wenn Sie Interesse daran haben, mehr über »heilige Sexualität« zu erfahren, aber viele der Bücher, DVDs und Workshops zu diesem Thema darüber zu »esoterisch« finden, sollten Sie sich Barbara Carrellas Buch *Urban Tantra* ansehen, zu dem die Autorin auch ein Seminar anbietet. Sie lehrt »heiligen Sex« mit Humor auf moderne Weise, und es ist ein Vergnügen, ihr Buch zu lesen.

Gefallen Ihnen erotische Machtspiele? Genießen Sie es, dominant oder unterwürfig zu sein? Können Sie zwischen diesen Rollen hin und her wechseln?

Die Begriffe »oben« und »unten« bezeichnen im Schlafzimmer nicht nur Stellungsvarianten. Manche Sexualwissenschaftler und Sexualpädagogen sind der Meinung, dass es beim Sex immer um Macht geht – zum Beispiel dann, wenn einer der Partner sich der Kraft oder dem Verlangen des anderen hingibt. Es gibt zahlreiche Möglichkeiten, diese Dynamik zu entdecken; einige davon sind subtil, andere weniger. Sie können sich aussuchen, ob Sie »oben« sein möchten – die aggressive und dominante Person – oder lieber »unten« – die defensive und unterwürfige Person. Sie können aber auch zwischen diesen Rollen wechseln, je nach Laune, Partner und Mondphase.

Manche Frauen empfinden sexuelle Machtspiele als Bedrohung, weil sie Erinnerungen an Situationen wecken können, in denen sie sich hilflos gefühlt haben. Allerdings ist es durchaus möglich, Machtspiele sexuell erregend zu finden, obwohl man Angst davor hat und sich anschließend für seine Gefühle schämt. Wenn Sie mit erotischer Macht experimentieren möchten, ist es wichtig, dass Sie sich selbst diese Erlebnisse gestatten und sich anschließend nicht deswegen die Haare raufen. Wenn Sie merken, dass Sie Ihre Schuldgefühle nicht überwinden können, werden Sie durch Machtspiele unter Umständen in einen zu großen Gewissenskonflikt geraten. Andererseits könnten sie Ihnen auch zu ungeahnten Kräften verhelfen und zu Ihrer persönlichen Entfaltung beitragen.

Wenn Sie mit Machtspielen experimentieren, sollte zwischen Ihnen und Ihrem Partner oder Ihrer Partnerin absolutes Vertrauen herrschen. Vielleicht werden Sie davor, währenddessen und danach einige Gespräche führen müssen. Manche Verfechter von Machtspielen behaupten sogar, sie würden die Kommunikation zwischen den Partnern im Allgemeinen verbessern. Sie müssen sich nur sicher sein, dass Ihr Partner oder Ihre Partnerin nichts tun wird, das Sie ihm oder ihr nicht ausdrücklich erlaubt haben, und dass er oder sie das, was Sie im Bett erleben, nicht auf andere Aspekte Ihrer Beziehung übertragen wird. Wenn Sie Ihrem Partner oder Ihrer Partnerin zum Beispiel auf dem Gipfel der sexuellen Erregung sagen, dass Sie alles tun würden, was er oder sie von Ihnen verlangt, muss klar sein, dass dies nur in diesem sexuellen Moment gilt und er/sie nicht auf Dauer als Sklavin oder Sklave behandelt werden möchten.

Machtspiele können die verschiedensten Formen annehmen. Sie können einfach, unschuldig und amüsant sein. Sie können äußerst geradlinig sein, indem der dominante Partner den Ton angibt und der unterwürfige Partner gehorcht; sie können auf stereotypen Rollenverteilungen wie zum Beispiel Sekretärin/Chef, Krankenschwester/Arzt oder Schülerin/Lehrer basieren; sie können aber auch so weit gehen, dass sie sinnliches Schlagen oder Auspeitschen beinhalten. Wenn Sie Interesse an dieser Art von erotischen Spielen haben, empfehle ich Ihnen, eines der vielen hervorragenden Bücher zu diesem Thema zu lesen. (Siehe Quellenverzeichnis.)

Hier einige Beispiele, wie ich es im Lauf der Jahre genossen habe, dominant zu sein:

- Ich verabreichte meinem Liebhaber um Punkt Mitternacht an seinem Geburtstag eine äußerst erotische Tracht Prügel mit einem Tischtennisschläger.
- Ich setzte mich beim Geschlechtsverkehr auf meinen Liebhaber und verpasste ihm in Vampir-Manier einen riesigen Knutschfleck.
- Ich kaufte mir in einem Second-Hand-Laden eine Krankenschwesterntracht, die ich stark kürzte. Dann ging ich in die Apotheke und kaufte ein Klistier. Als mein Liebhaber am Abend vor dem Fernseher saß, zog ich die Uniform an, ging zu ihm, schaltete den Fernse-

her aus und befahl ihm: »Dreh dich um, es ist Zeit für deine Darmspülung!« Zuerst mussten wir sehr lachen, aber dann hatten wir viel Spaß beim Sex.

- Jemand schenkte mir eine wunderschöne, schwarze Lederaugenbinde, die auf der Innenseite mit Fell gefüttert war. Manchmal zog ich meiner Liebhaberin diese Augenbinde an, befahl ihr, sich hinzulegen, und hielt ihr die Arme hinter dem Rücken fest. Sie ergab sich mir und konnte nur erahnen, wo ich sie als Nächstes küssen und anknabbern würde.

Hier einige Beispiele, wie ich es im Lauf der Jahre genossen habe, unterwürfig zu sein:

- Als ich mit 18 Jahren den Erotik-Klassiker *Die Geschichte der O* las, stellte ich mir vor, ich sei die Hauptfigur und jemandes willige Sexsklavin. Das war jahrelang eine meiner heißesten Fantasien beim Masturbieren.
- Wenn mich mein Liebhaber manchmal ziemlich fest in die Brustwarzen biss, gab ich mich hin und genoss es.
- Einmal fesselte mich mein Liebhaber an den Esstisch, nahm sich einen Stuhl und verzehrte mich zum Abendessen.
- Als ich einmal einen besonders heißen Liebhaber oral befriedigte, hielt er mein Haar fest in den Fäusten und zog meinen Kopf vor und zurück. Ich folgte einfach seinen Bewegungen. Das war sehr erregend für mich, und er fand es ebenfalls erregend.

Nun einige Beispiele, wie ich es genossen habe, zwischen den beiden Rollen zu wechseln:

- Ich ergab mich meinem Liebhaber bedingungslos. Nachdem er mit mir gemacht hatte, was er wollte, drehte ich den Spieß um und machte mit ihm, was ich wollte. Dabei entdeckte ich, dass es besonders reizvoll ist, nahtlos von einer Rolle in die andere überzuwechseln.
- Ich tue so, als würde ich ringen. Ringen ist ein hervorragendes Vorspiel. Manchmal gewinne ich, und manchmal erlaube ich mir, zu verlieren.
- Ich saß dominant auf dem Gesicht meines Liebhabers, dann drehte ich mich um und ließ los, um mich der Macht seiner Zunge zu ergeben.

Haben Sie einen Fetisch oder mehrere? Oder keinen?

Fetische haben einen schlechten Ruf, weil sie manchmal zu kriminellem Handeln führen, wenn beispielsweise ein Schuhfetischist Damenschuhe klaut oder ein Unterwäschefetischist Damenunterwäsche von der Leine mitgehen lässt. Fetische können auch Probleme verursachen, wenn sie mit der Beziehung oder dem Alltagsleben in Konflikt geraten. Solange das Spiel mit einem Fetisch jedoch in beiderseitigem Einverständnis stattfindet, keiner der Beteiligten ausgebeutet wird und alles sicher und legal abläuft, gibt es nichts daran auszusetzen. Im Lauf der Jahre habe ich viele Menschen mit vielen interessanten Fetischen kennen gelernt, vor allem in den eineinhalb Jahren, in denen ich als Domina arbeitete. Meiner Erfahrung nach können Fetische eine gute, saubere und gesunde Möglichkeit sein, erotischen Spaß zu erleben.

Laut Definition ist ein »Fetischist« ein Mensch, der einen übermächtigen Fetisch hat, was bedeutet, dass ihn nur ein bestimmter Gegenstand (z. B. Lederhandschuhe) oder ein bestimmter Körperteil (z. B. Füße) erregt und nichts anderes. Trotzdem wird der Begriff »Fetisch« oft freier gebraucht, um das zu benennen, was einen antörnt. Ich schlage deshalb vor, zwischen einem »milden Fetisch« und einem »echten Fetisch« zu differenzieren. Ich habe es sehr genossen, die Fetische anderer Menschen (sowohl »milde« als auch »echte«) mit ihnen gemeinsam zu erforschen und einige meiner eigenen Fetische zu entdecken – die vom Tragen schwarzer Feinstrumpfhosen über das Experimentieren mit Fesseln bis hin zum Piercen meiner Schamlippen (wo ich einen goldenen Ring trage) reichen.

Sind Sie eine Hintern-Frau oder eine Waschbrettbauch-Frau? Sind Sie ein Brüste-Mann oder ein Beine-Mann? Haben Sie ein Faible für Sportler, Bauarbeiter oder Frauen oder Männer in Uniform? Ein Fetisch kann sich auf eine bestimmte Ethnie, auf Amputierte, auf Cowboys oder auf den Bizeps eines Bodybuilders beziehen. Ist es Ihr Fetisch, sexy Schuhe oder Strümpfe mit Naht anzuziehen? Solche Vorlieben sind ebenfalls Teil Ihrer sexuellen Identität.

Manch einer ist der Meinung, es sei eine Form von Unterdrückung, einen Fetisch für Menschen, Körperteile, Nationalitäten oder Hautfarben zu haben. (Fast alles und jeder kann ein Fetisch sein!) Solange dabei Wertschätzung und Respekt gewahrt werden und höflich miteinander umgegangen wird, sollten Fetische kein Problem darstellen.

Wenn Sie einen Fetisch haben, heißt das nicht, dass Sie »anormal« oder »pervers« sind – es sei denn, Sie möchten so bezeichnet werden. Vergessen Sie nicht, dass Oral- als auch Analverkehr heute für viele Menschen eine absolute Selbstverständlichkeit sind, obwohl diese Arten von Sex einst als anormal betrachtet wurden. Ein wunderbares Buch über Fetische ist *Deviant Desires* von Katharine Gates.

Bizarre Marotten

Hier einige Beispiele, wie ich im Lauf der Jahre Fetische genossen habe:

- Ich hatte einen Partner, der es äußerst erregend fand, wenn Frauen Schuhe mit hohen Absätzen trugen. Also trug ich oft welche, sowohl im Bett als auch sonst. Da es mich erregte zu wissen, dass er es sexy fand, ging ich dabei im wahrsten Sinne des Wortes ab.
- Meine Freundin Antoinette entwarf und produzierte Fetischkleidung und -unterwäsche aus Latex. Als ich mit meiner besten Freundin Veronica Vera eine Party veranstaltete, steckten wir alle in Latexkleidung von Antoinette. Latex sieht unglaublich sexy aus und fühlt sich an wie eine zweite Haut. Man schwitzt darin und hat das Gefühl, wieder im Mutterleib zu sein.
- Ich habe einen gut aussehenden Mann kennen gelernt,

der einen extremen Fußfetisch hatte. Er war von Beruf Fußpfleger, erzählte aber nur wenigen Kunden (zu denen angeblich viele große Stars wie zum Beispiel Brooke Shields gehörten) von seinem Fetisch. Er bot mir eine professionelle Pediküre an (die beste, die ich jemals bekommen habe), wenn er mir dafür seine bevorzugte bizarre Pediküre geben dürfe, die er »chinesische Pediküre« nannte. Dazu steckte er mir vier Stäbchen zwischen die Zehen und band diese mit einer Schnurr zusammen. Dann zog er an der Schnur, um meine Zehen mit den Stäbchen zusammenzudrücken, und schlug mir mit einer Haarbürste gegen die Fußsohlen. Das war weniger schmerzhaft, als es klingt, vor allem deshalb, weil ich währenddessen meinen guten alten Vibrator fest an meine Klitoris presste. Das war ein bizarres Erlebnis, machte aber Spaß und war sehr sexy. Ich gebe zu, dass ich dabei sehr in Erregung geriet, aber der Fußpfleger hatte überhaupt kein Interesse an jeglicher Art von Sex oberhalb der Fußknöchel.

Haben Sie Interesse an BDSM?

BDSM steht für »Bondage«, »Disziplin«, »Sadismus« und »Masochismus«. Manche Menschen interpretieren BDSM bloß als Sex, der Schmerzen beinhaltet. Aber kann etwas, das sich gut anfühlt, tatsächlich »schmerzhaft« sein? Schließlich sprechen wir hier nicht von einem Zahnarztbesuch. Vielleicht ist es besser, BDSM als eine sehr intensive Form der Berührung zu betrachten, die alles von »in die Brustwarzen kneifen« über »in den Hals beißen«, »den Hintern versohlen«, »den Rücken zerkratzen« bis »Auspeitschen« umfassen kann.

Diese Aktivitäten sind für manche Menschen extrem erregend, weil dabei vermehrt Endorphine ausgeschüttet werden. BDSM kann Trance-ähnliche Zustände hervorrufen, die helfen, sich zu entspannen und der alltäglichen Realität zu entfliehen. BDSM ist eine Möglichkeit, sich selbst auszudrücken und sich selbst auszunutzen. Mein Freund Jim Ward, der einen großen Teil zur Popularität von Piercing beigetragen hat, bezeichnet BDSM als ein »Cowboy-und-Indianer-Spiel für Erwachsene«. Ein Spiel für Erwachsene, dessen Wurzeln irgendwo in der Kindheit liegen. Manche Menschen wurden sozusagen darauf programmiert, ein tiefes Verlangen nach BDSM zu verspüren.

SM ist dann gefährlich, wenn es nicht in beiderseitigem Einverständnis stattfindet und einer der Beteiligten ausgenutzt wird oder Entführung, Vergewaltigung oder Folter beinhaltet. Da in den Nachrichten täglich von solchen Verbrechen berichtet wird, hat bizarrer Sex ein alptraumhaftes und kriminelles Image. Die Presse lebt von Sensationen wie sexueller Ausbeutung, und in den Schlagzeilen wird SM stets als gefährlich und schlecht dargestellt. Um diese Absurdität besser zu verstehen, könnte man den Vergleich zu einer Ehe ziehen, die liebevoll beginnt und in Missbrauch endet. Ebenso wenig wie eine Ehe zwangsläufig zu Missbrauch führt, muss SM notwendigerweise kriminelles Handeln nach sich ziehen.

In der Psychiatrie und Psychologie wird SM oft als Dysfunktion betrachtet, als etwas, das man eliminieren würde, wenn man könnte. Bei einer wissenschaftlichen Umfrage aus dem Jahr 1990 gaben 25 Prozent der Befragten an, der einen oder anderen SM-Aktivität zu frönen. Diese Zahl ist seitdem mit Sicherheit gestiegen, da es immer mehr und immer größere Gemeinschaften von Fetisch-Anhängern gibt. Nach meiner Erfahrung als Sex-Profi spielen selbst Menschen mit den skandalösesten bizarren Neigungen nur ein harmloses Spiel. Fast jeder hat Spaß an bizarrem Sex. Ich sage es noch einmal: Solange es ungefährlich ist, in beiderseitigem Einverständnis geschieht und niemand ausgenutzt wird, gibt es an dieser Art von Sexspiel nichts auszusetzen. Wenn die Aktivitäten dem Zweck dienen, Freude zu schenken und zu erleben, und wenn sie spielerisch und mit Liebe ausgeführt werden, können sie äußerst intim, bewegend, heilsam und schön sein. Sogar Demütigung kann erhebend sein – zum Beispiel, wenn Ihr Liebhaber oder Ihre Liebhaberin Ihnen sagt, dass Sie »versaut« oder »unartig« waren. Was zählt, sind die Absichten.

Wohin führt der Weg?

Wir haben Ihre sexuelle Persönlichkeit ausgearbeitet und uns mögliche sexuelle Identitäten und Optionen angesehen. Vielleicht schütteln Sie den Kopf, nachdem Sie all das gelesen haben, und denken sich: »Ich habe keine bizarren Sehnsüchte oder Fetische, ich möchte mein Geschlecht nicht ändern, und ich habe kein Interesse daran, tantrischen Sex zu entdecken.« Oder aber, Sie kennen all das bereits und haben es schon ausprobiert. Vielleicht denken Sie sich: »Ich bin vollkommen zufrieden damit, normalen, altmodischen Blümchensex zu haben.« Schätzen Sie sich glücklich, falls das auf Sie zutrifft. Je umfangreicher unsere Kultur sexuell »befreit« wird, desto größerer Druck wird auf uns ausgeübt, mit dem Strom zu schwimmen. Bitte verstehen Sie nichts von dem, was ich hier geschrieben habe, als Aufforderung, etwas auszuprobieren oder zun tun. Wir haben uns lediglich Möglichkeiten angesehen.

Sie haben das Recht, Ihre Meinung jederzeit zu ändern, wenn Ihnen danach ist. Sie sind nie eingesperrt. Sagen Sie niemals »nie«, sonst müssen Sie vielleicht eines Tages einen Besen ... oder Ihren Latex-Strumpfhalter fressen.

Vielleicht sind Sie ängstlich und halten lieber an der Vergangenheit fest. Oder Sie haben erkannt, dass Sie Ihre gegenwärtige Situation anderen Möglichkeiten gegenüber vorziehen. Möglicherweise ist Ihnen aber auch bewusst geworden, dass die Zeit reif ist, um etwas Neues auszuprobieren. Machen Sie sich keine Sorgen, wenn Sie bei der Vorstellung, Ihre sexuelle(n) Identität(en) zu ändern, Schmetterlinge im Bauch spüren! Sie sind flexibel und wachsen auf dem Weg in ein neues Abenteuer. Unter Umständen werden Sie dem Teil Ihres Selbst, den Sie loslassen, nachtrauern, bevor Sie ein neuer Mensch werden können. Schließlich hat Ihnen Ihr altes Selbst eine Zeit lang gute Dienste erwiesen.

Vielleicht sind Sie Feuer und Flamme, sofort etwas Neues auszuprobieren oder bislang versteckte Seiten an Ihnen zu entdecken. Wenn dem so ist, nur Mut! Sie werden aller Wahrscheinlichkeit nach feststellen, dass es sich lohnt, persönlich zu wachsen. Wie meine Freundin, die Sexualpädagogin Felice

Newman, in ihrem hervorragenden Buch *Sie liebt sie* so eloquent schreibt: »Sobald man einmal gespürt hat, wie erhebend es ist, sich selbst auszudrücken, gewinnt man Energie und Enthusiasmus. Wenn wir persönliche Entscheidungen auf der Basis von Selbsterkenntnis und Selbstliebe treffen, und nicht auf der Basis von Schuldgefühlen oder Befangenheit, sind wir zufriedener.«

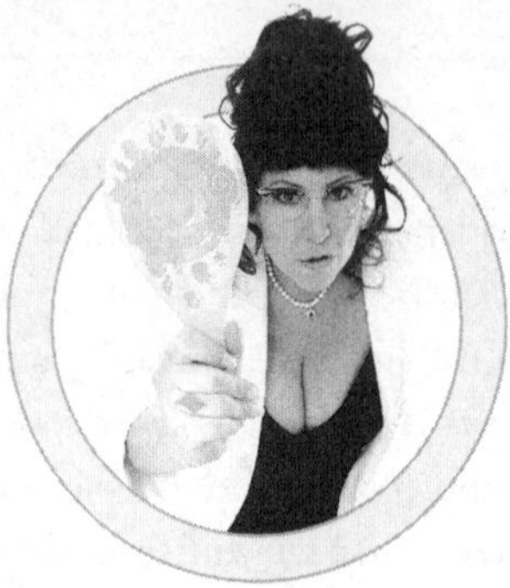

3. Schritt: Gehen Sie auf Konfrontationskurs mit Ihren Spaßverderbern

»It's my sex-party and I'll cry if I want to.«

Ich würde Sie gerne zum Tee auf meine Terrasse einladen. Hier draußen ist es schön ruhig – der ideale Ort für ein vertrauliches Gespräch. Der Zeitpunkt ist gekommen, an dem ich Sie vor unwillkommenen Gästen warnen sollte, die auftauchen und versuchen könnten, Sie von Ihrem Sexualleben-Reformprogramm abzulenken. Ganz egal, wie gut man etwas plant oder wie weit man reist, es gibt fast immer jemanden, der einem den Spaß verderben will. Also lassen Sie uns gemeinsam einen Blick auf einige dieser Spaßverderber werfen und sie bloßstellen.

Die Spaßverderber-Parade

Stellen Sie sich vor, Sie haben akribische Pläne für einen tollen erotischen Abend mit Ihrem Liebhaber oder Ihrer Liebhaberin geschmiedet. Sie sind voller Vorfreude. Endlich kann die Party losgehen, aber … oje!

Sie stellen plötzlich fest, dass Sie irgendwie neben sich stehen. Welcher der folgenden Spaßverderber flüstert Ihnen ins Ohr? Machen Sie ein Häkchen neben jedem, der Ihnen bekannt vorkommt.

Wenn Sie ein Mann sind, werden Sie wahrscheinlich ebenfalls mit vielen dieser typisch weiblichen Spaßverderber vertraut sein. Ändern sie einfach die weiblichen Namen in männliche. Vor allem aber sollten Sie diese Gelegenheit nutzen, um in Zukunft besser zu verstehen, mit welchen Schwierigkeiten Frauen konfrontiert sind. Dieser Teil Ihres Reformprogramms kann Ihnen dabei helfen, einfühlsamer und verständnisvoller zu werden, und das wird ganz bestimmt einen besseren Liebhaber aus Ihnen machen. Außerdem werde ich Ihnen einige Tipps geben, wie Sie Ihre Partnerin unterstützen können.

Selbsthasser-Sally: Sie denkt: »Ich bin nicht gut genug. Ich mache alles falsch. Ich habe es nicht verdient.« Sie ist oft sehr hart zu sich. Unter Umständen ist sie schüchtern, unsicher und ängstlich. Sie fühlt sich sexuell unzulänglich.

Die Sex-negative Nancy: Sie hält Sex für animalisch, unzivilisiert, schmutzig und widerwärtig. Aufgrund ihrer negativen sexuellen Überzeugungen bereitet es ihr Probleme, ihre sinnliche Seite und ihr animalisches Wesen zu akzeptieren. Sie fühlt sich unwohl, wenn sie ihren Begierden nachgibt.

Die sündige Sarah: Sie sieht sich selbst gerne als »Heilige«. Wenn sie »unreine« Gedanken hat – und davon hat sie viele – oder »unkeusche« Dinge tut, fühlt sie sich schuldig und denkt, sie sei zu ewiger Verdammnis verurteilt. Ganz egal, was sie tut, sie ist ein böses, böses, böses Mädchen.

Die germophobe Gerry: Sie fürchtet sich vor sämtlichen Krankheiten und Infektionen, die sie sich einfangen oder weitergeben könnte. Sie kann sich sexuell nicht gehen lassen, weil sie Angst hat, dass sie die Kontrolle verlieren und ihrer Gesundheit schaden könnte. Anstatt Safer Sex zu lernen und die Verantwortung für sich und ihre Liebhaber zu übernehmen, geht sie Sex einfach aus dem Weg.

Die Libido-lose Lulu: Sie mag Sex, hat aber selten welchen. Sie wartet, bis sie in der richtigen Stimmung dazu ist, anstatt die Sache einfach anzupacken. Aber sie ist nur selten in der richtigen Stimmung. Sie findet Sex zu umständlich. Sie hat nicht genug Elan. Sie hat ihren Schwung verloren.

Frau Unschuldsengel: Obwohl sie erwachsen ist, versucht sie noch immer, es ihren Eltern, Freunden, Bekannten und Nachbarn recht zu machen. Sie macht sich Gedanken darüber, was andere von ihr halten, und hat schreckliche Angst vor Klatsch und Tratsch. »Sollte« ist ihr Lieblingswort.

Opfer-Olga: Da sie einige schmerzhafte Erfahrungen in Sachen Sex gemacht hat, ist sie der Meinung, sie sei nicht in der Lage, jemals ein gutes Sexualleben zu haben. Die post-traumatische Stressphase hat sie bereits hinter sich, aber sie fühlt sich beim Sex noch immer äußerst unwohl. Sie hat jede Hoffnung aufgegeben.

Die paranoide Polly: Sie hat Angst, dass etwas Schreckliches passieren wird, wenn sie ihre Sexualität erkundet und auslebt. Sie wird vergewaltigt werden, sie wird ihren Job verlieren, ihr Leben wird aus den Fugen geraten oder sich drastisch verändern. Sex ist ihrer Ansicht nach einfach zu gefährlich. Sie hat wenig Vertrauen in sich und in andere.

Die kontrollierte Conny: Sie glaubt, jegliche Kontrolle zu verlieren, wenn sie ihren Begierden nachgibt. Hingabe und Leidenschaft bereiten ihr Unbehagen. Sie muss die sexuelle Situation stets unter Kontrolle haben. Sie hat Probleme, eine Beziehung einzugehen, Liebe zu empfangen und Freude zu verspüren.

Die furchtsame Frieda: Sie fürchtet sich vor ihrer eigenen sexuellen Macht und vor ihren wahren Sehnsüchten. Außerdem hat sie Angst davor, dass andere Menschen sie verurteilen, es ihr übel nehmen oder ihr die Freundschaft kündigen könnten, wenn sie ein wunderbares Sexualleben hätte. Ihr Leben könnte sich drastisch verändern. Wenn sie die sinnliche, erotische Frau werden würde, die sie tief in ihrem Inneren ist, würden andere sie stärker zur Kenntnis nehmen und sich von ihr angezogen fühlen, und damit könnte sie nicht umgehen.

Herzschmerz-Hanna: Sie hat Angst davor, dass ihr das Herz gebrochen wird ... wieder. Deshalb meidet sie Intimität. Sie kann unmöglich noch einmal Liebeskummer ertragen. Sie fühlt sich schwach, verletzlich, niedergeschlagen und nicht liebenswert.

Die vergleichende Veronica: Sie vergleicht ihr Aussehen ständig mit dem anderer Frauen in Zeitschriften, im Fernsehen und in Filmen. Sie hasst fast alles an ihrem Körper. Jedes überflüssige Gramm und jede neue Falte ist für sie ein Grund, sich zu schämen. Sie schämt sich, ihren Körper, den sie für unvollkommen hält, von irgendjemandem berühren zu lassen. Sie hält sich für unattraktiv.

Die kritische Christina: Sie ist anderen gegenüber äußerst kritisch. Niemand ist gut genug für sie, niemand kann es ihr recht machen und niemand kann sie zufrieden stellen. Sie hat extrem hohe Ansprüche, denen fast nie genügt wird. Von ihrem Sexualleben ist sie gelangweilt und/oder enttäuscht.

Die gestresste Gertrud: Sie sitzt in jedem Ausschuss, macht alles ehrenamtlich und kümmert sich um andere Menschen und vielleicht auch noch um ihre Kinder. Sie hat weder Zeit noch Energie für Sex übrig. Sie muss Dutzende von E-Mails beantworten, Einkaufen gehen und sofort mit ihrem neuen Projekt beginnen. Sie selbst und ihre Bedürfnisse stehen bei ihr an letzter Stelle.

Die chronische Carla: Pilzinfektionen, bakterielle Vaginosis, Unterleibsschmerzen, Vulvodynie, Vaginitis ... die Liste ist endlos. Sie leidet an dieser oder jener chronischen Erkrankung, deshalb hat sie nicht besonders gerne Sex. Sie fühlt sich anormal und angeschlagen.

Und, wie viele von diesen Spaßverderbern haben Sie angekreuzt? Ich würde sogar so weit gehen zu behaupten, dass jeder Mensch ein wenig von allen in sich hat. Einige haben vielleicht auch mit folgenden Burschen zu kämpfen: Schnellschuss-Sam, Kurt Kurz, Macho-Mark, Angst-zu-versagen-Andy und Endspurt-Egon.

Als ich an einem einwöchigen Kongress von Sexualpädagogen und -therapeuten teilnahm, war ich überrascht, auch dort einige Spaßverderber in Lauerstellung zu entdecken. Wenn Sie in Ihrem Sexualleben auf die eine oder andere Hürde stoßen, ist das also völlig normal – das passiert auch professionellen »Spaßverderber-Knackern«. Manchmal sind Spaßverderber eben schwer abzuschütteln.

Woher kommen all die Spaßverderber?

Werfen wir doch einmal einen Blick darauf, was die American Psychiatric Association unter sexuellen Problemen versteht. Sie nennt sie »Störungen« und teilt sie in vier Kategorien auf: »sexuelle Verlangensstörungen«, »sexuelle Erregungsstörungen«, »Orgasmusstörungen« und »sexuelle Schmerzstörungen«. Die Probleme von Männern und Frauen werden dabei in einen Topf geworfen, als wären ihre Hürden dieselben. Was Sex betrifft, sind sie es vielleicht auch manchmal, aber ganz bestimmt nicht immer. Ich kenne keinen Mann, der Angst hat, schwanger zu werden, oder an einer chronischen vaginalen Pilzinfektion leidet.

Die Sexualwissenschaftlerinnen Ellyn Kaschak und Leonore Tiefer leisten fantastische Pionierarbeit bei der Erforschung sexueller Probleme von Frauen aus einem viel weiteren, feministischen Blickwinkel. Zusammen mit einigen anderen Sexualwissenschaftlern haben Kaschak und Tiefer ein neues Klassifikationssystem für die sexuellen Probleme von Frauen entwickelt. Damit können unsere Spaßverderber bis zu ihren vier Ursprüngen zurückverfolgt werden, die ich hier etwas vereinfacht darstelle:

1. Soziokulturelle, politische oder ökonomische Faktoren, wie beispielsweise der Mangel an Informationen über sexuelle Traumata, häusliche Gewalt oder biologische Fakten; unzureichende Aufklärung und Versorgung mit Verhütungsmitteln; schlechte Vorsorge und Behandlung von Geschlechtskrankheiten.

2. Sexuelle Probleme im Zusammenhang mit dem Partner und der Partnerschaft, hervorgerufen durch Untreue, Furcht, Unwissenheit oder Abneigung und schlechte Kommunikation. Schamgefühle aufgrund der eigenen sexuellen Orientierung oder Identität oder aufgrund sexueller Fantasien und Wünsche. Fehlendes Interesse, Müdigkeit oder Zeitmangel aufgrund familiärer oder beruflicher Verpflichtungen.

3. Psychologische Faktoren, wie etwa ungelöste Probleme, Bindungsangst sowie Angst vor Ablehnung oder emotionalem Missbrauch. Sexuelle Hemmungen aufgrund von Depressionen oder Ängsten. Sexuelle Hemmungen aus Angst vor sexuellen Handlungen oder de-

ren möglichen Folgen, wie beispielsweise Schwangerschaft, Partner- oder Imageverlust.

4. Medizinische Faktoren, wie zum Beispiel Nebenwirkungen von Medikamenten, Schwangerschaft, Geschlechtskrankheiten oder neurovaskuläre Probleme.

Was hält Sie von dem ekstatischen, prickelnden und freudvollen Leben ab, das Sie sich wünschen und verdient haben? Einige Bedenken bestehen aus gutem Grund, weil sie uns vor Gefahren schützen. Andere Bedenken sind ungerechtfertigt, können aber trotzdem absolut lähmend wirken. Lassen Sie uns herausfinden, welche Bedenken begründet sind und welche unbegründet, und nach Lösungen suchen, wie wir die Spaßverderber davon abhalten können, uns die Party zu vermiesen.

Elternhaus, Religion und Schule

Denken Sie darüber nach, woher Ihre Vorstellung von Sex kommt. Ist sie von unserer Kultur bestimmt? Ist Ihnen irgendetwas Schreckliches widerfahren? Hat Ihnen jemand gesagt, dass bestimmte Arten von Sex schlecht seien? Haben Sie Fernsehsendungen oder Filme gesehen, in denen angedeutet wurde, Sex sei schlecht? Haben Sie etwas getan, wofür Sie sich schämen? Oder wurde Ihnen bei Ihrer Erziehung vermittelt, dass Sex schön, angenehm und ein großartiges Geschenk sei? Wurden Sie ausgelacht, weil Sie in jemanden verliebt waren oder Dinge tun wollten, von denen andere glaubten, dass sie nicht zu Ihrer geschlechtsspezifischen Rolle passen würden?

Woher wir kommen und was wir erlebt haben, hat unsere sexuelle Persönlichkeit geprägt. Damit Ihre Sexualleben-Reform tatsächlich Früchte trägt, ist es *unbedingt* erforderlich, ein paar alte Ideen auszugraben.

Die meisten von uns haben eine erste Vorstellung von Sex bekommen, indem sie ihre Eltern beobachtet haben. Waren Ihre Eltern verklemmt, was Sex, den Körper und Körperfunktionen betrifft? Haben sie Ihnen die Botschaft übermittelt, dass Sex etwas Gefährliches, Schmutziges oder Schlechtes sei? Vielleicht fühlten sie sich bei diesem Thema so unwohl, dass sie Ihnen dieselbe Sexualerziehung zuteil werden ließen, die sie selbst als Kinder erhielten – sprich, gar keine. Bekamen Sie einen Klaps auf die Finger, wenn Sie Ihre Genitalien berührten, während Ihnen die Windeln gewechselt wurden? Wurden Sie bestraft, wenn Sie Doktorspiele machten oder am Abend zu lange mit einem Jungen fort waren? Inzwischen sind Sie ein großes Mädchen, und es wird Zeit, dass Sie sich für Ihr Sexualleben stark machen.

Falls Sie das Bedürfnis verspüren, schreiben Sie Ihren Eltern einen Brief und setzen Sie sie darüber in Kenntnis, dass Sie ein tolles Sexualleben haben werden. Keine Sorge, Sie brauchen ihn nicht abzuschicken. Schreiben Sie sich einfach alle Ihre Gefühle von der Seele! Bedanken Sie sich bei Ihren Eltern, dass sie Sie beschützt haben, aber lassen Sie sie wissen, dass Sie inzwischen erwachsen sind und beabsichtigen, erwachsenen Sex zu genießen – und zwar auf Ihre Weise. Nehmen Sie sich so viel Zeit, wie Sie brauchen. Um die Wirkung zu verstärken, können Sie den Brief laut lesen, als würden Sie ihn Ihren Eltern vorlesen. Das kann wirklich helfen.

Auch Religion kann einen Einfluss auf Ihre Einstellung gegenüber Sex haben. Wenn die Religion Sie zum Beispiel gelehrt hat, dass Masturbation eine Sünde ist, Sie sich aber trotzdem häufig selbst befriedigen und sich deshalb schrecklich schuldig fühlen, werden Sie vielleicht herausfinden wollen, was das Richtige für Sie ist. Sie können sich entweder entscheiden, Ihrer Religion zu folgen und nicht zu masturbieren, oder zu masturbieren und sich schrecklich schuldig zu fühlen (Schuldgefühle sind dann hoffentlich etwas, das Sie erregt), oder aber dafür, sich Ihrer Religion zu widersetzen und ohne Schuldgefühle zu masturbieren. Wichtig ist, dass Sie sich Ihres Rechts bewusst sind, sich für das zu entscheiden, was richtig für Sie ist, und mit Ihrer Wahl zufrieden sind.

Religion und Sex müssen nicht unbedingt schlechte Bettgefährten sein. Nicht ohne Grund rufen so viele Menschen beim Sex »Oh Gott« aus. Sowohl Religion als auch toller Sex können uns unserer Seele näher bringen, unseren Sinn für Wunder schärfen und unser Bewusstsein für die Geschenke des Lebens sensibilisieren. Sexualität kann man durchaus als spirituelles Geschenk betrachten, das einem hilft, mit den Schwierigkeiten im Leben zurechtzukommen. Einige Glaubensrichtungen fördern sexuelle Schuldgefühle und setzen Richtlinien, an die sich viele Menschen unmöglich halten können. Vielleicht passt die Religion, mit der Sie aufgewachsen sind, nicht mehr zu der Person, die Sie heute sind, wie Sie heute empfinden und woran Sie heute glauben. Verzweifeln Sie nicht – es gibt eine Menge anderer wunderbarer Religionen, unter denen Sie auswählen können.

Die Lady ist ein Flittchen

Auch in der Schule wird uns früh ein Eindruck von Sex vermittelt. Vielleicht hat man Ihnen eingeschärft, dass es eine schreckliche Sache ist, als »Schlampe« abgestempelt zu werden. Viele Mädchen leiden sehr unter dieser Norm, obwohl sie sexuell nicht aktiver sind als Gleichaltrige. Ironischerweise leiden Mädchen, die nicht in dieser Weise abgestempelt werden, auch darunter, dass sie sich einschränken, damit andere keinen »falschen Eindruck« gewinnen.

Sex wird in unserem kollektiven Gewissen früh mit Gefahr in Verbindung gebracht. In populären Filmen werden sexuell aktive Frauen für ihre erotischen Wünsche oft mit Vergewaltigung und Mord bestraft oder unglücklich gemacht. Frauen durch Androhung von Gewalt in ihrer Sexualität einzuschränken ist eine der Methoden unserer Kultur, sie an der Erkundung ihres sexuellen Potenzials zu hindern. Die sexuelle Rebellin muss für ihre Sünden immer bezahlen. Wir Frauen dürfen nie vergessen, welche Macht wir besitzen. Wir sind in der Lage, diesen Planeten zu bevölkern. Kein Wunder, dass seit Jahrhunderten versucht wird, diese Macht im Zaum zu halten.

Mädchen und Frauen wird gepredigt, dass sexuelle Energie Hand in Hand mit Liebe und Ehe gehen muss, um »respektabel« zu sein. Andernfalls wird uns Schlimmes widerfahren. Sex *kann* gefährlich sein. Doch wenn die Furcht vor dem, was passieren könnte, Ihr Leben bestimmt und Sie an einem befriedigenden Sexualleben hindert, wird es Zeit, mit gewissem Abstand eine Realitätsprüfung durchzuführen.

Als ich anfing, für Sexmagazine Modell zu stehen, zählte zu meinen Ängsten, auf der Straße von Leuten belästigt zu werden, die mich wiedererkannten. Ich wohnte in Manhattan, und dort kann es auf der Straße durchaus gefährlich sein. Wenn mich tatsächlich jemand erkannte, wurde mir interessanterweise jedes Mal großer Respekt gezollt, sogar von ehemaligen Straftätern, die sich sprichwörtlich vor mir verneigten und mich wie eine Prinzessin behandelten. Trotzdem war ich stets auf der Hut. Glücklicherweise ließ ich mich von meinen Ängsten nicht von meinem Traum abbringen, Pin-up-Model zu werden.

Als menschliche Wesen sind wir mit Intuition und einem Überlebensmechanismus ausgestattet, der bereits einsetzt, bevor uns überhaupt bewusst ist, dass wir in Gefahr sind. Man muss lernen, auf diesen Teil von sich zu hören und darauf zu vertrauen, dass einem sein Körper in der Regel ein Zeichen gibt, wenn man sich tatsächlich fürchten muss. Die Schulung dieser inneren Stimme trägt viel mehr zum Selbstschutz bei als der Versuch, alle potenziell gefährlichen Situationen zu meiden. Wenn Sie wollen, machen Sie einen Selbstverteidigungskurs. Schulen Sie Ihr Selbstbewusstsein, falls es Ihnen schwer fällt, »nein« zu sagen. Passen Sie gut auf Ihr wertvolles Leben auf und wagen Sie dennoch, es in vollen Zügen zu genießen.

Stereotypen, Altern und Körper

Der Jugend- und Schönheitswahn unserer Kultur sorgt dafür, dass wir ständig und überall mit hochgewachsenen, schlanken und makellosen Körpern konfrontiert werden: auf Werbeplakaten, in Zeitschriften, im Fernsehen, in Spielfilmen. Uns wird glauben gemacht, dass wir unzulänglich sind, wenn wir nicht dem Supermodel-Typ oder dem Pornostar-/Pin-up-Model-Typ entsprechen. Viele Frauen gehen mit dem überwältigenden Gefühl der Unzulänglichkeit um, indem sie sich von ihrem Körper distanzieren, was ein großes Hindernis auf dem Weg zu einem fabelhaften Sexualleben darstellt.

Stellen Sie sich vor, wie wundervoll es wäre, beim Aufwachsen zu erfahren, dass jeder Körper auf seine Weise perfekt ist; dass unsere Vulven süß und hübsch sind und dass wir stolz darauf sein können, ein einzigartiges Exemplar zu besitzen; dass unsere Brüste und unser Po die perfekte Größe und Form für uns haben. Stellen Sie sich vor, Männern würde beigebracht, dass ihre Penisse genau die richtige Größe für sie hätten und dass es an ihren Körpern nicht das Geringste auszusetzen gäbe.

Sie müssen unbedingt in Ihren Körper zurückkehren und ihn lieben lernen. (Wie das funktioniert, erkläre ich im folgenden Kapitel.) Gehen Sie freundlich mit ihm um, und zollen Sie ihm Respekt, denn nur so werden Sie Ihre Freiheit und Ihr Glück finden.

Abendstund hat Gold im Mund

Außer in Witzen bekommt man in unserer Gesellschaft mit ihrem Jugendwahn nur wenige Bilder von älteren Menschen beim Sex zu sehen. Wir müssen unbedingt ältere erotische Vorbilder finden. Eines meiner Vorbilder ist die Sexualpädagogin Betty Dodson, die mit ihren 73 Jahren noch immer unglaublich sexy ist und ein spektakuläres Sexualleben führt, das sie in ihrem Buch *Sex for Two* beschreibt, ohne ein Blatt vor den Mund zu nehmen. Juliet Carr, eine Freundin von mir aus der Pornobranche (die erst im Alter von 40 Jahren Pornodarstellerin wurde!), hat vor kurzem ein Video mit dem Titel *Ageless Desire* produziert, in dem Paare über 60 zu sehen sind, die tollen Sex haben. Dieses Video stellt unsere Vorurteile in Frage und erweitert unseren Horizont, weil es uns vor Augen führt, was für ein wunderbares Liebesleben Menschen mit über 60 haben können.

Viele ältere Frauen wissen zu berichten, dass Sex für sie im späteren Leben zu einem größeren Genuss wurde – auch wenn in manchen Fällen die Quantität abnahm, stieg die Qualität. Nach all dem zu urteilen, was ich gehört, gesehen und erlebt habe, sind ältere Frauen wesentlich bessere und gewandtere Liebhaberinnen. Junge Frauen haben ihre Reize, aber ältere Frauen verfügen über mehr Erfahrung und damit über mehr Feingefühl und Aufmerksamkeit. Ihre Sexualität ist wesentlich fortgeschrittener und ausgeprägter. Vielleicht lehnt die Gesellschaft die alternde Venus – die schöne und clevere reife Dame – gerade wegen ihrer sexuellen Macht ab. Die alternde Venus ist außerordentlich schön und sexy. Glauben Sie mir!

Wahrscheinlich werden oder haben Sie durch die Menopause tief greifende Veränderungen in Ihrer Sexualität erfahren. Es besteht kein Zweifel, dass sich dadurch sowohl unsere Wünsche als auch die Art und Weise, wie wir körperlich lieben, radikal verändern können. Das bedeutet aber keinesfalls, dass unser Sexualleben in späteren Jahren aufhört oder schlechter sein muss als zuvor. Es ist einfach nur anders; manchmal ist es nur ein klein wenig anders, manchmal ist es völlig anders. Ich habe festgestellt, dass sich einige ältere Frauen eine Sexpause wünschen und eine gewisse Zeit enthaltsam leben möchten, und nenne das die »post-klimakterische Phase«. Anschließend kehren sie jedoch auf eine neue wunderbare Weise zu sexueller Aktivität zurück. Es gibt überhaupt keinen Grund, weshalb ältere Menschen nicht ein wesentlich besseres Sexualleben als in jüngeren Jahren haben können – allerdings wird es höchstwahrscheinlich ein anderes sein.

Setzen Sie es sich zum Ziel, in der Gegenwart zu leben und sie zu genießen und sich nicht ständig nach irgendetwas zu sehnen, das Sie in der Vergangenheit genossen haben. So werden Sie aller Wahrscheinlichkeit nach glücklicher sein. Falls Sie in einer langjährigen festen Beziehung leben, wird sich Ihr Partner hoffentlich auf Ihre Veränderungen und Phasen einstellen und Sie unterstützen. Wenn nicht, müssen Sie dieses Problem ansprechen und gemeinsam nach einer Lösung suchen.

Hormone können eine entscheidende Rolle bei Ihren Veränderungen spielen. Unter Umständen sollten Sie sich zu einer Hormonbehandlung entschließen. Haben Sie Geduld, bis Sie herausfinden, was das Richtige für Sie ist. Jede Frau ist anders.

Die Frauen aus meinem Bekanntenkreis, die die Menopause bereits hinter sich haben, stimmen darin überein, dass sie »lernen, zwischen Erregung und Begehren zu unterscheiden«. Manche von ihnen sagen, sie würden nicht mehr so »heiß« werden wie früher und nicht mehr den dringlichen, von allem anderen ablenkenden Wunsch nach Sex empfinden, aber noch immer Erregung verspüren, die stärker vom Herzen ausgeht als früher und dann in Richtung Genitalien wandert. Solche Hinweise sind für viele von uns Mädchen fortgeschrittenen Alters äußerst hilfreich.

Wir haben eine Menge gesellschaftlich geprägte Stereotypen, wie Menschen aussehen, die guten Sex haben. Meine Freundin Amanda hat mir erzählt, dass sie immer gedacht hatte, Menschen, die spießig oder konservativ aussehen, hätten ein absolut langweiliges Sexualleben. Als sie anfing, im Good-Vibrations-Sexshop in San Francisco zu arbeiten, wo sie vielen Menschen dabei half, das richtige Sexspielzeug oder erotische Buch zu finden, musste sie ihre Meinung revidieren. Sie stellte fest, dass die äußere Erscheinung und das Verhalten von Menschen überhaupt nichts mit der Qualität ihres Sexuallebens zu tun haben. Das junge, große, schlanke und vollbusige Penthouse-Model gab zu, ein langweiliges und problematisches Sexualleben zu haben, während die kleine, untersetzte, flachbrüstige und grauhaarige Dame von nebenan es ordentlich krachen ließ.

Glücklicherweise wächst hierzulande die Akzeptanz der Pflegeheime für die sexuellen Bedürfnisse und Rechte älterer Menschen. Falls ich jemals in ein Pflegeheim ziehen muss, können Sie wetten, dass ich mir eines aussuchen werde, in dem Sexualität respektiert wird. Gibt es einen größeren Vorteil, den der Ruhestand mit sich bringt, als mehr Zeit für Kuscheln und Liebe zu haben?

Krankheiten, Bakterien und Safer Sex

Was wirklich daran hindern kann, Sex zu genießen, ist die Angst davor, sich mit sexuell übertragbaren Infektionen anzustecken oder sie weiterzugeben. Selbst Menschen mit dem tadellosesten Selbstbild können sich der bitteren Realität von HIV, Herpes, Hepatitis und dem Rest der Bande nicht entziehen. Wenn Sie erst seit kurzem Single sind, kann die Infektionsvorsorge umso beängstigender sein.

Falls Sie sich aufgrund dieser Angst zurückhalten, sollten Sie unbedingt erfahren, dass Wissen Macht bedeutet. Lernen Sie so viel wie möglich über Safer Sex. Es gibt zahllose Möglichkeiten, seine Sexualität ohne Risiko auszuleben und zu genießen. Informationen sind jederzeit verfügbar, heute besser als je zuvor. Sie bekommen sie kostenlos in Krankenhäusern, im Internet und in Bibliotheken. Sprechen Sie mit Ihrem Hausarzt oder mit Ihrem Gynäkologen. Finden Sie heraus, welche Organisationen in Ihrer Nähe Safer Sex unterrichten und …

1. … konsultieren Sie einen erfahrenen Sex Coach, um zu besprechen, wie Sie Safer Sex auf Ihre spezielle(n) Situation(en) zuschneidern können.
2. … geben Sie bei sich zu Hause eine Party/einen Brunch mit dem Motto »Safer-Sex-Erziehung«. Es gibt groß-

artige Safer-Sex-Erzieher mit wirklich kreativen Unterrichtsmethoden, bei denen Sie und Ihre Gäste lustige Lernspiele machen.

3. … üben Sie!

Seien Sie kein armseliger Amor

Zu wissen, wie Safer Sex und Risiko-Bewertung funktionieren, ist die halbe Miete. Verleugnung und Ignoranz stellen die größten Gefahren dar. Beachten Sie die Safer-Sex-Hinweise am Ende dieses Buches. Ich rate Ihnen, so viel wie möglich zu lernen, und Safer Sex zu praktizieren. Erzwingen Sie nichts. Griffbereit bedeutet gesund – also haben Sie immer Kondome in Ihrer Hand- oder Hosentasche bereit. Die Tatsache, dass wir im Gummi-Zeitalter leben, uneingeschränkt zu akzeptieren ist das geringste Übel. Safer Sex kann toller, heißer und befriedigender Sex sein. Sie brauchen nur zu lernen, wie man ihn praktiziert und wie man andere dazu verführt und/oder es ihnen beibringt.

Schmerzen und chronische Erkrankungen

Falls Sie an irgendwelchen chronischen Erkrankungen leiden, die Ihr Sexualleben beeinträchtigen, ist es am besten, wenn Sie ihnen mit Akzeptanz und Selbstliebe entgegentreten. Jeder Körper hat seine Schwächen und Marotten, und wir müssen lernen, damit zurechtzukommen. Zu strampeln, zu schreien, sich ständig über sie zu beklagen oder sie zu ignorieren hilft nicht weiter. Sex zu meiden kann unter Umständen sogar schädlich sein.

Falls Sie beispielsweise an chronischen Unterleibsschmerzen leiden und sich nach körperlicher Liebe sehnen, sollten Sie gemeinsam mit Ihrem Partner nach einer Lösung Ihres Problems suchen. Konzentrieren Sie sich auf das, was Sie tun können, und nicht auf das, was Sie nicht tun können. Zu welcher Tageszeit lassen die Schmerzen nach? Vielleicht können Sie gemeinsam Energie-Sex haben oder auf das umsatteln, was für Sie funktioniert. Vor allem aber sollten Sie versuchen, eine positive Einstellung zu behalten.

Ich selbst litt ungefähr zwei Jahre lang unter chronischen Pilzinfektionen. Ja, manchmal war es wirklich frustrierend, dass vaginale Penetration für mich nicht in Frage kam. Doch die Pilzinfektionen zwangen mich, kreativer zu sein, was nicht nur einigen anderen Regionen meines Körpers sehr zugute kam, sondern auch meinem Partner. Man muss lernen, seine Einschränkungen zu akzeptieren. Es gibt immer Mittel und Wege, wie man trotzdem auf seine Kosten kommt. Vor kurzem ist bei Cleis Press ein wunderbares Buch erschienen, das sich mit Problemen diese Art befasst: *The Ultimate Guide to Sex and Disability – For All of Us Who Live with Disabilities, Chronic Pain and Illness.*

Als ein Ex-Freund von mir schwer krank im Krankenhaus lag, war Sex mit Sicherheit das Letzte, wonach ihm der Sinn stand. Allerdings hatte er Sex immer geliebt und es genossen, berührt zu werden. Als ich ihn besuchte, packte ich deshalb eine Tasche voller Sinnesfreuden: zwei verschiedene Vibratoren, ein Stück Pelz, eine Feder, ein Massagehandschuh sowie einige Essenzen zum Riechen und Schmecken. Ich kitzelte, kraulte und massierte seinen kraftlosen Körper und erkannte an seinem lustvollen Stöhnen und an dem Lächeln auf seinem Gesicht, wie sehr er das genoss und zu schätzen wusste. Ich selbst fühlte mich ihm währenddessen auf eine erotische Weise nahe.

Wenn Sie eine schwere Krankheit oder eine größere Operation, wie zum Beispiel eine Hysterektomie, eine Brustamputation oder eine Kolostomie, hinter sich haben oder wenn Sie Krebs haben oder hatten, müssen Sie Ihrem Körper vergeben und sich selbst umso mehr lieben. Es ist völlig in Ordnung, wenn Sie sich eine Sexpause gönnen, sofern Sie eine brauchen, und zwar so lange wie nötig. Vielleicht fließt Ihre gesamte sexuelle Energie in Ihren Heilungsprozess. Wir sprechen hier von lebensverändernden Ereignissen, und Sie werden anschließend aller Wahrscheinlichkeit nach in sexueller Hinsicht ein anderer Mensch sein als zuvor. Versuchen Sie nicht, an der Vergangenheit festzuhalten, sondern lernen Sie, Ihr neues Ich zu akzeptieren und zu lieben. Was findet Ihr neues Ich erregend? Wenn Sie sich Mühe geben, werden Sie vielleicht sogar feststellen, dass Sie Ihr neues Ich mehr lieben als Ihr altes.

Sexuelle Genesung nach sexuellem Missbrauch

Nur wenige von uns sind dem »sexuellen Missbrauch« entkommen, der tief in unserer Kultur verankert ist. Leider sind viele auch mit sexuellem Missbrauch in häuslicher Umgebung in Berührung gekommen, der verheerende Langzeitfolgen für das Sexualleben und das Leben an sich haben kann. Jeder kann davon betroffen sein. Wir alle kennen den außerordentlich hohen Prozentsatz von Kindern, Jugendlichen, Frauen und Männern, die sexuell belästigt oder ausgenutzt, missbraucht oder vergewaltigt wurden. Mir kommen allein beim Gedanken daran die Tränen.

Falls Sie ein traumatisches Erlebnis hatten, sollten Sie nach der Therapie suchen, die am besten für Sie ist. Mitgefühl ist die Grundlage und der Ausgangspunkt jedes Heilungsprozesses. Es gibt einige neue, innovative und äußerst empfehlenswerte Quellen, falls Sie Bedarf haben. Ich rate Ihnen, entweder Stacy Haines Buch *The Survivor's Guide to Sex* zu lesen oder sich ihre DVD *Healing Sex* von S.I.R. Productions anzusehen. Falls Sie sich zusätzliche Unterstützung wünschen, sollten Sie einen guten Therapeuten konsultieren oder sich einer Selbsthilfegruppe anschießen. Wenn Sie in Partnerschaft mit jemandem leben, der missbraucht wurde oder jemanden missbraucht hat, werden Sie unter Umständen ebenfalls alle Kraft und Geduld sammeln und sich Unterstützung suchen müssen.

Die gute Nachricht ist die, dass Heilung immer möglich ist. Ich habe viele Frauen und Männer kennen gelernt, die in der Vergangenheit schrecklichen Missbrauch erlebt hatten und trotzdem glückliche und großartige Liebhaberinnen und Liebhaber geworden sind. Tatsächlich sind viele der begnadetsten und spektakulärsten Sexgöttinnen und -götter früher missbraucht worden. Es bedarf einiger Anstrengung, Zeit und Unterstützung, aber man *kann* darüber hinwegkommen. Und kommen und kommen.

Beziehungen, Herzschmerz und Ex-Partner

Obwohl Sex Gefahren birgt, ist Liebe, die oft Hand in Hand mit Sex geht, der vielleicht begehrteste und riskanteste Teil des Gesamtpakets. Haben Sie Angst davor, sich wieder zu verlieben? Es ist eine schmerzhafte Wahrheit, dass Herzschmerz dem Herzen hilft zu wachsen und die Fähigkeit vergrößert, Liebe zu geben und zu empfangen. Falls Sie jedoch gerade die Schattenseite der Liebe erleben, interessiert Sie Wachstum und Vergrößerung vermutlich überhaupt nicht. Das ist vollkommen verständlich.

Wenn Ihnen das Herz gebrochen wird oder wenn Sie abgewiesen werden, kann das ein intensives körperliches Gefühl sein und tatsächlich Schmerzen in der Brust bereiten. Diese Schmerzen halten unter Umständen ziemlich lange an. Es ist kein Trost, dass Ihnen schon einmal das Herz gebrochen wurde und Sie darüber hinweggekommen sind. Es ist kein Trost, dass auch anderen Menschen immer wieder das Herz gebrochen wird. Es ist kein Trost, dass es auf dieser Welt ohne gebrochene Herzen kaum Kunst gäbe. *So* elend hat sich bestimmt noch nie jemand gefühlt.

Wenn Ihnen erst vor kurzem das Herz gebrochen wurde, müssen Sie sich immer wieder sagen, dass das, was Sie gerade durchmachen, vorübergehen wird. Heilung hat ihren eigenen Zeitplan, der respektiert werden muss. Manchmal sabotieren wir jedoch unseren Heilungsprozess und zögern unser Leid unnötig hinaus. Sollten Sie diesen Weg eingeschlagen haben (und seien Sie ganz ehrlich zu sich), können Sie die Richtung wechseln und sich unterwegs selbst helfen. Zwingen Sie sich, positiv in die Zukunft zu sehen. Kümmern Sie sich ausgiebig um sich; lassen Sie sich massieren, machen Sie Spaziergänge in der Natur, schreien Sie ins Kissen etc. Anstatt Ihr Herz als »gebrochen« zu betrachten, sollten Sie versuchen, es als »aufgebrochen« zu sehen. Versuchen Sie, in den Qualen Ekstase zu finden. Genießen Sie es, zu all den traurigen Country-Songs zu heulen, solange Sie noch können.

Machen Sie Ihren Problemen den Garaus

Es wirkt Wunder, seinem oder seiner Ex einen Brief zu schreiben, den man niemals abschickt. Sagen Sie ihm oder ihr all das, was Sie während der Beziehung oder bei der Trennung nicht gesagt haben oder nicht sagen konnten. Schreiben Sie all das nieder, was Sie seit der Trennung empfunden haben, ganz egal, ob es gut oder schlecht, wütend oder traurig, vernünftig oder unvernünftig klingt. Lassen Sie Ihren Gefühlen freien Lauf, und verpacken Sie sie in dem Brief. Sie können sich dafür mehrere Tage Zeit nehmen und immer dann weiter schreiben, wenn Ihnen etwas einfällt, das Sie hinzufügen möchten. Nehmen Sie den Brief mit ans Meer, an den See oder an den Fluss, sobald er fertig ist, binden Sie ihn um einen Stein und werfen Sie ihn ins Wasser. Das wird Ihrer Psyche helfen zu erkennen, dass Sie mit diesem Lebensabschnitt abgeschlossen haben.

Falls Sie sich derzeit in einer Liebesbeziehung befinden und Schwierigkeiten mit Ihrem Partner oder Ihrer Partnerin haben, sollten Sie ebenfalls weiterlesen. Ich werde in folgenden

Kapiteln noch viele Beziehungsprobleme ansprechen und Ihnen zahlreiche Lösungsmöglichkeiten präsentieren. Außerdem sollten Sie sich darüber im Klaren sein, dass auch Ihr Partner oder Ihre Partnerin mit einer ganzen Menge von Spaßverderbern zu kämpfen hat, mit denen Sie sich vielleicht ebenfalls werden auseinander setzen müssen.

Sie schaffen das!

Wir alle haben mit Problemen, Schwierigkeiten und Herausforderungen zu kämpfen. Unter Umständen bedarf es großen Mutes, sich ehrlich einzugestehen, was einen zurückhält. Aber ich kann Ihnen versichern, es lohnt sich. Es gibt praktisch nichts, das Sie nicht überwinden können, wenn Sie sich wirklich anstrengen und die bevorstehenden Schritte in diesem Programm befolgen. Frau Unschuldsengel kann Frau Fühltsichgut werden (und trotzdem gut sein), aus der paranoiden Polly kann die sensible Polly werden und Herzschmerz-Hannah kann sich in die herzliche Hannah verwandeln. Aus Selbsthasser-Sally kann die selbstverliebte Sally werden, Schnellschuss-Sam kann zum Selbstbeherrschungs-Sam werden und Kurt Kurz kann sich in Kurt Kanone verwandeln. Macho-Mark kann einfach nur Mark sein. Und Endspurt-Egon kann es langsamer angehen lassen.

Bemühen Sie sich, Ihre Spaßverderber in Schach zu halten, und niemand wird Ihnen die Tour vermasseln.

Rituale zur Selbstheilung und Reform-Magie

Ein paar einfache persönliche Rituale auszuführen ist eine hervorragende Möglichkeit, um seelisch zu genesen und positive Veränderungen im Leben vorzunehmen. Ich erfuhr erst mit 32 Jahren von der Kraft persönlicher Rituale. Ich nahm im Bundesstaat New York an einem Workshop des Wise Woman Center teil, der von der weltberühmten Kräuterheilkundlerin Susun Weed geleitet wurde. Sie forderte uns alle auf, uns zu überlegen, welche Rolle in unserem Leben wir aufgeben und welche wir stattdessen annehmen wollten. Ich hatte die Nase voll davon, ein oberflächliches Partygirl zu sein, und wollte mehr Verantwortung übernehmen und Lehrerin werden. Wir marschierten in einer Prozession nach draußen auf einen Hügel, stellten uns um ein großes Lagerfeuer im Kreis auf und verkündeten nacheinander, was wir aufgeben und was wir annehmen wollten, und fungierten als Zeugen der anderen. Es war ein bedeutender Akt. Nach dem Ritual kam Susan Weed auf mich zu und bat mich, in Ihrem weltbekannten Center meinen ersten Workshop zu halten! Im Lauf der Jahre nahm ich an vielen weiteren Ritualen teil, und sie haben immer eine starke, positive Wirkung bei mir hinterlassen.

Die Ergebnisse liegen nicht immer, aber manchmal sehr deutlich auf der Hand. In einer Episode von *Friends* vollziehen Monica, Rachel und Phoebe ein ähnliches Ritual, indem sie Erinnerungsstücke an Ex-Freunde verbrennen. Als sie schließlich im Papierkorb ein Feuer machen, kommen drei knackige Feuerwehrmänner vorbei.

Entmystifizierte Rituale

Rituale funktionieren, weil sie Ihr Unterbewusstsein dazu bringen, etwas für wahr zu halten. Wenn Sie beispielsweise eine Zeremonie zur Erneuerung Ihres Eheversprechens feiern, werden Sie tatsächlich das Gefühl haben, es sei erneuert worden. Wenn Sie sich einen Moment Zeit nehmen und Ihrer Dankbarkeit für die Mahlzeit Ausdruck verleihen, die Sie gleich zu sich nehmen werden, werden Sie auch mehr Dankbarkeit empfinden. Dem Universum bekannt zu geben, was man erschaffen möchte, hilft dabei, es zu erschaffen.

Rituale können wirkungsvoll, bewegend und erbaulich sein. Energie und Konzentration für die Dinge zu verwenden, von denen man sich wünscht, dass sie eintreten mögen, ist eine absolut magische Erfahrung. Deshalb lade ich Sie jetzt ein, zwei verschiedene Rituale auszuprobieren. Sie dürfen sie gerne Ihren Bedürfnissen, Interessen und Wünschen entsprechend verändern. Selbstverständlich können Sie sie auch zu zweit vollziehen.

Das »Verbrenne deine Probleme«-Ritual

Das Ziel: Sich von einschränkenden Angewohnheiten, Ideen, Ängsten und Rollen zu befreien, die nicht länger nützlich sind. All das loszuwerden, was hinderlich ist, den Spaß, die Freude, das Glück und das spektakuläre Sexualleben zu genießen, das man sich wünscht. Sich zu befreien und mit der Vergangenheit abzuschließen.

Der passende Ort: Irgendwo, wo man ungestört ist, vorzugsweise im Freien in einer schönen, natürlichen Umgebung. Die Terrasse oder Veranda erfüllen natürlich ebenfalls ihren Zweck. Im Notfall tut es auch die Küche oder das Badezimmer.
Was man dazu braucht: Ein Schreibgerät und hübsches Papier. Sie müssen ein Feuer machen; dazu können Sie ein kleines Loch in den Boden graben, eine Bratpfanne auf dem Herd benutzen, eine große, mit Sand gefüllte Schüssel verwenden oder einfach Ihren Kamin, falls Sie einen haben. Sorgen Sie für gute Belüftung, falls Sie sich in einem geschlossenen Raum befinden. Außerdem brauchen Sie Streichhölzer oder ein Feuerzeug.
Die passende Kleidung: Ziehen Sie sich etwas Besonderes an, etwas worin Sie sich stark und schön fühlen. Sorgen Sie für eine zeremonielle Atmosphäre. Kleiden Sie sich zum Beispiel so, wie Sie sich im Alltag nicht kleiden würden, und tragen Sie ein besonderes Make-up auf oder legen Sie besonderen Schmuck an.

Anleitung:

1. Gehen Sie an den von Ihnen gewählten Ort, und machen Sie Feuer.
2. Blicken Sie eine Weile ins Feuer. Lassen Sie sich von den Flammen in eine besinnliche Stimmung versetzen. Spüren Sie die Wärme, das Leuchten und die Kraft des Feuers.
3. Sobald Sie sich bereit fühlen, schreiben Sie das nieder, was Sie gerne loswerden möchten. Zum Beispiel: mein

Bedürfnis zu kontrollieren, meine negative Überzeugung, dass ______, meine Bindungsängste, mein Festhalten an dem und dem, meine Verärgerung über das und das ______. Falls Sie etwas getan haben, das Sie bereuen, sollten Sie es ebenfalls niederschreiben. Denken Sie eine Weile über Ihre Liste nach, oder noch besser, lesen Sie Ihre Liste laut vor und sagen Sie: »Ich mache mich frei von ______«, oder: »Ich vergebe mir dafür, dass ich ________.« (Setzen Sie Ihre eigenen Gedanken in die Lücken ein.)

4. Schließen Sie die Augen. Atmen Sie tief durch. Halten Sie den Zettel einen Moment lang in den Händen und versuchen Sie, das emotionale Gewicht dessen, was auf der Liste steht, tatsächlich zu spüren.
5. Werfen Sie den Zettel ins Feuer und sehen Sie zu, wie er verbrennt. Lassen Sie sich von den Flammen reinigen. Stellen Sie sich vor, dass das, was Sie in sich tragen und loswerden möchten, zusammen mit dem Papier verbrennt.
6. Fühlen Sie, wie das, was auf dem Zettel stand, tatsächlich aus Ihnen entweicht und wie sich Ihre Stimmung hebt. Atmen Sie tief durch.
7. Legen Sie die Hände auf Ihr Herz. Spüren Sie die Fähigkeit, sich zu verändern. Betrachten Sie Ihr Leben mit einem weichen, mitfühlenden Blick.
8. Sie können das Ritual beenden, wenn das Feuer verlischt oder indem Sie es löschen.

Das »Bett, Bad und mehr«-Ritual, das einen neuen Menschen aus Ihnen macht

Wo: In der Badewanne. (Wenn Sie keine Badewanne haben, benutzen Sie die Dusche.)

Was Sie dazu benötigen: Blütenblätter, Streichhölzer, eine Kerze, Duftöl (vorzugsweise eines, das Sie noch nie benutzt haben), Meeresmuscheln, ein wohlriechendes Badeöl, Tonerde (erhältlich in Reformhäusern oder Drogerien für Gesichtsmasken), Zahnseide, einen bequemen Pyjama, ein weiches Handtuch, Stift und Papier.

1. Lassen Sie sich ein heißes Bad einlaufen. Streuen Sie die Blütenblätter ins Wasser, um dieses Bad zu einem ganz besonderen zu machen.
2. Zünden Sie das Duftöl an und fächeln Sie den Rauch in das gesamte Badezimmer, vor allem in die Ecken. Stellen Sie sich vor, dass der Rauch alle alten, schlechten Schwingungen vertreibt und für neue, reine Schwingungen sorgt. So erschaffen Sie einen heiligen Ort.
3. Wünschen Sie sich etwas, wenn Sie Ihre Kerze anzünden. Denken Sie darüber nach, was Sie an Ihrem Sexualleben oder an Ihrem Leben überhaupt verändern möchten.
4. Schalten Sie sämtliche elektrische Lampen im Badezimmer aus.
5. Legen Sie die Meeresmuscheln ins Wasser, um Ihr Bad mit den reinigenden, läuternden Kräften des Ozeans zu bereichern.

6. Gießen Sie das Duftöl ins Wasser und genießen Sie das Aroma.
7. Legen Sie sämtliche Kleidungsstücke ab und verteilen Sie die Tonerde auf Ihrem ganzen Körper, einschließlich Gesicht, Haar, Handflächen und Fußsohlen. Setzen Sie sich auf die Toilette (mit offenem oder geschlossenem Deckel) und stellen Sie sich vor, von der Tonerde und von Mutter Erde Nahrung zu empfangen. Lassen Sie sich einige Minuten lang von der fruchtbaren Tonerde nähren.
8. Steigen Sie in die Badewanne. Lassen Sie sich einweichen, entspannen Sie sich, genießen Sie. Legen Sie sich auf den Bauch und auf den Rücken. Schließen Sie die Augen. Schenken Sie sich selbst Liebe. Stellen Sie sich vor, Zeit existiere nicht, während Sie im Bad liegen. (Verzichten Sie auf das, was Sie normalerweise in der Badewanne tun, wie zum Beispiel, sich die Haare zu waschen, die Beine zu rasieren oder die Fingernägel zu bürsten.)
9. Öffnen Sie den Abfluss, um das Wasser langsam aus der Wanne fließen zu lassen, und bleiben Sie liegen, bis das gesamte Wasser abgelaufen ist. Stellen Sie sich vor, die Badewanne würde Sie neu gebären. Wischen Sie sich vorsichtig die Tonerdereste vom Körper, als wären Sie ein Neugeborenes, das soeben den Mutterleib verlassen hat. Berühren Sie sich sanft und sinnlich. Spülen Sie die restliche Tonerde nötigenfalls mit der Handbrause ab.
10. Trocknen Sie sich mit dem weichen Handtuch ab.

11. Putzen Sie sich die Zähne und benutzen Sie Zahnseide. (Es ist wichtig, sich um sein Zahnfleisch zu kümmern.)
12. Ziehen Sie Ihren bequemen Lieblingspyjama an.
13. Beenden Sie das Ritual, indem Sie die Kerze auspusten und sich dabei vorstellen, dass Ihre Träume und Wünsche in Erfüllung gehen.
14. Feiern Sie Ihr Leben.

Bauen Sie sich einen Liebesleben-Altar

Der Bau eines Altars ist unter Umständen ein hilfreiches Ritual, weil er dinghaft manifestiert, was sich in Ihren Gedanken, Ihrem Herzen und Ihrer Fantasie abspielt. Richten Sie sich dabei ganz nach Ihren persönlichen stilistischen Vorlieben.

1. Suchen Sie sich einen Platz für Ihren Altar. Sie können ihn im Schlafzimmer, in der Küche oder im Garten errichten – vorzugsweise an einem Ort, an dem Sie viel Zeit verbringen. Einen meiner Altare habe ich auf das Armaturenbrett meines Autos getackert.
2. Sammeln Sie etwas Krimskrams, der eine besondere Bedeutung für Sie hat; Dinge wie Statuetten, Fotos, die Ihnen viel bedeuten, eine Schamhaarlocke Ihres Liebsten oder Ihrer Liebsten, eine schöne Blume oder etwas anderes, das es Ihrer Meinung nach wert ist, einen Platz auf Ihrem Altar zu erhalten.
3. Suchen Sie sich einen hübschen kleinen Krug, einen Topf oder eine Schachtel für Ihren Altar, und legen Sie

eine Kopie Ihrer idealen sexuellen Persönlichkeit hinein, die Sie im 2. Schritt schriftlich festgehalten haben. Schreiben Sie außerdem Ihre Wünsche und Sehnsüchte für Ihr Sexualleben nieder.

4. Sobald alles hergerichtet ist, stellen Sie eine Kerze auf Ihren Altar (zur Sicherheit in einem Behälter) und zünden sie an.
5. Stellen Sie sich vor, dass das Licht der Kerze Ihre ideale sexuelle Persönlichkeit und die Wünsche für Ihr Sexualleben ans Licht bringt.
6. Im Lauf der Zeit können Sie Ihren Altar nach Belieben umgestalten.

4. Schritt: Verlieben Sie sich Hals über Kopf in sich selbst

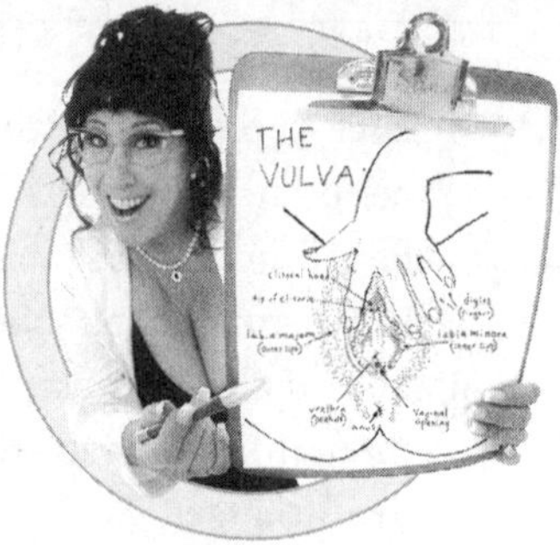

»Niemand kann ohne Ihre Zustimmung
dafür sorgen, dass Sie sich minderwertig fühlen.«
Eleanor Roosevelt

Fast jeder Raum im Sprinkle-Sexualleben-Reformcenter ist mit einem großen, verzierten Spiegel ausgestattet. Wir scheuen keine Mühen und Kosten, damit Sie sich in wunderschönen Rahmen betrachten können. Aber selbst die schönsten Rahmen können nicht mehr als das bieten. Denn nicht das, was man vor Augen hat, bestimmt das Bild, das man von sich hat, sondern das, was sich dahinter verbirgt.

Hat jemand etwas Schlechtes über Sie gesagt, als Sie noch ein Kind waren? Zum Beispiel, Sie seien hässlich, Ihr Bauch sei zu dick oder Ihre Beine seien zu behaart, Sie seien zu blass, zu klein oder hätten keine schöne Haare, oder aus Ihnen würde nie etwas werden, wenn Sie nicht richtig Rechtschreiben lernen? Hoffentlich nicht. Mir wurden solche Dinge leider gesagt, und ich habe sie geglaubt. Die Folge davon war, dass ich mich sehr lange Zeit selbst nicht besonders gut leiden konnte und mich nicht im Geringsten für sexy (oder schlau) hielt.

Andere Menschen erkannten meine liebenswerte und attraktive Seite lange vor mir. Glücklicherweise lernte ich schließlich, mich selbst zu lieben – welch eine Erleichterung und welch ein Aphrodisiakum das war! Die Verbesserung meines Selbstbilds war der Schlüssel zu meiner gesamten Lebens-Reform, und dazu waren weder eine Schönheitsoperation noch ein teures Diät-Programm erforderlich – wenngleich ein Epiliergerät und die Rechtschreibprüfung am Computer zugegebenermaßen halfen.

Wenn Sie ein gesundes Selbstbewusstsein besitzen, können Sie sich glücklich schätzen. Sollte es Ihnen jedoch so ergehen wie den meisten von uns, können Sie etwas Stärkung durchaus gebrauchen. Ohne Zweifel müssen viele, wenn nicht sogar die meisten Frauen auf diesem Gebiet an sich arbeiten.

Wie kann man feststellen, ob man sich selbst liebt? Falls Ihnen der Begriff »Selbstliebe« etwas vage erscheint, denken Sie an das Verb »lieben«. Was tun Sie dafür, dass Sie sich gut fühlen? Vielleicht meiden Sie Menschen, die Sie kritisieren; vielleicht lassen Sie sich von niemandem dazu überreden, ungeschützten Sex zu haben; vielleicht tragen Sie Kleidung, in der Sie sich wohl fühlen; vielleicht achten Sie darauf, wie Sie sich ernähren; vielleicht passen Sie auf sich auf. Mit anderen Worten: Wenn Sie Entscheidungen treffen, die gut für Sie sind, lieben Sie sich selbst.

Sie wissen bestimmt, wie viel Bewunderung und Leidenschaft man für jemanden empfindet, in den man sich Hals über Kopf verliebt hat. Dasselbe gilt, wenn man sich Hals über Kopf in sich selbst verliebt. Man kann sich tatsächlich ebenso in sich selbst verlieben, wie man sich in jemand anderen verliebt. Das fühlt sich genauso wunderbar an. Wie es in Whitney Houstons Megahit *The Greatest Love of All* (geschrieben von Michael Masser und Linda Creed) so schön heißt: *»I've found the greatest love of all, inside of me. Learning to love yourself, it is the greatest love of all«*, »Die größte Liebe überhaupt habe ich in mir selbst gefunden. Sich selbst lieben zu lernen, das ist die größte Liebe überhaupt.«

Spieglein, Spieglein an der Wand

Erinnern Sie sich noch, dass es in der Schule als fürchterliches Verbrechen galt, »eingebildet« zu sein? »Mich in mich selbst verlieben? Ist das denn nicht ein Verbrechen?«, werden Sie vielleicht fragen. Wenn mir jemand Komplimente machte, als ich mit Anfang 20 begann, für Pin-up-Magazine Modell zu stehen, wollte ich sie weder akzeptieren noch glauben, weil ich ein extrem schlechtes Selbstbild hatte. Erleuchtung findet man unter Umständen an überraschender Stelle. Bei einem meiner Model-Jobs arbeitete ich für einen Fotografen, den ich Mr. M. nennen möchte. Mr. M. war ein lüsterner Herr fortgeschrittenen Alters und sprach mit starkem europäischem Akzent. Er war allein stehend, und seine geliebte Dackel-Hündin Natasha wich ihm auch im Studio nicht von der Seite. Während des Fotoshootings bat mich Mr. M., herausgeputzt vor dem Spiegel zu posieren. Ich sagte ihm, dass ich der Meinung sei, ich würde dabei arrogant und eingebildet aussehen. Mir war beigebracht worden, dass man sich selbst nicht verehren und bewundern soll. Mr. M. entgegnete, dass es für ihn nichts Erotischeres gäbe als eine Frau, die ihr Spiegelbild anhimmelt. Dabei zeige sie, dass sie mit sich zufrieden ist, erklärte er. Im Grunde genommen erteilte er mir damit die Erlaubnis, mich im Spiegel zu bewundern. Ich probierte es aus und stellte fest, dass er Recht hatte: Je mehr ich mich bewunderte, desto besser gefiel mir, was ich sah. Danke, Mr. M.

Wenn Sie sich selbst im Spiegel betrachten, sollten Sie dann auf das achten, was Ihnen gefällt, oder auf das, was Ihnen nicht gefällt? Sehen Sie nur Ihr Äußeres, oder sehen Sie auch das, was unter der Oberfläche liegt? Je öfter Sie sich selbst in einem positiven Licht sehen, desto öfter werden auch andere Sie so sehen.

Möglicherweise haben Sie bereits in der Vergangenheit an Ihrem Selbstwertgefühl gearbeitet und fragen sich, ob Sie etwas falsch gemacht haben, weil Sie noch immer nicht hundertprozentig mit sich zufrieden sind. Das verstehe ich vollkommen. Einige Menschen haben das plötzliche Erwachen, was ihr Selbstwertgefühl betrifft, aber das ist außerordentlich selten. Die meisten von uns brauchen Jahre oder sogar ein ganzes Leben lang, um ihre Selbstachtung aufzubauen und aufrechtzuerhalten, und machen dabei nach jedem zweiten Schritt vorwärts einen Schritt zurück.

Kümmern Sie sich jeden Tag um sich. Stellen Sie sich selbst an erste Stelle, wann immer es möglich ist. Nehmen Sie auf andere Rücksicht, aber machen Sie sich für Ihre Bedürfnisse stark. Sie haben anderen viel mehr zu bieten, wenn Sie sich an einem Ort der Stärke, Erfüllung und Ehrlichkeit befinden.

Übung: Schreiben Sie Ihre Geschichte um

Falls Ihnen jemand negative Dinge über Sie gesagt hat, insbesondere über Ihren Körper oder Ihre Sexualität, schreiben Sie einige davon auf:

1. ________________________________
2. ________________________________
3. ________________________________
4. ________________________________
5. ________________________________

Nehmen Sie jetzt Ihren Kugelschreiber oder Bleistift, und streichen Sie die obigen Urteile und Kritikpunkte einfach durch. Weg damit! Sie sind einfach nicht wahr! Und selbst wenn sie wahr wären, im Vergleich zu wem oder zu was? Vielleicht ist Ihre Nase größer als die der meisten anderen Menschen, aber das heißt nicht, dass Sie sie hässlich oder unsexy finden müssen. Es gibt bestimmt andere Menschen mit viel größeren Nasen, und große Nasen können sehr sexy sein. Vielleicht haben Sie sechs Zehen. Wer sagt, dass das nicht aufregend sein kann? Falls Sie diese Kritikpunkte in Zukunft wieder einmal zu hören bekommen oder neue auftauchen, nehmen Sie sie zur Kenntnis, und stellen Sie sich vor, sie wieder durchzustreichen.

Wenn irgendjemand etwas Gemeines über Ihren Körper zu Ihnen gesagt hat, sind Ihr Glück und Ihr fabelhaftes Sexualleben dann nicht die beste Rache?

Gehandicapt oder Don Juan?

Selbstakzeptanz und ein gesundes Körpergefühl sind von entscheidender Bedeutung, um sich von den Fesseln eines geringen Selbstwertgefühls befreien und sich gut und sexy fühlen zu können. Menschen mit den unterschiedlichsten körperlichen Voraussetzungen haben ein tolles Sexualleben. Eines der bemerkenswertesten Beispiele, die ich kenne, und ein großes Vorbild für mich ist der Performancekünstler Frank Moore. Frank kam mit Gehirnlähmung zur Welt, die seinen Körper beeinträchtigt, nicht aber seine Libido. Er kann weder gehen noch selbst essen. Frank verständigt sich, indem er brummende Laute von sich gibt und mit der Zunge Buchstaben formt. Da Frank entschlossen war, in den Genuss eines tollen Sexuallebens zu kommen, erfand er das so genannte »Eroplay«, eine erotische Spielform. Bei seinen Eroplay-Vorstellungen liegt Frank nackt in einem Zelt, während Zuschauer aus dem Publikum, eine Schar nackter Schönheiten jeden Typs, das Zelt betreten und sich mit ihm hin und her wälzen.

Franks Kunst ist politisch und erntet großen Beifall von Kritikern. Trotzdem besitzt er Sinn für Humor und kann über sich selbst lachen. Er sagt, er habe den perfekten Körper für einen Performancekünstler. Seine Lebensgefährtin und Betreuerin Linda Mac liebt ihn genau so, wie er ist. Privat rühmt sie sein überragendes Können beim Oralsex. Offenbar hat das Buchstabieren von Wörtern seinen Liebesmuskel richtig in Form gebracht.

Seinen Körper lieben zu lernen kann eine echte Herausforderung sein. Einer Umfrage zufolge sind 80 Prozent aller

Frauen mit ihrem Äußeren unzufrieden. Unser Körper kann ein unermesslicher Quell von Schmerz und Leid sein, aber auch ein unermesslicher Quell von Freude und Glückseligkeit. Ihr Körper ist nicht Ihr Feind oder Ihr Sklave. Damit Sie das nie vergessen, sollten Sie sich immer die herrlichen und beeindruckenden Dinge in Erinnerung rufen, die Ihr Körper tun und fühlen kann. Warum werden Sie nicht Präsident des Fanclubs Ihres Körpers? Lassen Sie Ihren Körper wissen, dass Sie ihn schätzen.

Falls es Ihnen noch immer Probleme bereitet, Ihren Körper so zu lieben, wie er ist, sollten Sie zum 1. Schritt zurückkehren, noch einmal den Abschnitt über positive Feststellungen lesen und sich einige körperbezogene Feststellungen einfallen lassen, wie zum Beispiel: »Mein Körper ist schön und sexy«, oder: »Mein Körper kann so, wie er momentan ist, Freude geben und empfangen.« Der Klassiker schlechthin funktioniert ebenfalls gut: »Ich liebe meinen Körper« Wiederholen Sie diese Bekräftigungen häufig. Im Lauf der Zeit hilft das wirklich.

Blinder (Selbst-)Hass

Ich hatte bereits mit acht Jahren damit zu kämpfen, dass mir mein Körper nicht gefiel, was vor allem daran lag, dass ich einen kleinen Spitzbauch hatte. Im Vergleich zu meinen flachbäuchigen Freundinnen fühlte ich mich schrecklich unzulänglich. Als ich später Pornodarstellerin wurde, dachte ich, ich sei das dickste Mädchen in der Branche, wenn nicht sogar auf der ganzen Welt. Wenn ich mir heute diese alten Filme ansehe, merke ich, dass ich überhaupt nicht dick war! Wie schade, dass ich nicht erkannte, wie hübsch ich all die Jahre war, und meine jugendliche Schönheit nicht genießen konnte. Als ich schließlich 47 wurde, nahm ich plötzlich über 20 Kilo zu und flippte total aus. Da war ich, ein so genanntes Sex-Symbol, und fühlte mich völlig unsexy. Monatelang mied ich Sex, weil ich mich so unwohl in meiner Haut fühlte.

Natürlich hatte ich es mit allen üblichen Diäten und Abnehmkuren versucht. Doch so sehr ich mich auch anstrengte, ich wurde die überflüssigen Pfunde nicht los. Letztendlich ging ich mein Gewichtsproblem an, als wollte ich mein Selbstwertgefühl aufpeppen. Ich schloss mich im kalifornischen San Rafael einer wunderbaren Selbsthilfegruppe namens »Beyond Hunger« an. (Die Gründer haben ein großartiges Buch mit dem Titel *It's not about Food* herausgegeben. Siehe Quellenverzeichnis.) Im Grunde genommen taten wir nichts anderes als daran zu arbeiten, uns selbst mehr zu lieben. Nach sechs Monaten hatte ich der Waage zufolge kein einziges Pfund verloren, aber ich fühlte mich, als hätte ich 100 verloren. Und als ich mein Sex-Fasten brach, hatte ich im Bett sogar mehr Spaß als mit 35 Pfund weniger, weil mein Selbstwertgefühl so groß war. Nachdem ich damit begonnen hatte, mir mehr Liebe einzuverleiben, ließ meine zwanghafte Esssucht deutlich nach.

Manchmal ertappe ich mich noch immer dabei, dass ich meinen Körper kritisiere, vor allem dann, wenn ich Klamotten kaufen gehe. Aber ich kann allen Ernstes behaupten, dass ich meinen Körper heute mehr liebe und schätze als je zuvor, weil ich aufgehört habe, so streng mit mir zu sein, und mir selbst die bitter benötigte bedingungslose Liebe geschenkt habe.

Täuschen Sie es vor, bis Sie es spüren

Unzufrieden mit seinem Körper zu sein ist eine gute Entschuldigung, Sex aufzuschieben oder ganz darauf zu verzichten. Gehen Sie unterschwelligen Problemen aus dem Weg, indem Sie von Schlankheitskuren, Schönheitsoperationen oder einer neuen Garderobe besessen sind? Falls dem so ist, besteht Ihr Problem weniger in Ihrem Körper, sondern vielmehr in den *Gefühlen,* denen Sie sich stellen und die Sie überwinden müssen. Veranlagung und Aussehen sind Fakten, aber zu glauben, Sie könnten wegen Ihres Aussehens kein fabelhaftes Sexualleben haben, ist nur eine *Meinung,* und die lässt sich ändern. Ich werde Ihnen einige Möglichkeiten vorstellen, wie Sie die Fesseln eines verminderten Selbstwertgefühls abwerfen und Ihre Großartigkeit auskosten können – und zwar genau so, wie Sie sind. Viele Menschen sind ihrem Körper gegenüber so unglaublich kritisch, dass sie kaum Freude an ihm haben. Bitte tun Sie sich das nicht an. *Sexy zu sein ist keine Frage des Aussehens, sondern eine Frage der Einstellung.*

Übung: Nur für einen Tag

Versuchen Sie nur für einen Tag, darauf zu achten und mitzuzählen, wie oft Sie etwas Negatives zu sich selbst sagen, nicht auf sich Acht geben oder sich auf irgendeine Weise selbst nicht lieben. Seien Sie nicht überrascht, wenn Sie bereits vor dem Mittagessen die Übersicht verlieren.

Am nächsten Tag versuchen Sie, sich ein bisschen mehr zu

lieben. Machen Sie sich ein paar Komplimente. Seien Sie ein bisschen netter zu sich. Hängen Sie noch einen Tag dran. Wenn Sie schon nichts Nettes über sich zu sagen haben, sollten Sie wenigstens versuchen, gar nichts zu sagen. Ich garantiere Ihnen, dass Sie bald glücklicher sein und sich begehrenswerter finden werden. Es ist so einfach und doch so wirksam.

Bildschön – was ich an meiner Körperkunst-Therapiestunde liebe/hasse

Wappnen Sie sich für eine erleuchtende Kunsttherapie. Keine Sorge, Sie brauchen dafür keinerlei künstlerische Fähigkeiten. Sie werden zwei Skizzen anfertigen. In der ersten Skizze zeichnen Sie Ihren Körper, den Sie nicht mögen; in der zweiten zeichnen Sie Ihren Körper, den Sie mögen.

1. Legen Sie Papier sowie Schreib- und Zeichenutensilien bereit.
2. Fertigen Sie eine einfache Zeichnung Ihres Körpers von Kopf bis Fuß an, ohne an Ihren inneren Kunstkritiker zu denken oder auf ihn zu hören. Lassen Sie die Zeichnung aus Ihrem Unterbewusstsein fließen. Zeichnen Sie Ihren Körper unter dem Gesichtspunkt, dass Sie ihn nicht mögen. Seien Sie extrem kritisch – nur dieses eine letzte Mal.

3. Anschließend zeichnen Sie Striche zu den Körperteilen, die Ihnen nicht gefallen, und schreiben auf, was Ihnen an dem jeweiligen Körperteil nicht gefällt. Denken Sie darüber nach, woher diese Gedanken kommen. Sie werden noch erkennen, was Sie aus dieser Zeichnung lernen können.
4. Nehmen Sie sich Zeit, um Ihre Zeichnung zu analysieren. Haben Sie irgendwelche Gedanken, Gefühle oder Erkenntnisse? Welche Körperteile fallen besonders auf und welche fehlen?
5. Fertigen Sie eine weitere Zeichnung von Ihrem Körper an, und zwar unter dem Gesichtspunkt, dass Sie ihn wirklich lieben. Das wird Ihnen vielleicht schwerer fallen, aber geben Sie trotzdem Ihr Bestes. Stellen Sie sich vor, dass Sie einen absolut wundervollen Körper haben, und zeichnen Sie ihn mit Freude. Akzentuieren Sie das Positive. Zeichnen Sie all die Körperteile, die Sie wirklich schätzen, egal, aus welchem Grund.
6. Zeichnen Sie Striche zu den Körperteilen, die Ihnen gefallen, und notieren Sie, was Ihnen an dem jeweiligen Körperteil gefällt, auch wenn es nur eine Kleinigkeit ist. Nehmen Sie sich einen Moment Zeit und denken Sie darüber nach, welche Freuden Ihnen diese Körperteile beschert haben. Zeichen Sie zum Beispiel einen Strich zu Ihren Ohren und schreiben Sie auf, dass Sie gerne Musik hören. Oder zeichnen Sie einen Strich zu Ihren Brustwarzen und notieren Sie, dass es

Ihnen gefällt, wie es sich anfühlt, wenn sie angefasst werden. Oder halten Sie fest, dass Ihnen Ihre Waden gefallen. Schreiben Sie so viele positive Dinge auf wie möglich.

7. Vergleichen Sie jetzt die beiden Zeichnungen und achten Sie darauf, welche Empfindungen sie bei Ihnen hervorrufen.
8. Machen Sie sich bewusst, dass es nichts bringt, wenn Sie Ihren Körper kritisieren. Sie fühlen sich dadurch nur schlechter. Sie könnten argumentieren, dass Selbstkritik Sie veranlasst, sich zu verändern. Aber wenn Sie einmal darüber nachdenken, hat Sie Selbstkritik wahrscheinlich nicht so weit gebracht wie die Momente, in denen Sie sich selbst geliebt und um sich gekümmert haben.
9. Reißen Sie jetzt die negative Zeichnung Ihres Körpers feierlich in Stücke oder falten Sie sie zusammen und verstauen Sie sie in einer Schublade. Sie brauchen sie nicht mehr. Hängen Sie die positive Zeichnung irgendwo auf, wo Sie sie oft sehen, damit Sie daran erinnert werden, was Ihnen an Ihrem Körper gefällt.
10. Geben Sie sich das Versprechen, dass Sie versuchen werden, sich auf das zu konzentrieren, was Sie an sich mögen. Falls Sie vergessen sollten, was Ihnen gefällt, brauchen Sie sich bloß die Zeichnung anzusehen. Fühlt sich das nicht *gut* an?

Die Pin-up-Fototherapie

Wünschen Sie sich ab und zu, so sexy auszusehen wie ein Pin-up-Model? Wussten Sie eigentlich, dass die meisten Pin-up-Models gar nicht wie Pin-up-Models aussehen? In Wirklichkeit sehen sie nicht so aus wie in den Zeitschriften, das kann ich Ihnen versichern. Ich muss es wissen, weil ich nicht nur selbst Pin-up-Model war, sondern jahrelang als Profifotografin für fast alle führenden Sexmagazine gearbeitet habe. (Ich habe am College im Hauptfach Fotografie studiert.) Wenn ein Model an der Tür meines Studios auftauchte, machte ich jedes Mal ein »Vorher«-Foto. Sobald das Model geschminkt, eingekleidet und gut ausgeleuchtet war, machte ich ein »Nachher«-Foto. Daraus entstand meine »Vorher-Nachher-Fotoserie«, die ich in zahlreichen Kunstgalerien ausgestellt habe. Die Besucher waren fasziniert, weil sie sozusagen hinter die Fassade blicken konnten und erfuhren, dass die glamourösen »Nachher«-Fotos der Frauen mit Hilfe von Licht, Bekleidung, Posen, gut gewählten Winkeln, Make-up und Frisuren entstanden waren.

Sie haben bestimmt schon gesehen, wie anders Prominente ohne Make-up aussehen, wenn sie von Paparazzi abgelichtet und in der Klatschpresse abgebildet werden. Man kann manchmal nicht umhin, mit offenem Mund zu staunen.

Bei jedem meiner Fototermine merkte ich, wie positiv sich ein professionelles Shooting auf die Mädchen auswirkte. Wenn sie feststellten, dass sie aussahen wie ein Pin-up-Model, stieg ihr Selbstwertgefühl enorm an. Deshalb kam ich auf die Idee, erotische Fotografie für alle interessierten Frauen anzubieten.

Mit allen Tricks

Wenn »normale« Frauen in mein Fotostudio kamen, waren sie in der Regel zunächst ziemlich nervös. Ich ließ sie professionell schminken. Dann zog ich ihnen irgendetwas an, das wahnsinnig sexy aussah. Ich sorgte für ein sinnliches Set, zeigte ihnen, in Pin-up-Manier zu posieren, und beleuchtete ihre aufgedonnerte Frisur mit jeder Menge Hintergrundlicht. Oft nahm ich auch ein Korsett, hochhackige Schuhe, Strapse oder Reizwäsche zu Hilfe. Nachdem sie zwei Stunden lang posiert hatten, waren sie immer völlig entspannt und hatten riesigen Spaß. Wenn die Frauen später die Fotos von sich sahen, staunten sie und strahlten vor Freude. Sich selbst als Sex-Star zu sehen hatte immer einen überaus heilenden und stärkenden Effekt auf sie.

Eine Frau namens Marsha war besonders erstaunt über die Fotos, die bei unserem Shooting entstanden waren. Als sie sich selbst durch meine Augen sah, sagte sie: »Ich kann kaum glauben, wie hübsch und sexy Sie mich aussehen lassen.« Ich wies sie darauf hin, dass sie schon immer hübsch und sexy gewesen sei.

Ich lege allen Frauen ans Herz, nach Möglichkeit erotische Fotos von sich machen zu lassen. Sie müssen nicht unbedingt nackt gemacht werden oder besonders gewagt sein. So genannte »Glamour«-Aufnahmen werden sogar in Einkaufszentren angeboten, wo Sie so zurechtgemacht werden, dass Sie aussehen wie ein Model oder ein Filmstar. Es ist ein wunderbares Gefühl, sich herausgeputzt mit professionellem Make-up und Styling und bei perfekter Beleuchtung zu sehen.

Sie müssen die Fotos ja niemandem zeigen, wenn Sie nicht möchten. Tun Sie es für sich selbst. Es macht Spaß und ist eine tolle Erfahrung. Alternativ können Sie auch ein Foto von sich professionell weich zeichnen lassen.

Sofortige Genugtuung

Falls Ihnen ein professionelles Fotoshooting nicht zusagt, stellt eine Fotosession mit Polaroid- oder Digitalkamera in den eigenen vier Wänden eine fast ebenbürtige Alternative dar. Wenn Sie eine Polaroidkamera benutzen, sollten Sie sich etliche Filme für mindestens 50 bis 60 Aufnahmen besorgen und Ihren Liebsten bitten, Sie zu fotografieren. Tragen Sie richtig dick auf. Der Blitz einer Polaroidkamera ist in der Regel äußerst schmeichelhaft. Bleiben Sie ziemlich nah dran. Am besten werden Sie aussehen, wenn Sie nicht viel weiter als einen Meter von der Linse entfernt stehen. Sowohl Polaroidkameras als auch Digitalkameras liefern Ihnen sofort Resultate. Suchen Sie Ihre Lieblingsfotos aus, und werfen Sie den Rest weg. Polaroidkameras bieten am meisten Intimsphäre, weil jede Aufnahme ein Einzelstück ist. Zeigen Sie, was Sie haben, Sie scharfes Luder!

Ich befürworte es in keiner Weise, dass Frauen darauf abzielen sollten, auszusehen wie weich gezeichnete Pin-ups aus Männermagazinen. Ganz und gar nicht. Ich persönlich finde andere Erscheinungsformen und Stilrichtungen wesentlich erotischer. Unsere »Vorher«-Bilder sind nicht unerotischer oder erotischer als die »Nachher«-Bilder. Beide sind auf ihre

Weise schön und sexy. Manchmal ist es allerdings besser, seinen Kindheitstraum, wenigstens für einen Tag auszusehen wie Marilyn Monroe, umzusetzen, als ihn ewig mit sich herumzutragen. Tun Sie, was Sie nicht lassen können. Und leben Sie weiter.

Ein anderer Grund dafür, dass Sie solche Fotos von sich machen lassen sollten, besteht darin, dass Sie dabei auf experimentelle Weise lernen, wie Bilder von schönen Frauen in Zeitschriften und im Fernsehen entstehen. Wenn Sie intuitiv begreifen, dass Sie mit der richtigen Beleuchtung, dem richtigen Make-up und dem richtigen Outfit genauso fabelhaft aussehen können, brauchen Sie sich nie wieder zu Ihren Ungunsten mit ihnen vergleichen. Ebenso wenig brauchen Sie Groll gegen sie hegen oder sie zum Teufel wünschen. Sobald Sie »erotische« Frauen so sehen, wie sie sind, können Sie Fotos von ihnen genauso akzeptieren und genießen wie ein Gemälde von Matisse.

Interessanterweise gibt es ganz verschiedene Arten von Sexmagazinen, in denen ganz verschiedene Typen von Frauen abgebildet sind. Ich habe als Fotografin unter anderem für ein Magazin gearbeitet, in dem ausschließlich Frauen über 50 abgebildet waren. Und für ein anderes, in dem nur Frauen über 100 Kilo abgebildet waren. Auf dem Cover und den Seiten normaler Mainstream-Magazine sind nur selten ältere oder fülligere Frauen zu sehen. Ich habe für diese Zeitschriften gearbeitet, weil es mir gefiel, dass sie ebenso wie ich verschiedene Frauentypen mochten. Unsere Kultur muss unbedingt ihre Definition dessen erweitern, was als sexy gilt. Lassen Sie uns damit anfangen.

Schnippeln, saugen und spritzen

Wenn Sie an Ihrem Selbstwertgefühl gearbeitet haben, aber immer noch das Bedürfnis verspüren, sich zu verändern, stellen die plastische Chirurgie, Botox-Spritzen, ein Magen-Bypass oder andere medizinische Eingriffe eine Option dar, vorausgesetzt, Sie können sich das leisten. Zweifellos sind diese Arten der Veränderung für viele Menschen hilfreich oder könnten es zumindest sein. Die Eingriffe sind heutzutage sicherer und weniger schmerzhaft als früher. Ich kenne etliche Menschen, die mit dem Ergebnis überglücklich sind und es offenbar sogar genossen haben, sich den chirurgischen Prozeduren zu unterziehen.

Allerdings sollten Sie sich der Risiken bewusst sein und die Genesungsphase realistisch einschätzen. Ich habe auch erlebt, dass bei Eingriffen gepfuscht wurde, was schreckliche Folgen hatte, wie zum Beispiel chronische Schmerzen über Jahre hinweg. Der schlimmste Fall, von dem ich weiß, war der tragische Tod von Joey Carson, einer befreundeten Stripperin, die im Alter von 32 Jahren an ihren defekten giftigen Brustimplantaten starb. Olivia Goldsmith, die Autorin von *Der Club der Teufelinnen*, starb bei einem »Routineeingriff« zum Fettabsaugen; sie war erst in ihren 50ern. Solche Tragödien ereignen sich zwar nur selten, aber sie verdeutlichen, dass es sich auch bei Schönheitsoperationen um Operationen handelt. Die meisten meiner Freundinnen, die sich einer Schönheitsoperation unterzogen haben, sagen, dass sie von der Heftigkeit der Schmerzen nach dem Eingriff geschockt gewesen seien; drei von ihnen behaupten sogar, dass sie auf den Eingriff verzichtet hätten, wenn ihnen bewusst gewesen wäre, wie lange und schmerzhaft der Heilungsprozess ist. Also informieren Sie sich gründlich, ehe Sie sich unters Messer legen, und gehen Sie sicher, dass die Vorteile größer sind als die Qualen. Außerdem sollten Sie wissen, dass es eine Vielzahl anderer Möglichkeiten gibt, Veränderungen vorzunehmen.

Vielleicht haben Sie bereits eine Schönheitsoperation und/oder eine Botox-Behandlung hinter sich. Hoffentlich sind Sie mit dem Ergebnis zufrieden. Die moderne Medizin kann das Aussehen von Menschen stark verändern und im Fernsehen für wunderbare Unterhaltung sorgen!

In letzter Zeit sind plastische Eingriffe im Vaginalbereich immer stärker auf dem Vormarsch: Straffung der Vaginalmuskulatur, Fettabsaugen im Schambereich und Kürzung der Schamlippen. Das deprimiert mich, weil dabei unter Umständen Nerven durchtrennt werden, was die sexuelle Funktion stören, eine Frau weniger empfindsam machen und in manchen Fällen sogar Schmerzen verursachen kann, die zuvor nicht existierten. Und das alles mit dem Ziel, »normal« auszusehen. Ich habe in meinem Leben schon Hunderte von Vulven gesehen, und in meinen Augen sah keine davon hässlich oder anormal aus. Ich würde sogar behaupten, dass die Größe und Symmetrie von Schamlippen für kaum einen Mann eine Rolle spielt.

Man sollte Menschen, die sich einer Schönheitsoperation unterzogen haben, nicht verurteilen (oder beneiden) – was auch immer nötig ist, um jemandes Selbstwertgefühl auf die Beine zu helfen, kann Wunder wirken. Manche Menschen, wie zum Beispiel diejenigen, die in der Unterhaltungsbranche arbeiten, unterliegen einem enormen Druck, auf Dauer jung auszusehen. Meiner Ansicht nach ist man jedoch besser beraten, wenn man auf größere kosmetische Eingriffe verzichtet. Doch auch in diesem Fall können nur Sie selbst entscheiden, was das Beste für Sie ist.

Der beste Freund einer Frau ist ihre Muschi

Als ich Gast in Joan Rivers' Nachmittags-Talkshow war, sprachen wir darüber, wie wichtig es ist, seinen Körper zu lieben – einschließlich der Genitalien. Joan Rivers griff in ihre Handtasche, holte ihren Schminkspiegel hervor, hielt ihn sich zwischen die Beine und tat so, als würde sie ihre Vulva betrachten. Dann zog sie eine Grimasse und stieß einen entsetzten Schrei aus. Das sorgte für große Heiterkeit beim Publikum, war aber gleichzeitig betrüblich, da sehr viele Frauen genau so empfinden.

Eine wahre Sexgöttin liebt ihren Venushügel und kennt ihn in- und auswendig. Werfen Sie einen ausgiebigen Blick auf Ihre Muschi im Spiegel, wenn Sie das noch nie getan haben. Tun Sie es, wenn Sie alleine sind und nicht gestört werden. Falls Sie es noch nie getan haben, weil Ihnen beigebracht wurde, dass man »dort unten« nicht hinsieht, betrachten Sie es als Schritt aus Ihrem gewohnten Terrain, den ich im ersten Kapitel erörtert habe. Lernen Sie alles über Ihre Anatomie und probieren Sie aus, ob Sie alle ihre Details beim Namen nennen können. Sagen Sie ihr, dass sie hübsch ist. Schenken Sie Ihrer großartigen Klitoris besondere Beachtung. Nach

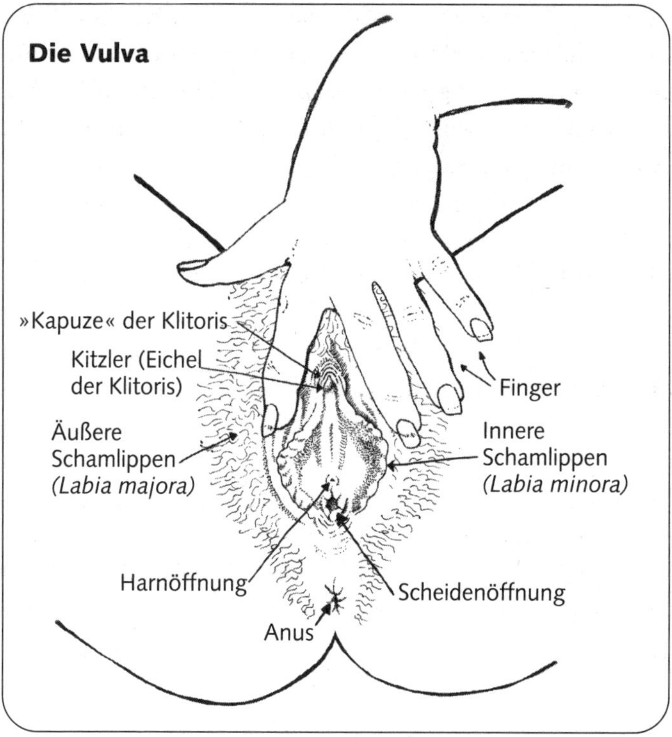

Die Vulva

heutigem Kenntnisstand ist sie das einzige menschliche Organ, das ausschließlich der Freude und dem Vergnügen gewidmet ist. Wussten Sie, das Ihre Klitoris lange »Schenkel« hat – ich nenne sie gerne »Wurzeln« –, die sich in Ihren Scheidenwänden verzweigen? Suchen Sie die »Kapuze« Ihrer Klitoris (die der männlichen Vorhaut entspricht). Erkennen Sie Ihre Urethralöffnung (Harnöffnung)? Manche Frauen können sogar einen Teil ihres Urethralschwamms sehen, bei dem es sich um die schützende Ummantelung der Harnröhre handelt. Entdecken Sie Hymen-Lappen, wenn Sie Ihre Schamlippen auseinander ziehen? Sie sehen aus wie winzige Schamlippen hinter den inneren Schamlippen. Manche Frauen haben welche und können sie auch sehen. Betrachten Sie die Farben, Formen und Strukturen. Nehmen Sie die Schönheit Ihrer Vulva zur Kenntnis. Welcher Blume ähnelt sie Ihrer Meinung nach?

Aus vollem (Gebärmutter-)Hals

Als Teenager hatte ich fürchterliche Angst davor, meine Muschi anzusehen, und traute mich nicht. Schließlich musste ich aber doch nachsehen, weil ich es unbedingt wissen wollte. Beim ersten Blick war ich ziemlich kritisch. Heute würde ich behaupten, dass meine Vulva mein vielleicht schönster Körperteil ist! Und ich kann ohne Schwierigkeiten jedes ihrer anatomischen Details beim Namen nennen. Das ist ein gutes Gefühl.

Ich bin fünf Jahre mit einem Ein-Frau-Theaterstück über mein Leben als Sex-Abenteuerin, das ich *Post Porn Modernist* nannte, um die ganze Welt getourt. Gegen Ende der Vorstellung saß ich in einem Plüschsessel am Bühnenrand, führte ein Spekulum in meine Vagina ein, öffnete es und forderte die Zuschauer auf, zu mir zu kommen und mit einer Taschenlampe einen Blick in mich zu werfen. Dabei hielt ich ein Mikrofon am Oberschenkel, um die Kommentare der Zuschauer zu verstärken. Dieser Teil der Vorstellung hieß »*A Public*

Cervix Announcement« in Anlehnung an den gängigen englischsprachigen Begriff *»public service announcement«*, »öffentliche Bekanntmachung«. Ich schätze, dass ungefähr 40 000 Menschen aus 16 verschiedenen Ländern bei dieser Performance meinen Gebärmutterhals betrachtet haben. Ich tat das nicht, um zu schockieren oder Ärgernis zu erregen, sondern um andere Menschen in die Geheimnisse der weiblichen Anatomie einzuweihen und zu demonstrieren, dass es keinen Grund gibt, sich für seine Geschlechtsorgane zu schämen. Für Sie mag das abwegig klingen, aber für mich war es ziemlich unkompliziert und natürlich. In den Foyers der Theater verkaufte ich Spekula einschließlich gedruckter Anweisungen, damit die Käuferinnen sich zu Hause selbst betrachten konnten. Viele Frauen haben sich bei mir für diesen Dienst bedankt. Sie betrachteten ihren eigenen Gebärmutterhals und empfanden die Erfahrung als befreiend und interessant. Selbstuntersuchung mit Hilfe eines Spekulums war einer der Eckpfeiler der feministischen Bewegung der 1970er-Jahre, doch aus irgendeinem Grund ist diese Methode im Lauf der Zeit in Vergessenheit geraten.

Sie können in jedem Fachgeschäft für medizinisches Gerät ein Spekulum kaufen und einen Blick in sich hinein werfen. (Siehe Quellenverzeichnis.) Falls Sie ein ungutes Gefühl dabei haben, sich ein Spekulum einzuführen oder Ihren Partner darum zu bitten, können Sie bei Ihrer nächsten Unterleibsuntersuchung beim Gynäkologen nach einem Spiegel fragen, um einen Blick zu riskieren. Gynäkologen sind in der Regel gerne bereit, Ihnen zu offenbaren, wie Sie in Ihrem Inneren aussehen, und Ihnen all die wunderschönen und wunderbaren Details zu zeigen (auch wenn sie diese vielleicht nicht alle bezeichnen werden). Schließlich ist es *Ihr* Körper.

Ich habe in meinem Leben zahlreiche Vulven gesehen, und jede davon war außerordentlich schön. (Falls Sie gerne großartige Farbfotos von Vulven sehen möchten, kann ich Ihnen das Buch *Femalia* von Down There Press wärmstens empfehlen.) Jede Vulva ist speziell und einzigartig, die Ihre eingeschlossen. Lieben, ehren und respektieren Sie Ihre Vulva. Seien Sie gut zu ihr, dann wird auch sie gut zu Ihnen sein. *Viva la Vulva!*

Reichen Sie sich die Hand und berühren Sie sich

Masturbation kann die Basis für ein gutes Sexualleben ausmachen. Es ist eine wunderbare Methode, sich selbst zu lieben, sein Selbstwertgefühl zu steigern und mit seiner Persönlichkeit in Berührung zu kommen. Oder mit seinen Persönlichkeit*en*. Also reichen Sie sich die Hand.

Falls Ihnen jemals irgendjemand gesagt hat, Masturbation sei schlecht oder schmutzig, hatte er oder sie Unrecht! Falls Ihnen irgendjemand gesagt hat, Masturbation sei weniger gut als Sex mit einem Partner, hatte er oder sie ebenfalls Unrecht. Es ist besser, zwischen den beiden zu unterschieden. Jeder gute Sexualtherapeut wird Ihnen sagen, dass Masturbation nicht nur normal, sondern sogar gesund und förderlich ist. Wenn das Wort »Masturbation« in Ihren Ohren zu steril klingt oder negative Assoziationen weckt, verwenden Sie stattdessen den Begriff »Selbstbefriedigung«.

Heutzutage hat fast jeder die frohe Botschaft vernommen: Selbst Menschen mit einem vollkommen erfüllten Sexualleben erfreuen sich an Masturbation. Sie muss eine partnerschaftliche Beziehung nicht beeinträchtigen.

Sie können sich beim Masturbieren für einen Quickie entscheiden, um überschüssige sexuelle Spannung zu entladen, um sich für einige Momente gut zu fühlen oder um Stress abzubauen. Gegen eine schnelle »Solonummer« ist nichts einzuwenden, aber manchmal ist es wunderbar, sich mehr Zeit zu nehmen, um sein »Selbst zu befriedigen« und »sich zu lieben«. Sie können masturbieren, als würden Sie in die Klaviertastatur hauen, oder Sie können es so tun, als würden Sie Bach spielen. Auch in diesem Fall haben Sie die Wahl. Sie können alleine masturbieren oder zusammen mit Ihrem Partner oder Ihrer Partnerin.

Obwohl ich in einer wundervollen Beziehung mit jeder Menge tollem Sex lebe, masturbiere ich gelegentlich trotzdem gerne, wenn ich alleine zu Hause bin. Ich schätze und brauche die spezielle Verbindung zu mir selbst, die ich nur beim Masturbieren empfinde. Vor allem dann, wenn ich einen harten Tag hinter mir habe, emotional aufgewühlt bin oder eine Aufmunterung brauche. Nach einer kleinen Nummer mit mir selbst fühle ich mich jedes Mal wie ein neuer Mensch.

Andere, die sich in einer Liebesbeziehung befinden, ziehen es vor, überhaupt nicht zu masturbieren, sondern jede sexuelle Erfahrung mit ihrem Partner oder ihrer Partnerin zu teilen. Sie sollten das vorziehen, was für *Sie* am besten ist, und sich bei Ihrer Wahl nicht von Schuld- und Schamgefühlen oder falschen Informationen beeinflussen lassen.

Variationen zum Thema »Selbstwertgefühl«

Hier folgen einige Vorschläge, wie Sie sich mit Hilfe von Masturbation mehr lieben und Ihr Selbstwertgefühl erhöhen können:

- *Verbreiten Sie Liebe.* Berühren Sie mehr als nur Ihre Genitalien. Berühren Sie Ihren ganzen Körper. So übertragen sich die guten Gefühle von Ihren Genitalien auf den Rest Ihres Körpers, vor allem auf Ihr Herz.
- *»Medibieren« Sie.* Das heißt, masturbieren und meditieren Sie gleichzeitig. Das kann äußerst entspannend und erquickend sein. Denken Sie an nichts, entspannen Sie Ihren gesamten Körper und konzentrieren Sie sich auf Ihre Atmung. Schlichtheit hat Vorrang. Betrachten Sie die Angelegenheit als Zen-Masturbation.
- *Sagen Sie sich: »Ich liebe dich und bin für dich da«, während Sie masturbieren.* Flüstern Sie sich süße Nichtigkeiten zu. »Ich werde dich immer lieben. Ich werde mich immer um dich kümmern.« Sie haben richtig gelesen: Flüstern Sie sich selbst zu! Versuchen Sie es! Falls Ihnen das zu merkwürdig vorkommt, sprechen Sie lautlos mit sich.
- *Verzichten Sie auf einen Orgasmus.* Genau, ich habe »verzichten« gesagt! Hin und wieder ist es eine wunderbare Sache zu masturbieren, um seinem Körper eine Freude zu machen und sich selbst wieder aufzuladen. Speichern Sie alles, was Sie erregt, um dafür zu sorgen, dass Sie den ganzen Tag unter Strom stehen.

Diese Praktik wird auch als »Karezza-Methode« bezeichnet.

- *Erkunden Sie, was tief in Ihnen vor sich geht.* Masturbation ist ein natürlicher Stimmungsverbesserer und eine großartige Möglichkeit, sich Zugang zu seinen tieferen Gefühlen zu verschaffen und diese auszuleben. Ich habe die Erfahrung gemacht, dass mit sexueller Ekstase alle möglichen Gefühle einhergehen können. Sie können zum Beispiel stark sexuell erregt sein und gleichzeitig Traurigkeit, Ärger, Sehnsucht, Verwirrung, Schuld oder Niedergeschlagenheit empfinden. Achten Sie auf Ihre Gedanken und Gefühle, während Sie erregt sind. Es wird Ihnen zwar vielleicht nicht bewusst sein, wie sich die Verwandlung vollzogen hat, aber in der Regel werden Sie sich anschließend glücklicher fühlen.
- *Seien Sie gelegentlich genauso kreativ und hingebungsvoll, als wären Sie mit Ihrem Partner oder Ihrer Partnerin zusammen.* Wenn Sie sich richtig anstrengen, bekommen Sie eine Eins mit Stern.
- *Spielen Sie Alchemist.* Stellen Sie sich vor, dass Ihre sexuelle Energie von Ihren Genitalien zu Ihrem Herzen strömt, und verwandeln Sie sie in Liebe, wenn sie dort anlangt, damit sich Ihr Herz mit Liebe füllt.
- *Seien Sie Ihr eigener sexueller Heiler.* Falls Sie beispielsweise Kopfschmerzen haben oder unter Menstruationsbeschwerden leiden, ist Masturbation ein fantastisches Heilmittel. Wenden Sie Masturbation wie ein Medikament an, ganz egal, was sie plagt.

- *Vergegenwärtigen Sie sich, dass Sie gesund, glücklich und beliebt sind.*
- *Seien Sie dankbar.* Denken Sie beim Masturbieren an all die Dinge in Ihrem Leben, für die Sie dankbar sind.

Gesellschaft macht glücklich

Nehmen wir einmal an, es läuft so richtig gut mit Ihren positiven Selbstgesprächen und Feststellungen. Sie leisten hervorragende Arbeit dabei, Ihre Körperteile mit uneingeschränkter Liebe zu überschütten. Wunderbar! Aber wie können Sie Ihre Fortschritte beim Liebesspiel mit Ihrem Partner aufrechterhalten? Hier einige Vorschläge, wie Sie Ihr Selbstwertgefühl schützen können, wenn es heiß und schlüpfrig wird:

- *Richten Sie Ihre Aufmerksamkeit auf etwas anderes, sobald Sie unsicher werden.* Wenn Sie feststellen, dass der korallenrote Nagellack an Ihren Zehen abblättert, deutet das unter Umständen darauf hin, dass sich Ihre Einstellung wieder zum Negativen wendet. Deshalb sollten Sie Ihr Augenmerk auf etwas an Ihnen richten, mit dem Sie zufrieden sind. Vielleicht bereitet es Ihnen Unbehagen, wie das überschüssige Fett an Ihren Oberarmen aussieht, aber auf Ihre Brüste und Ihren Po sind Sie wirklich stolz! Lenken Sie sich ab, indem Sie die Körperteile berühren, die Ihnen gefallen, oder reiben Sie sie am Körper Ihres Partners oder Ihrer Partnerin. Sie können Ihr Augenmerk aber auch auf Sinneseindrücke lenken: Berührungen, Gerüche, Geschmäcke, Anblicke oder Geräusche. Man nennt das »sinnlicher Fokus«.

- *Vermeiden Sie, Ihrem Partner oder Ihrer Partnerin zu sagen, was an Ihnen »verkehrt« ist, sonst wird er oder sie Ihnen bald glauben.* Wie Sie sich selbst sehen und behandeln kann Einfluss darauf haben, wie andere Sie sehen und behandeln.
- *Sprechen Sie mit Ihrem Partner oder Ihrer Partnerin darüber, wie wichtig es ist, positiv zu denken, falls er oder sie eine negative Einstellung hat.* Kommunizieren Sie Ihre Gefühle auch dann, wenn Ihr Partner oder Ihre Partnerin nicht bei Ihnen ist. Sie müssen formulieren, was Ihnen wichtig ist, weil andere das nicht zwangsläufig wissen.
- *Falls Ihr Partner oder Ihre Partnerin Sie wirklich respektlos behandelt, benötigen Sie unter Umständen Hilfe.* Körperliche und/oder emotionale Misshandlungen sind eine ernste Angelegenheit und erfordern oft fachkundige Unterstützung. Solche Hilfe in Anspruch zu nehmen ist ein Akt der Selbstachtung.
- *Vergegenwärtigen Sie sich, wie wunderbar Sie sind.*

Wenn das nächste Mal ein Liebeslied im Radio gespielt wird, während Sie im Auto unterwegs sind, dann widmen Sie es sich. Kaufen Sie sich einen Strauß Rosen oder eine besondere Belohnung. Spendieren Sie sich einen Kuss und eine Umarmung. Hier bekommen Sie eine von mir!

5. Schritt: Lernen Sie, »Sex-isch« zu sprechen

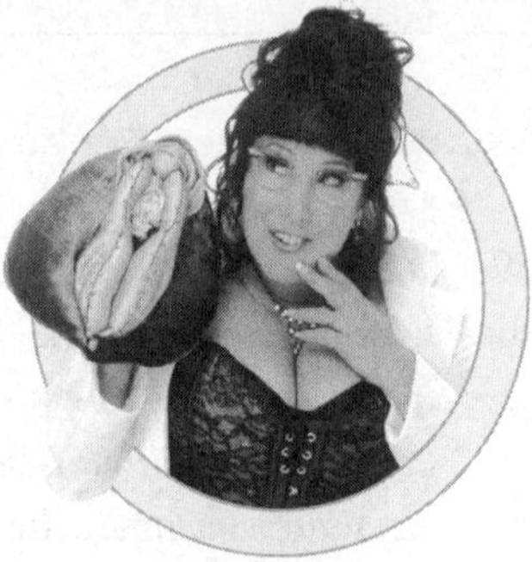

»Guter Sex beginnt bereits,
wenn man noch angezogen ist.«
Virginia Johnson und
William Masters

Im Märchen weckt der Prinz die schlafende Schönheit ohne Anleitung mit genau dem richtigen romantischen Kuss. Doch die moderne Schönheit weiß, falls sie nicht gerade im Koma liegt, dass ihr Liebster zumindest ein bisschen Unterweisung benötigt, um ihre Leidenschaft zu wecken.

Gute Kommunikationsfähigkeiten sind eine wichtige Voraussetzung für ein spektakuläres Sexualleben. Vielleicht sind Sie auf diesem Gebiet besonders bewandert und deshalb in der Lage, Ihrem Partner oder Ihrer Partnerin sowohl Ihre Bedürfnisse und Bedenken als auch Ihre Liebe und Leidenschaft zu vermitteln. Falls nicht, ist es ein wichtiger Teil Ihrer Sexualleben-Reform, sich bessere Kommunikationsfähigkeiten anzueignen. Mit etwas Übung werden Sie bald fließend »Sex-isch« sprechen.

Lehrstunde

Wenn ich in den vielen Sex-Workshops, die ich geleitet habe, die Teilnehmerinnen fragte, was sie gerne lernen würden, antworteten die meisten: »Ich möchte lernen, um das zu bitten, was ich mir wirklich wünsche.« Frauen haben alle möglichen Bedürfnisse und Sehnsüchte – emotionale, sexuelle, romantische –, sprechen sie aber oft nicht aus. Wir gehen davon aus, dass unser Partner uns zu befriedigen weiß, wenn er uns wirklich liebt. Blödsinn! Unsere Partner besitzen keine übersinnlichen Kräfte und brauchen deshalb oftmals eine Erklärung und manchmal sogar eine Belehrung. Die Popularität der Fernsehserie *Sex and the City* ist zu einem großen Teil darauf zurückzuführen, dass die Figuren mit ihren offenen Diskussionen über Sex für uns sprechen. Untersuchungen zeigen, dass Partner, die sich über ihre Gefühle unterhalten, ein bei weitem besseres Sexualleben haben als diejenigen, die es nicht tun. Ohne Zweifel bekommen diejenigen, die ihre sexuellen Wünsche und Bedürfnisse äußern, eher das, was sie möchten!

Falls Sie Angst haben, Ihr Partner oder Ihre Partnerin könnte Sie für zu direkt oder aggressiv halten, wenn Sie ihm oder ihr mitteilen, was Ihnen gefällt, werden Sie eine angenehme Überraschung erleben: Die meisten Menschen wissen es wirklich zu schätzen, wenn man ihnen reinen Wein einschenkt. Das Hauptproblem für Frauen ist vermutlich ihr fehlendes Selbstwertgefühl, während das Hauptproblem für Männer ihre Furcht zu versagen ist. Männer möchten befriedigen. Einer Bekannten von mir kam die Erleuchtung, als einer ihrer Partner sie fragte, was sie sich wünsche. Als sie zu schüchtern war, es ihm zu sagen, erwiderte er: »Wie soll ich es dir recht machen, wenn du es mir nicht sagst?« Meine Bekannte beschloss daraufhin, mit zukünftigen Sexualpartnern offener zu sein – und stellte fest, dass diese zufrieden waren und sie befriedigt.

Sex ist generell interessant – jeder erlebt Sex auf einem anderen Level und hat deshalb etwas zum Dialog beizutragen. Trotzdem sprechen viele Menschen nie über Sex, weil es ihnen schwer fällt oder sie sich dabei unwohl fühlen. Manche glauben, sie würden Sex seines Zaubers und seiner Schönheit berauben, wenn sie über ihn sprächen. Doch in Wirklichkeit steigert es den Reiz sogar, wenn man darüber spricht. Schweigen kann schädlich sein, während es das Leben und die Beziehung bereichert, ehrlich, offen und ohne Umschweife über Sex zu sprechen. Das macht Spaß, ist lehrreich und wunderbar erotisch.

Sprachlos

Heutzutage liebe ich es, über Sex zu sprechen, und tue es auch ständig: mit meinem Liebhaber, mit meinen Freunden und mit fast jedem, der sich dazu eignet. Allerdings fühlte ich mich dabei nicht immer wohl. Zwischen 20 und 30 hatte ich nicht die geringste Ahnung, wie ich einen Liebhaber darum bitten sollte, es mir recht zu machen. Ich konnte natürlich »fester«, »schneller« oder »langsamer« sagen, aber damit war mein erotisches Vokabular bereits fast erschöpft. Ich glaube, ich war keine Ausnahme. Pornodarstellerin zu sein lockerte mit Sicherheit meine Zunge, jedoch nicht im Hinblick auf mein eigenes Vergnügen. Ich hatte sogar einen lukrativen Telefonsex-Job, bei dem ich 50 Dollar für jede im Voraus aufgenommene Minute mit Fantasien und vorgetäuschten Orgasmen verdiente. Doch es war etwas völlig anderes, einem Sexualpartner von Angesicht zu Angesicht gegenüberzustehen, vor allem dann, wenn es sich um mehr als nur eine flüchtige Affäre handelte. Allerdings war ich so sehr damit beschäftigt, die heißeste Frau der Welt zu sein, dass ich gar nicht bemerkte, wie frustriert ich war.

Als ich 31 wurde, fing ich an, zu einer Therapeutin zu gehen, und stellte fest, dass ich absolut unfähig war, über ernste sexuelle Probleme mit ihr zu diskutieren. Ich schämte mich und war verlegen. Genauso wenig konnte ich mich dazu überwinden, meinem Gynäkologen eine Frage zum Thema Sex zu stellen, ohne dabei ins Stottern zu geraten und rot zu werden. In meinen Beziehungen wusste ich nicht, wie ich meine Gefühle kommunizieren oder mit echter Intimität umgehen sollte: Ich machte schon beim geringsten Problem mit meinem Partner Schluss, weil ich nicht wusste, wie ich die Schwierigkeiten und Emotionen, die aufkamen, verarbeiten sollte.

Familiensache

Schließlich lernte ich dazu. Ich musste, denn überhaupt nicht zu kommunizieren war zu schmerzhaft. Ich las, nahm an Seminaren teil und sammelte Lebenserfahrung. Heute besitze ich die Kommunikationsfähigkeiten, die ich brauche. Was für eine Erleichterung! Es ist erstaunlich, wie schnell und einfach man lernen kann, besser zu kommunizieren.

Es ist vollkommen normal, ein wenig nervös zu sein, wenn man erstmals seine Gedanken, Bedürfnisse und Sehnsüchte mit seinem Partner oder seiner Partnerin austauscht. Das gilt vor allem für diejenigen, die in Familien aufgewachsen sind, in denen nicht über Gefühle gesprochen wurde. In einigen Familien kommt nur ein Gefühl zum Ausdruck, und zwar Wut, wenn es Streit gibt; andere Familien sind besonders gut darin, Gefühle zu ignorieren oder zu unterdrücken. Solche Traditionen sind da, damit mit ihnen gebrochen wird.

Falls Ihr Partner oder Ihre Partnerin nicht über Sex sprechen möchte, fragen Sie neugierig nach der Ursache. Vielleicht wird die Antwort eine Erklärung liefern. Sollte er oder sie sich strikt weigern, über Sex zu reden, müssen Sie das unter Umständen akzeptieren, aber vielleicht können Sie auch mehr darüber sprechen und Ihren Partner oder Ihre Partnerin schließlich aus der Reserve locken.

Hör mal, Schatz

Man sollte nicht nur seine sexuellen Wünsche äußern können, sondern auch in der Lage sein, dem anderen zuzuhören. Wir neigen dazu, Vermutungen anzustellen, liegen dabei aber manchmal ziemlich falsch. Ich selbst lernte das, als ich kurz davor stand, mit einem Freund Schluss zu machen, mit dem ich zweieinhalb Jahre zusammen gewesen war. Wir nahmen an einem Kommunikations-Workshop für Paare teil und machten eine Übung, bei der einer der Partner dem anderen seine Gefühle mitteilen und der andere anschließend das Gesagte wiederholen musste. Ich war der Meinung, dass ich ihm zugehört hatte, war dann allerdings nicht imstande wiederzugeben, was er mir gesagt hatte. Dabei lernte ich, dass ich nicht richtig zuhörte, obwohl ich dachte, ich würde zuhören. Am Ende des Workshops waren wir in der Lage, uns gegenseitig zuzuhören, uns zu verstehen und exakt wiederzugeben, was der andere gesagt hatte. Also lassen Sie uns anfangen zu kommunizieren! Und zuzuhören.

Verständlichkeit beginnt zu Hause

Versuchen Sie, Ihre Gedanken, Gefühle und Sehnsüchte nicht vor sich selbst zu zensieren. Ich weiß, das ist leichter gesagt als getan. Ich kann mich nicht daran erinnern, als erwachsener Mensch geweint zu haben, bevor ich 33 wurde – so sehr hatte ich die Verbindung zu meinen Gefühlen verloren. Wie soll man Freude empfinden, wenn man weder Schmerz, Ärger noch Trauer empfindet? Je intensiver man das volle Spektrum seiner Gefühle empfindet und ausdrückt, desto besser wird der Sex. Einige Methoden, wie Menschen Verbindung mit ihren Gefühlen aufnehmen, sind Meditation, Schwimmen, Kunst, spirituelle Übungen, Kirchgänge, Aufenthalte in der Natur, Therapie, Masturbation, gezielte Entspannung, auf ein Kissen einschlagen, Workshops, Kampfsportarten, Tanzen, Selbsthilfegruppen, Sport und Yoga. Je wohler Sie sich dabei fühlen, wenn Sie sich selbst sagen, was Sie möchten, desto leichter wird es Ihnen fallen, es auch Ihrem Partner oder Ihrer Partnerin zu sagen.

Hören Sie Ihrer Vulva zu (Für Männer gilt: Hören Sie ihrer Vulva zu)

Lassen Sie es mich so formulieren: Vielleicht sind Sie der Meinung, das sei das Dümmste, was Sie je gehört haben, aber ich habe es mit Hunderten von Frauen und Paaren ausprobiert, und es hilft tatsächlich.

Hier in Dr. Sprinkles Sexualleben-Reformcenter verwenden wir hin und wieder Vulva-Handpuppen. Sie werden in Handarbeit aus weichem Samt und in verschiedenen Farben von meiner Freundin Dorrie Lane in ihrer Vulva-Universität hergestellt. Auf der »House O'Chicks«-Website (siehe Quellenverzeichnis) können auch Sie sich eine Vulva-Handpuppe bestellen. Wir benutzen die Puppen, damit wir besser verstehen, was uns unsere Vulven zu sagen haben, und es dann an unsere Partner weitergeben können.

Ihre Vulva möchte Ihnen sagen, wie es ihr geht, was sie denkt und was sie sich wünscht. Und sie redet nicht um den heißen Brei herum. Glauben Sie mir, Vulven sagen manchmal die unglaublichsten Dinge! Wenn wir unsere Vulva sprechen lassen, übermitteln wir oft ganz andere Botschaften, als wenn wir unseren Kopf oder unser Herz sprechen lassen. Was Sex betrifft, kann man nur dann um das bitten, was man möchte, wenn man eine genaue Vorstellung davon hat, was man sich wirklich wünscht – und dazu sollte man zweifellos in Betracht ziehen, was einem seine Vulva zu sagen hat.

Sind Sie neugierig, was Ihre Vulva zu sagen hat? Dann lassen Sie es uns herausfinden. Falls es Ihnen lieber ist, können Sie das auch ohne mich tun. Nehmen Sie einen Stift und ein Stück Papier zur Hand und folgen Sie diesen drei simplen Schritten.

1. Setzen oder legen Sie sich hin. Atmen Sie tief durch und entspannen Sie Ihren ganzen Körper.
2. Richten Sie Ihr Augenmerk und Ihre Aufmerksamkeit auf Ihre Vulva.
3. Schreiben Sie im Bewusstseinsstrom-Stil alles auf, was Ihnen Ihre Vulva sagen würde, wenn sie sprechen könnte. Lauschen Sie ihr und notieren Sie, was Sie hören. Zensieren Sie nichts.

(Falls Sie ein Mann sind, können Sie es ebenfalls tun, allerdings auf etwas andere Weise. Hören Sie darauf, was Ihr Penis zu sagen hat. Oder stellen Sie sich vor, was Ihnen die Vulva Ihrer Partnerin sagen würde, wenn sie könnte.)

Hier ein Beispiel aus einem Workshop:

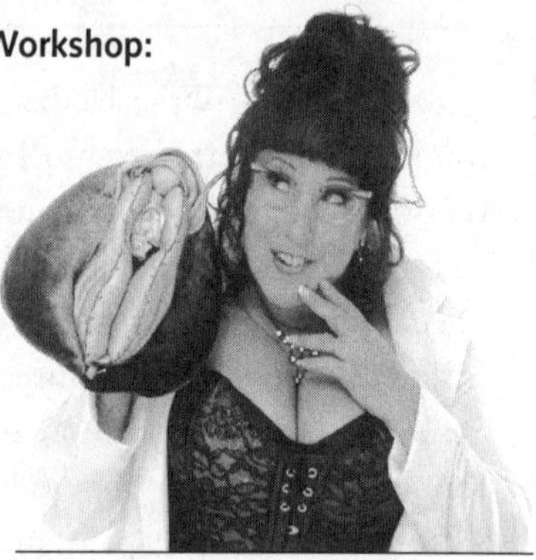

Hallo, ich bin's, Ploochie. Danke für dein Interesse an mir. Das fühlt sich gut an. Ich bin ziemlich schüchtern, wäre aber gerne selbstbewusster. Bitte hilf mir. Du hast heute so hart im Büro gearbeitet. Ich brauche ein bisschen mehr Aufmerksamkeit. Ich brauche deine Liebe und Zuneigung. Ich habe es satt, mein Dasein im Dunkeln zu fristen. Vielleicht könntest du dich in die Sonne legen und mich das Tageslicht sehen lassen ... Oh, das würde mir gefallen. Übrigens, deine Verabredung letzte Woche ... mmm, echt lecker! Meine Zustimmung hast du. Ich hätte gerne mehr davon. Miau!

Was mir meine Vulva zu sagen hat, ist:

____

____

____

____

____

Wiederholen Sie diese Übung an verschiedenen Tagen. Wahrscheinlich erhalten Sie jedes Mal eine andere Botschaft: manchmal eine sehr ernste, manchmal eine sehr lustige und manchmal eine sehr wollüstige.

Der Sinn und Zweck der Übung besteht darin, dass Sie Ihrer Vulva in Zukunft bewusster und häufiger zuhören. Vielleicht möchte Ihre Vulva sogar ihr eigenes Tagebuch führen!

Wie man lernt, besser mit seinem Partner oder seiner Partnerin zu kommunizieren

Hier sind einige Tipps, wie Sie die Kommunikation vor, während und nach dem Liebesakt verbessern können. Das Timing ist ebenso wichtig wie der Ort, den Sie zum Kommunizieren auswählen. Einige Dinge sagt man besser im Bett (bzw. an dem Ort, an dem man Sex hat). Andere Dinge bespricht man besser weit vom Bett entfernt, während man einen Spaziergang macht oder auf einer Parkbank sitzt. Manche Leute halten es für unhöflich, während des Essens über Sex zu sprechen, doch ich habe die Erfahrung gemacht, dass das ein guter Zeitpunkt ist.

Der nächste Abschnitt ist in drei Teile gegliedert: Tipps für vor dem Sex, Tipps für während dem Sex und Tipps für jede Gelegenheit. Ich hoffe, Sie werden einige davon nützlich finden.

I. Tipps zur Kommunikationsverbesserung vor oder nach dem Sex

1. Schreiben Sie lustvolle Liebesbriefe. Sie können Ihrem Partner oder Ihrer Partnerin jede Menge Andeutungen und Hinweise geben, was Ihnen gefällt und was Sie sich wünschen, indem Sie unmissverständliche E-Mails, Karten oder Liebesnachrichten schreiben. Selbstklebende Zettel eignen sich ebenfalls hervorragend, um Wünsche und Sehnsüchte zu übermitteln. Kleben Sie sie auf Kopfkissen, Spiegel etc. Seien Sie so spezifisch wie möglich. Falls Sie Angst haben, dass jemand anderer eine unmissverständliche oder kompromittierende Mitteilung finden könnte, sollten Sie sie Ihrem Liebhaber oder Ihrer Liebhaberin überreichen und anschließend zerreißen. Vergessen Sie nicht, ihn oder sie zu bitten, Ihnen mit einer erotischen Nachricht zu antworten.

2. Sprechen Sie verführerisch über die Dinge, die Sie gerne mit Ihrem Partner oder Ihrer Partnerin anstellen würden, wenn Sie beide alleine sind. Tun Sie das bei einem romantischen Abendessen in einem Restaurant, beim Autofahren oder beim Spazierengehen. Gehen Sie ins Detail. »Ich würde gerne _____ mit dir. Das wäre so _______. Würde dir das gefallen? Gefällt es dir, wenn ich ________?« Sagen Sie Ihrem Partner oder Ihrer Partnerin, was Sie heute schon in Gedanken mit ihm oder ihr angestellt haben, was Sie an ihm oder ihr mögen, was Sie sexy, heiß oder romantisch finden. Flüstern Sie ihm oder ihr die Worte ins Ohr, um die Erotik zu steigern. Das wird später Früchte tragen und die sexuelle Spannung erhalten. Außerdem ist es provokant, und die meisten Menschen finden es erregend, provoziert zu werden.

3. Beginnen Sie ein grundlegendes Gespräch über Ihr Sexualleben. Wenn Sie in einer festen Beziehung leben, sollten Sie alle paar Monate ein Gespräch führen, um herauszufinden, ob Sie beide sexuell zufrieden sind. Falls einer von Ihnen nicht zufrieden ist, sprechen Sie darüber, und zwar ohne ein Blatt vor den Mund zu nehmen. Ein gemeinsamer Spaziergang bietet dazu eine hervorragende Gelegenheit. Bringen Sie das Thema zur Sprache, indem Sie Fragen stellen, wie: »Bist du der Meinung, dass du genug Sex hast?«, oder: »Wäre es dir lieber, ich würde beim Sex öfter die Initiative ergreifen?«, oder: »Bin ich dir manchmal zu stürmisch?«

Weitere hilfreiche Fragen lauten: »Würdest du mir bitte von einer deiner sexuellen Fantasien erzählen?«, oder: »Erzähl mir von einer deiner besten sexuellen Erfahrungen«, beziehungsweise: »Erzähl mir von deiner schlimmsten sexuellen Erfahrung.« Fragen Sie Ihren Partner oder Ihre Partnerin nach seinen oder ihren sexuellen Vorlieben (auch wenn Sie diese Frage bereits gestellt haben) und hören Sie mit unverhohlenem Interesse zu.

4. Diskutieren Sie über Themen aus den Medien mit sexuellem Bezug. Falls persönliche sexuelle Angelegenheiten noch ein zu heikles Diskussionsthema für Sie darstellen, können Sie ein Thema aus den Medien zur Sprache bringen, wie zum Beispiel: »Was hältst du davon, dass in öffentlichen Bibliotheken der Zugang zu Pornografie im Internet gesperrt werden soll?«

Aus allgemeinen Unterhaltungen werden oft persönliche – und wenn nicht, kann man trotzdem eine Menge über jemanden erfahren, indem man seine Meinung zu grundsätzlichen sexuellen Fragen herausfindet.

5. Nehmen Sie an einem Beziehungs- oder Kommunikations-Workshop für Paare teil. Viele Gemeindezentren bieten solche Workshops an. Darin wird zwar meist nicht viel über Sexualität gesprochen, aber Sie können die Kommunikationstechniken, die Sie dort für Beziehungen lernen, auf Ihr Sexualleben übertragen. Ein Veranstalter, in dessen Workshops über Sex gesprochen wird, ist das Human Awareness Institute (siehe Quellenverzeichnis). Diese Organisation bietet überall in den Vereinigten Staaten, in Europa und in Australien erstklassige Wochenenden an. Bei diesen so genannten »HAI«-Workshops werden exzellente Kommunikationstechniken geübt, die in den Worten der Veranstalter »Beistand auf dem Weg zum Verständnis und zur Verbesserung Ihrer Beziehung« bieten. (Diese Workshops eignen sich auch vorzüglich für Singles.)

6. Machen Sie eine Sextherapie für Paare. Es gibt keinen Grund, sich dafür zu schämen, Hilfe in Anspruch zu nehmen. In vergangenen Zeiten waren in Gemeinschaften die Ältesten oder Schamanen für die Sexualerziehung zuständig, gaben Wissen weiter und boten Unterstützung. Der Sexualpädagoge Harley Swiftdeer berichtet, dass es in seinem indianischen Volk seit jeher Sexexperten gibt, so genannte »Phönixfeuer-Frauen und -Männer«, von denen man lernen kann und an die man sich mit Problemen wenden kann. In unserer heutigen Gesellschaft sind solche Traditionen weitgehend ausgestorben, dafür ist aber eine neue Spezies von Beratern entstanden.

Warnung: Die meisten Therapeuten, Psychologen und Psychiater haben keine oder nur eine oberflächliche Ausbildung zum Umgang mit Sexualität genossen und fühlen sich deshalb beim Thema Sex unter Umständen noch weniger wohl als Sie. Wenn Sie Sex-spezifische Probleme haben, ist es das Beste, wenn Sie sich an einen Spezialisten wenden. Falls Ihre finanziellen Mittel begrenzt sind, können Sie im Telefonbuch oder im Internet nach einer gemeinnützigen oder wohltätigen Organisation suchen, die kostengünstige oder kostenlose Therapien durch Sexexperten anbietet.

Betrachten Sie Ihren Therapeuten nicht als Schiedsrichter oder als jemanden, den Sie brauchen, um wieder »auf Vordermann« gebracht zu werden, sondern als weisen Berater. Sextherapie für Paare kann Spaß machen, wenn man den richtigen Therapeuten erwischt. Entscheiden Sie sich nicht für jemanden, der Ihnen unsympathisch ist und dem Sie Ihr Herz nicht ausschütten können; sehen Sie sich um.

Ich kenne ein Pärchen, das seine Sextherapeutin nicht leiden konnte, aber jeder der beiden hatte Angst, es dem anderen zu sagen. Nach ein paar Monaten sagte die Frau ihrem Partner endlich, dass sie ihre Therapeutin für oberflächlich hielt, vor allem deshalb, weil sie immer wieder vom »Fluss der Liebe« sprach. Zu ihrer Erleichterung gestand ihr Partner, dass er die Therapeutin ebenfalls nicht mochte. Die beiden machten Witze über die Therapeutin, bis sie in schallendes Gelächter ausbrachen. Ihre Abneigung gegenüber ihrer Sexualtherapeutin und die Suche nach einer anderen Therapeutin brachte die beiden einander näher. Nachdem sie die richtige Therapeutin gefunden hatten, bekamen sie ihre Schwierigkeiten in den Griff und verstanden sich wieder glänzend.

Es gibt auch andere Sexlehrer und -heiler, die keine verbale Therapie mit ihren Patienten machen, sondern nonverbal mit ihnen arbeiten. So genannte »Sex-Worker« (die mit Ihrem Psychotherapeuten zusammenarbeiten), »heilige Prostituierte« und »heilige Vertraute« (die einen spirituellen Weg eingeschlagen haben, den »göttlichen Geist« verkörpern und durch ihre Sinnlichkeit und Sexualität anderen als Kanal dienen) sowie »sexologische Body-Worker« (Sexual-Pädagogen, die mit Hilfe erotischer Hypnose lehren, was auf dem Gebiet der Sexualität möglich ist). Außerdem gibt es so genannte »Sex-Trainer«. Einige Freunde von mir arbeiten mit solchen Methoden und erzielen fantastische Ergebnisse. Allerdings sind diese nonverbalen Praktiken noch verhältnismäßig neu. Die Sextrainerin Dr. Loraine Hutchens, eine Freundin von mir, weist darauf hin, dass die Methodologie, der Ethikkodex und das Trainingsregelwerk noch in der Entwicklungsphase stecken. Ich bin sicher, dass Sexlehrer und -heiler dieser Art in Zukunft mehr Verständnis, Zustimmung und Verbreitung finden werden. Wenn Sie dafür offen sind und einen nonverbalen Lehrer/Heiler finden können, der Ihnen persönlich empfohlen wurde und bei dem Sie sich wohl fühlen, werden Sie wahrscheinlich eine Menge lernen und eine beeindruckende Erfahrung machen.

Wie bei allen meinen Tipps und Vorschlägen gilt auch hier: Entscheiden Sie sich für das, was Ihnen am meisten zusagt, und vergessen Sie den Rest. Die Geschmäcker sind verschieden.

7. Sprechen Sie mit anderen Menschen über Sex. Eine meiner Freundinnen, die als Telefonsexdame arbeitet, hat mir erzählt, dass jeder, dem sie sagt, womit sie ihren Lebensunterhalt verdient, ihr sofort seine sexuellen Geheimnisse anvertraut. »Die Menschen haben ein enormes Bedürfnis, mit anderen über Sex zu sprechen«, behauptet sie. Ich gebe ihr vollkommen Recht, denn je freier sie mit anderen über Sex sprechen können, desto wohler werden Sie sich mit Ihrem Partner oder Ihrer Partnerin fühlen. Viele Menschen gehen davon aus, dass sie mit Freunden nicht über Sex reden können, doch wenn man den ersten Schritt wagt, stellt man oft fest, dass auch andere gerne über Sex sprechen.

Pflegen Sie mindestens eine Freundschaft mit jemandem, mit dem Sie reden können und dem Sie vertrauen, der verständnisvoll ist und eine Menge über Sex weiß. Treffen Sie ein Übereinkommen, dass Sie Ihre Gesprächsthemen vertraulich behandeln werden.

Wenn man in seinem Sexualleben eine schwierige Phase durchmacht, kann es sehr hilfreich sein, sich mit Freunden auszutauschen. Vielleicht brauchen Sie die Unterstützung eines Freundes. Unter Umständen müssen Sie sich dazu allerdings außerhalb Ihres bisherigen Freundeskreises umsehen. Nehmen wir zum Beispiel an, Sie interessieren sich dafür, Erfahrungen mit einer Art von »bizarrem« Sex zu machen. Ihre Freunde sind dafür eventuell nicht offen, aber in den meisten größeren Städten gibt es Treffen von Anhängern von bizarrem Sex. Vielleicht leben Sie in einer generationsübergreifenden Beziehung oder haben sich in irgendeiner Weise geoutet und benötigen spezifische Hilfe. Vielleicht leiden Sie aber auch an chronischen Unterleibsschmerzen und möchten Kontakt mit anderen Frauen aufnehmen, die dasselbe Problem haben. Wenn Sie möchten, können Sie sich einem Diskussionsforum im Internet anschließen. Es gibt für fast jeden ein Hilfsnetzwerk. Sie brauchen es nur in Anspruch zu nehmen.

Wenn Sie richtig Spaß haben und dabei eine Menge lernen möchten, rufen Sie eine Lerngruppe zum Thema menschliche Sexualität oder einen Venus-Club (oder wie auch immer Sie ihn nennen wollen) ins Leben. Die Gruppe kann entweder ausschließlich aus Frauen bestehen oder aus Männern und Frauen. Planen Sie, sich etwa drei Monate lang alle zwei Wochen zu treffen. Stellen Sie jedes Treffen unter ein bestimmtes Motto, wie zum Beispiel Gastvorträge, ein Diskussionsthema, Informationsaustausch, eine Buchbesprechung zum Thema Sex, etc. Planen Sie am Ende jeder Sitzung etwas Zeit für informelles geselliges Beisammensein ein. Gestalten Sie ein Flugblatt oder eine Einladung, die Sie verteilen.

II. Tipps zur Kommunikationsverbesserung während des Sex

1. Trauen Sie sich, um das zu bitten, was Sie sich wünschen. Tun Sie es einfach! Auch dann, wenn es Ihnen schwer fällt, Sie dabei ins Stottern geraten oder sich unwohl fühlen. Um das zu bitten, was man gerne hätte, ist unter Umständen schwierig, aber Sie müssen das Risiko einfach eingehen. Der Grund dafür, warum Sie *nicht* darum bitten, ist vermutlich der, dass Sie a) das Gefühl haben, es nicht zu verdienen, b) Angst haben, Ihr Partner oder Ihre Partnerin könnte damit nicht einverstanden sein, oder c) es nicht gewohnt sind, über Sex zu sprechen. Sie schaffen das!

2. Formulieren Sie die Dinge positiv. Seien Sie freundlich. Sie sind nicht in einer Nachmittags-Talkshow und möchten eine Szene machen. Wir sind alle verletzlich, was unsere sexuellen Fähigkeiten und »Leistungen« betrifft. Denken Sie immer daran, dass Sie nicht kritisieren, verletzen oder beschuldigen wollen, sondern die Situation verbessern möchten.

Beispiel A:
Vorher: Vielleicht verspüren Sie das Bedürfnis, etwas zu sagen, wie: »Au! Du lutschst viel zu fest an meinen Brustwarzen. Sei vorsichtig, du Grobian. Das hat wehgetan! Du bist manchmal wirklich unsensibel und grob.«
Besser: »Uh! Meine Brustwarzen sind gerade ziemlich empfindlich. Könntest du bitte ganz vorsichtig an ihnen lutschen? Das würde sich besser anfühlen.«

Beispiel B:
Vorher: »Schatz, ich hasse es, wenn du aus dem Bett springst, nachdem du gekommen bist. Du hast anscheinend Angst vor Intimität. Ich fühle mich dabei total verlassen und unbeachtet.«
Besser: »Schatz, ich fühle mich dir sehr nah, nachdem du gekommen bist, und möchte, dass du mich in den Arm nimmst.

Wenn du aus dem Bett springst, vermisse ich dich ganz fürchterlich. Was hältst du davon, wenn du einfach liegen bleiben würdest?« (Vergessen Sie nicht, eine positive Bemerkung zu machen, wenn Ihr Partner auf Ihren Wunsch eingeht.)

Erkennen Sie den Unterschied zwischen den Formulierungen? Achten Sie darauf, wie das Wort »ich« jeweils in der zweiten Variante verwendet wird; Sie drängen Ihren Partner nicht in die Defensive; Sie sagen, wie Sie sich fühlen, und beschreiben genau, was Sie gerne anders hätten.

3. Stellen Sie detaillierte Fragen, um herauszufinden, was Ihrem Partner oder Ihrer Partnerin gefallen würde, anstatt zu verallgemeinern.
Erster Versuch: »Gefällt dir das?« (Eine gute Frage, aber sie bringt Sie nicht ans Ziel.)
Besser: »Möchtest du, dass ich das fester oder sanfter mache? Was ist für dich angenehmer, langsam oder schnell? Wo fühlt es sich besser an, hier oder dort? Sag mir genau, was ich tun soll.«

4. Kommunizieren Sie nonverbal. Pornoproduzenten wissen, dass ein wortreiches Skript es nicht mit jeder Menge »Ahs« und »Ohs« aufnehmen kann. Stöhnen, ächzen und seufzen Sie, so viel Sie wollen, denn fast jeder wird Ihnen bestätigen, dass ihn das ziemlich antörnt. Außerdem ist es einfacher, mit Stöhnen, Ächzen und Seufzen zu kommunizieren als mit Worten. Falls Sie ein stiller Genießer sind, sollten Sie möglicherweise in Betracht ziehen, geräuschvoller zu werden.

Lauschen Sie den Lauten Ihres Partners oder Ihrer Partnerin aufmerksam. Sie können ihm oder ihr auch sagen, dass es Ihnen gefallen würde, wenn er oder sie geräuschvoller wäre. Vielleicht werden Sie überrascht sein, wie laut Ihr Partner oder Ihre Partnerin wird, sobald er oder sie die Erlaubnis dazu bekommen hat.

Ich hatte einmal eine Partnerin, bei der ich mir nie sicher war, was ihr gefiel und was nicht, weil sie kaum reagierte. Ich konnte nicht einmal sagen, ob und wann sie einen Orgasmus hatte. Deshalb bat ich sie, Geräusche von sich zu geben, um mich wissen zu lassen, was ihr gefiel. Da sie so still war, hatte ich das Bedürfnis, selbst leiser zu sein, aber ich widerstand dem Impuls und beschloss stattdessen, noch geräuschvoller zu werden. Sie gewöhnte sich daran, dass ich beim Sex viele Laute von mir gab, folgte meinem Vorbild und wurde schließlich selbst viel lauter. Infolgedessen konnte ich eine bessere Liebhaberin für sie sein, und wir schlugen zwei Fliegen mit einer Klappe.

Versuchen Sie, auf Körpersprache zu achten und sie zu interpretieren. Reagieren Sie auf den leisesten Druck Ihres Partners oder Ihrer Partnerin, wenn er oder sie die Stellung wechseln will oder möchte, dass Sie sich auf eine bestimmte Weise bewegen. Lauschen Sie verräterischen Veränderungen in seiner oder ihrer Atmung.

Kommunizieren Sie durch Berührungen. Menschen, die sich lieben, tun das bis zu einem gewissen Grad intuitiv, aber man kann es auch bewusst tun. Legen Sie beispielsweise die Hand Ihres Partners oder Ihrer Partnerin auf Ihren Körper oder Ihr Gesicht, wo Sie sie gerne hätten. Kneifen Sie Ihren

Partner oder Ihre Partnerin, oder entspannen Sie sich, um eine Aussage zu machen. Geben Sie ihm oder ihr einen nachdrücklichen Klaps aufs Hinterteil, wenn Sie möchten, dass er oder sie die Hüften schneller bewegt. Drücken Sie das, was Sie sagen möchten, dadurch aus, wie Sie sich bewegen, wie Sie berühren, reiben und streicheln. Wie es in Olivia Newton Johns Megahit *Let's Get Physical* so schön heißt: *»Let me hear your body talk«*, »Lass mich deinen Körper sprechen hören.«

5. Hören Sie Ihrem Partner oder Ihrer Partnerin zu, ohne zu kritisieren. Wenn Sie Ihren Partner oder Ihre Partnerin beim Sex fragen, was Sie tun sollen, dürfen Sie auf die Antwort niemals schockiert oder angewidert reagieren. Seien Sie neugierig statt kritisch, verärgert oder entrüstet. Erwarten oder erbitten Sie dasselbe von Ihrem Partner oder Ihrer Partnerin.

Nehmen wir an, Ihr Partner oder Ihre Partnerin sagt Ihnen, dass er oder sie gerne Ihren Anus lecken würde. Vielleicht ist ihnen das zu viel des Guten. Doch anstatt sich Ihren Schreck anmerken zu lassen und zu rufen: »Das ist ja ekelhaft!«, sollten Sie versuchen, einen neutralen Gesichtssausdruck zu behalten und ihn oder sie fragen, was er oder sie daran erregend findet. Sie können zugeben, dass das nicht wirklich nach Ihrem Geschmack ist, aber dass Sie bereit wären, es einmal auszuprobieren (vorausgesetzt, Sie sind es tatsächlich). Wenn Sie sagen, wie Sie darüber denken, dürfen Sie Ihrem Partner oder Ihrer Partnerin auf keinen Fall vorwerfen oder auch nur andeuten, dass dieser Wunsch anormal sei. Verwenden Sie auch in diesem Fall »Ich«-Formulierungen: »Ich fühle mich etwas unwohl bei der Vorstellung, dass du meinen Anus leckst, und ich würde darauf im Moment lieber verzichten.« Oder: »Ich gehe mich erst mal waschen, dann fühle ich mich wohler dabei.«

6. »Dirty Talk«. Zu speziellen Anlässen können verbale Schweinereien äußerst stimulierend sein – und eine Menge kommunizieren. Sie können das in mehreren Schritten erlernen:

1. Fangen Sie an, indem Sie Dinge sagen, wie: »Das fühlt sich gut an.«
2. Gehen Sie danach einen Schritt weiter und sagen Sie: »Mm, das fühlt sich so gut an, wenn du mich dort unten leckst.«
3. Entwickeln Sie das weiter zu: »Oh, mm, ich werde total feucht, wenn du deine Zunge um meinen Kitzler und meine Möse kreisen lässt. Das fühlt sich so gut an. Leck meine Muschi fester, während du meinen G-Punkt reibst, Schatz. Mm, ja … Meine Muschi tropft schon, Süßer.«

Die beste Gelegenheit, um Dirty Talk zu üben, bietet sich beim Telefonieren, wenn beide masturbieren. Professionelle Telefonsex-Damen sprechen im Präsens, als hätten sie tatsächlich genau in diesem Moment Sex: »Mm, ja, ich drücke deinen Kopf zwischen meine Beine. Jetzt lege ich die Schenkel um deinen Kopf. Steck deine Zunge in mich hinein, Süßer. Spürst du, wie feucht ich bin? Oh, Gott! Das fühlt sich gut an! Ich spanne die Muskeln in meiner Muschi an – spürst du das mit deiner Zunge?« Doch was wirklich zählt, ist nicht, was Sie sagen, sondern die Art und Weise, wie Sie es sagen: Ihr Tonfall und die »mms« und »ohs« zwischen den Wörtern. Sie könnten ein Rezept für Käse-Makkaroni vorlesen, und es würde sexy klingen, wenn Sie richtig in Stimmung sind!

Falls Sie beim Dirty Talk nervös sind oder Hemmungen haben, umso besser. Die nervöse Energie wird sich in elektrisierende Spannung verwandeln, sobald Sie den Schritt gewagt haben.

7. Achten Sie auf den Gesichtsausdruck Ihres Partners oder Ihrer Partnerin. Für mehr Intimität und Leidenschaft sollten Sie die Augen beim Sex nicht schließen. Dann können Sie sehen, wie sich der Gesichtsaudruck Ihres Partners oder Ihrer Partnerin von entspannt in erregt verwandelt, und Sie werden wissen, dass das, was Sie tun, das Richtige ist. Außerdem ist es eine Freude, Verzückung auf dem Gesicht des Partners oder der Partnerin zu sehen. Verpassen Sie das nicht!

8. Sagen Sie »danke«, wenn Ihnen Ihr Partner oder Ihre Partnerin sagt, was ihm oder ihr nicht gefällt. Wenn er oder sie zum Beispiel sagt: »Das ist zu grob«, antworten Sie mit »danke«. Das wird Ihren Partner oder Ihre Partnerin ermutigen, seine oder ihre Meinung kundzutun, und nimmt darüber hinaus die Schroffheit aus jeder Kritik.

III. Tipps zur Kommunikationsverbesserung für alle Gelegenheiten

1. Sich mit seinem Partner oder seiner Partnerin Pornografie anzusehen ist eine hervorragende Möglichkeit, das Gesprächsthema auf Sex zu lenken und herauszufinden, was Sie beide erregt und was nicht. Okay, ich weiß, vielleicht können Sie mit Pornografie überhaupt nichts anfangen. Vielleicht haben Sie schon Pornofilme gesehen und fanden sie überhaupt nicht erotisch. Selbstverständlich gibt es eine Menge richtig schlechter Pornografie, die viele abstoßend finden. Aber lassen Sie uns trotzdem kurz darüber sprechen.

Falls Sie bislang zwei oder drei Pornofilme gesehen haben, brauchen Sie nicht zu glauben, Sie hätten bereits alles gesehen. Das Angebot an Spielfilmen für Erwachsene ist heutzutage größer als je zuvor, und einige davon wurden von Frauen für Frauen oder für Paare gemacht. In der Pornobranche hat sich vieles geändert. Tatsache ist, dass viele Frauen (und natürlich auch Männer) sexuell explizite Filme mögen und von ihnen angetörnt werden. Eine Umfrage des *Ladies Home Journal* von 1997 ergab, dass 47 Prozent der befragten Frauen Erotika und Pornografie benutzen, um ihr sexuelles Erleben zu steigern.

Wussten Sie, dass es inzwischen auch eine Kategorie von Pornografie gibt, die ich »alternative Pornografie« nenne? Die Sexshopkette Good Vibrations bietet detaillierte Rezensionen von Erotikfilmen mit genauen Inhaltsangaben anhand von Symbolen an, sodass man in der Lage ist, das zu finden, was man bevorzugt, und produziert etliche tolle Filme mit

Darstellern, die eher dem Geschmack von Frauen entsprechen. Außerdem gibt es die so genannte »pädagogische Pornografie«, sexuell explizite Lehrfilme zu bestimmten Themen wie Oralsex, Analsex oder Küssen. Candida Royalle produziert wunderbare »Erotika für Paare«. Tantra.com hat spirituell orientierte Filme im Angebot. Die ehemalige Pornodarstellerin Veronica Hart macht Hardcore-Filme mit erotischer Handlung und legt Wert auf gute schauspielerische Leistung. Die Homo-Pornografinnen Shar Redenour und Jackie Strano von S.I.R. Video produzieren *die* heißesten Lesbenpornos überhaupt. Daneben gibt es so genannte »Amateur-Pornofilme«, in denen man ganz normalen Paaren dabei zusehen kann, wie sie einfach nur Spaß am Sex haben. Die Produktionsqualität von Amateurpornos lässt oft zu wünschen übrig, aber einige behaupten, dass das einen Teil ihres Reizes ausmache. Die sexuell expliziten Filme, die ich in letzter Zeit produziert habe, gehören den Genres »Kunst-Pornografie« und »Doku-Pornografie« an, wie zum Beispiel mein Film *Annie Sprinkle's Amazing World of Orgasm*. Debbie Sundahl von Fatale Video produziert beeindruckende Sexfilme über ihre persönlichen sexuellen Entdeckungen, wie etwa *Tantric Journey to Female Orgasm – Unveiling the G-Spot and Female Ejaculation*. Betty Dodsons Film *Celebrating Orgasm* besteht aus fünf verschiedenen Sex-Trainingseinheiten, die äußerst inspirierend sind.

Falls Sie Pornografie wirklich nicht mögen, gibt es etliche Alternativen. Sie können sich beispielsweise sexuell orientierte Fernsehserien wie *Real Sex* ansehen. (Ich habe in fünf Folgen mitgewirkt.) Sie können sich gegenseitig erotische Geschichten vorlesen. (Es gibt zahlreiche Bände mit erotischen Kurzgeschichten.) Oder Sie lesen sich gegenseitig Klassiker der erotischen Literatur vor. Sie können sich aber auch gemeinsam einen erotischen Fotoband ansehen und diskutieren. Blättern Sie gemeinsam ein Sexmagazin durch, oder sehen Sie sich erotische Kunst an. Setzen Sie sich an den Computer, und surfen Sie gemeinsam zu einigen Websites für Erwachsene. Falls Ihnen die Pornografie, die Sie sehen, nicht gefällt, können Sie erörtern, welche Art von Pornografie Sie produzieren würden. Das Beste wäre natürlich, wenn Sie selbst die Art von Pornografie produzieren würden, die Ihnen gefällt! Das würde ganz bestimmt für Gesprächsstoff sorgen!

Falls Pornografie Sie tatsächlich irritiert, sollten Sie versuchen herauszufinden, woran das liegt. In den meisten Fällen zeigt Pornografie einfach nur Menschen beim Sex. Interessanterweise habe ich festgestellt, dass ich Pornografie umso anregender und spannender finde, je besser mein Sexualleben ist. Wenn ich Probleme mit meinem Sexualleben hatte oder meinem Körper und meinem Leben kritisch gegenüberstand, empfand ich Pornografie als abtörnend. Unter Umständen bohrt Pornografie in einer Ihrer Wunden. Sehen Sie sich welche an, und denken Sie darüber nach, warum sie Sie auf die Palme bringt oder komplett langweilt. Vielleicht wurde Ihnen vermittelt, dass Pornografie schlecht, widerlich und schädlich ist (was den meisten Frauen vermittelt wurde). Bilden Sie sich selbst eine Meinung, ob und warum Sie Pornografie mögen oder nicht.

Falls Sie ein Mann sind und sich gerne Pornografie ansehen, Ihre Partnerin aber nicht, sind Sie beide in diesem Punkt einfach geteilter Meinung. Sie sollten sich deshalb nicht schuldig fühlen, aber darauf achten, wie und wann Sie Ihrer Leidenschaft frönen. Vielleicht sind Sie auch ein Mann, der Pornografie nicht mag – auch gut. Pornografie ist natürlich nicht gerade hochintellektuelle Unterhaltung. Ich betrachte sie als volkstümliche Kunst, vom Volk für das Volk. Tatsache ist allerdings, dass Pornografie Paare inspirieren und richtig heiß machen *kann*. Sie hat eine gewisse Ähnlichkeit mit sexuellem Fantasieren, mit dem Unterschied, dass es jemand anderer für einen macht.

Um ehrlich zu sein, sehe ich mir nicht sehr viel Pornografie an. Bei bestimmten Gelegenheiten macht es mir aber trotzdem Spaß. Vor allem im Hotel auf dem Pay-Kanal während einer romantischen Reise.

2. Bitten Sie Ihren Partner oder Ihre Partnerin, Ihnen seine oder ihre sexuellen Fantasien zu verraten. Was für eine wunderbare Möglichkeit, um eine Vorstellung davon zu bekommen, was ihn oder sie heiß macht. Da Ihr Partner oder Ihre Partnerin sich vielleicht verletzlich fühlt, nachdem er oder sie Ihnen eine sexuelle Fantasie verraten hat, sollten Sie sich Ihre Bemerkungen aufsparen, falls Sie irgendetwas auf die Palme bringt. Wenn Ihr Partner oder Ihre Partnerin eine bestimmte Fantasie hat, heißt das schließlich noch lange nicht, dass er oder sie auch das Bedürfnis verspürt, sie in die Tat umzusetzen. Manchmal kann es auch befriedigend sein, nur darüber zu reden. Bedanken Sie sich, dass Ihr Partner oder Ihre Partnerin Ihnen seine oder ihre intimen Gedanken mitgeteilt hat.

3. Beurteilen Sie nach dem Sex gemeinsam Ihren Liebesakt. Sie können das unmittelbar im Anschluss an das Liebesspiel tun oder ein bis zwei Tage danach.

Sie sollten es zwar nicht übertreiben, aber Sie können durchaus Ihren Liebesakt in einzelne »Szenen« zerlegen, diese analysieren und bewundern. Sagen Sie, was Ihnen wirklich gefallen hat, und erwähnen Sie auch, was nicht so gut funktioniert hat. Manche finden das zu steril und gefühllos. Wenn man dabei allerdings sensibel zu Werke geht, kann eine ausgezeichnete Unterhaltung entstehen, und man kann für das nächste Mal dazulernen. Sie können das Gespräch auf spielerische Weise einleiten, indem Sie lachen und etwas Positives erwähnen, das beim Sex passiert ist. Dann leiten Sie zu etwas anderem über, das vielleicht nicht ganz so gut geklappt hat. Eventuell ist es hilfreich, es so zu formulieren: »Ich mag es lieber, wenn du …«

Vergessen Sie nicht, dass Sie darauf vorbereitet sein müssen, Feedback zu bekommen, wenn Sie selbst Feedback geben. Nachdem Sie Ihrem Partner oder Ihrer Partnerin erzählt haben, was Ihnen gefallen oder nicht gefallen hat, wird er oder sie sich vermutlich revanchieren; eigentlich sollten Sie sogar darauf hoffen, da das der Sinn und Zweck der ganzen Übung ist! Stecken Sie nicht den Kopf in den Sand, sondern hören Sie mit offenem Ohr und Herzen zu.

Falls Ihr Partner oder Ihre Partnerin wenig Erfahrung mit dieser Art von Sexgesprächen hat, wird er oder sie möglicherweise nicht sehr darauf achten, nicht wertend zu sein. Versuchen Sie, darüber hinwegzusehen, und stellen Sie zu einem späteren Zeitpunkt klar, dass es Ihnen lieber wäre, wenn über

Ihre sexuelle Darbietung anders gesprochen würde. Vergessen Sie nicht, dass all das zu einem besseren Sexualleben beitragen wird.

Poesie in Bewegung

Sex an sich ist ein Akt der Kommunikation, unabhängig davon, ob Sie damit »Ich liebe dich«, »Du machst mich an«, »Ich brauche dich« oder »Ich will dich« kommunizieren. Beim Liebesspiel können tiefgründige Dinge kommuniziert werden, die sich nicht mit Worten – nicht einmal mit Poesie – ausdrücken lassen. Kommunikation auf einer tieferen Ebene ist eine der schönen Seiten und einer der Vorteile von körperlicher Liebe, und je besser Ihre Kommunikation ist, desto klarer und vollständiger werden Sie Ihre wichtigen Botschaften übermitteln können.

Wie man Kritik zu seinem Vorteil nutzt

Sollten Sie an Ihrem gemeinsamen Sexualleben etwas Grundlegendes zu beanstanden haben, ist es in der Regel das Beste, wenn Sie nicht im Bett darüber sprechen. Das Wichtigste ist, dem Partner oder der Partnerin gegenüber extrem einfühlsam zu sein. Sex ist eines der intimsten Themen überhaupt, und Kritik an der Sexualität des anderen kann äußerst schmerzvoll sein. Tadeln oder beleidigen Sie Ihren Partner oder Ihre Partnerin niemals. Das kann enorme Selbstbeherrschung erfordern, wenn man verärgert ist, verhindert aber langfristigen Schaden. Selbst wenn Ihr Partner oder Ihre Partnerin Sie verbal angreift, sollten Sie nicht kontern.

Vergewissern Sie sich, dass Ihre Motive redlich sind, bevor Sie den Mund aufmachen; dass Ihre Ziele besserer Sex und bessere Kommunikation sind. Gehen Sie in sich, um sicherzustellen, dass Sie Ihren Partner oder Ihre Partnerin nicht aus Verärgerung über etwas anderes kritisieren oder zurechtweisen wollen. Wenn Sie sicher sind, dass das nicht der Fall ist, schießen Sie los. Wenn Sie jedoch einen schlechten Tag haben und sauer oder müde sind, warten Sie, bis Sie wieder besser gelaunt und im Einklang mit sich selbst sind.

Benutzen Sie stets »Ich«-Formulierungen: »Ich empfinde so und so«, anstatt: »Du machst das und das«, oder sogar: »Du bist schuld an dem und dem.« Drücken Sie sich deutlich aus. Sagen Sie nicht: »Ich finde, du bist rücksichtslos.« Das ist nur verletzend und lässt Ihrem Partner oder Ihrer Partnerin keine Möglichkeit herauszufinden, was er oder sie an seinem oder ihrem Verhalten ändern soll, und wirkt der Bereitschaft entgegen, überhaupt etwas zu ändern. Viel besser ist es, wenn Sie sagen: »Es verletzt mich, wenn ich mit dir flirte und nicht die positive Reaktion bekomme, die ich mir wünsche.« Damit haben Sie viel größere Chancen, die gewünschte Reaktion zu bekommen.

Seien Sie offen für die Antworten. Wenn sich jemand anderer über das eigene Verhalten beklagt, ist es ganz normal, dass man verletzt oder verärgert ist. Geben Sie Ihrem Partner oder Ihrer Partnerin Zeit zu verarbeiten, was Sie gesagt haben. Sie sollten versuchen, aufgeschlossen gegenüber Kritik zu sein, falls er oder sie mit einer Beschwerde über Sie reagiert, und Ihr Augenmerk darauf richten, was Sie in Zukunft besser machen können.

Bei meinen Theateraufführungen über mein Leben in der Sexbranche habe ich stets mehr aus Kritik als aus Komplimenten gelernt. Beanstandungen ließen mich wachsen und meine Vorstellungen wurden besser. Zunächst war ich über Kritik immer verärgert und wollte nicht darauf hören, was die Zuschauer sagten, doch dann dachte ich darüber nach, kam darüber hinweg, mich persönlich angegriffen zu fühlen, und nahm Verbesserungsmaßnahmen vor. Eine ehrliche Kritik anzubringen bedarf einigen Mutes und zeugt manchmal stärker von Mitgefühl als ein Kompliment.

Perspektivenwechsel

Nehmen Sie sich einen Moment Zeit und versuchen Sie, die Perspektive Ihres Partners oder Ihrer Partnerin zu verstehen. Vielleicht ist ein Erlebnis aus der Vergangenheit dafür verantwortlich, dass er oder sie zu einem bestimmten Thema eine bestimmte Einstellung hat. Versuchen Sie, Verständnis für die Gefühle Ihres Partners oder Ihrer Partnerin aufzubringen. Sie müssen nicht mit seiner oder ihrer Sichtweise übereinstimmen, aber Sie können auf seine oder ihre Emotionen eingehen und versuchen zu verstehen, wo ihr Ursprung liegt.

Überlegen Sie gemeinsam, welche Lösungen es für ein Problem gibt. Auf diese Weise werden Sie Ihrem Partner oder Ihrer Partnerin nicht den Eindruck vermitteln, ihm oder ihr eine Veränderung aufzwingen zu wollen. Vor kurzem hatte ich eine Sexualleben-Beratungssitzung mit einem unglücklichen Pärchen. Die beiden taten nichts anderes, als sich gegenseitig zu beschuldigen, mir zu sagen, wer wem was angetan hatte, zu streiten und sich zu beklagen. Sie waren wie Hunde, die versuchen, ihren eigenen Schwanz zu schnappen. Meine Aufgabe war es, sie dazu zu bringen, sich gegenseitig klarzumachen, was sie voneinander erwarteten, und nach Möglichkeiten zu suchen, wie sie sich das geben konnten, was jeder vom anderen erwartete. Ich ließ beide eine Liste mit den drei für sie wichtigsten Dingen erstellen und bat sie, ihre Listen auszutauschen und Lösungsmöglichkeiten zu diskutieren. Anschließend sagten sie mir, dass es äußerst hilfreich für sie gewesen sei, sich klar ausdrücken zu müssen.

Widerspenstiger Romeo

Natürlich wird Ihr Partner oder Ihre Partnerin sich manchmal nicht ändern oder Ihren Wünschen entsprechen wollen. Auch Sie werden nicht immer mit allem einverstanden sein. Allerdings werden Sie bisweilen damit einverstanden sein müssen, nicht einverstanden zu sein, oder einen Kompromiss eingehen müssen. Manchmal ist es das Beste, etwas fallen zu lassen, zumindest für eine Weile. Vielleicht wurde das Korn gesät und wird später Blüten treiben. Einige Schwierigkeiten werden vielleicht immer ein Teil der Beziehung bleiben. Sie müssen entscheiden, womit Sie leben können und womit nicht. Wenn Sie Ihren Partner oder Ihre Partnerin gelegentlich um eine Fußmassage bitten, weil Sie Fußmassagen lieben, er oder sie aber nie Lust dazu hat und immer »nein« sagt, ist das noch lange kein Trennungsgrund. Aber nehmen wir an, Sie haben sich geeinigt, eine monogame Beziehung zu führen, und Ihr Partner oder Ihre Partnerin hält sich nicht an die Abmachung, kann das durchaus zur Trennung führen.

Veränderungen brauchen Zeit. Rechnen Sie nicht damit, dass von heute auf morgen alles anders werden wird. Letzten Endes wird sich sicher eine Lösung finden. Aber seien Sie nicht überrascht, wenn auch neue Herausforderungen auftauchen. Das gehört einfach dazu. Um es mit den Worten der großartigen, inzwischen verstorbenen Gilda Radner zu sagen: »Irgendwas ist immer.«

Das »Eine Sache, die ich an dir liebe, ist …«-Spiel

Dieses nette und simple – und trotzdem äußerst wirkungsvolle – Pärchen-Spiel hat mir meine gute Freundin Jwala beigebracht. Glauben Sie mir, es macht unheimlich viel Spaß! Lesen Sie nicht nur, wie es funktioniert, sondern probieren Sie es aus! Sie müssen die ausgezeichneten Ergebnisse *spüren*. Außerdem sorgt dieses Spiel immer für ein paar Lacher.

Wann und wo: Man kann es im Bett spielen, aber man kann es auch überall sonst spielen. Man kann es jederzeit spielen, aber es bietet sich vor allem dann an, wenn Sie Ihre Liebe erneut entfachen, sich gegenseitig etwas Gutes tun oder die emotionalen Wogen nach einem problematischen Gespräch glätten möchten. Falls sich einer von Ihnen unsicher fühlt, hilft es, das Selbstvertrauen wieder zu festigen. Dieses Spiel wird Sie immer daran erinnern, warum Sie eigentlich zusammen sind.

1. Partner A beginnt, indem er oder sie sagt: »Eine Sache, die ich an dir liebe, ist __________.« (Setzen Sie etwas in die Lücke ein. Zum Beispiel: »Eine Sache, die ich an dir liebe, ist deine große Nase.« Oder: »Eine Sache, die ich an dir liebe, ist, wie du mich nachts küsst und festhältst.« Oder: »Eine Sache, die ich an dir liebe, ist, wie süß du in deinen roten Shorts aussiehst.« Oder: »Eine Sache, die ich an dir liebe, ist, dass du so ehrlich und hilfsbereit bist.« Oder: »Eine Sache, die ich an dir liebe, ist dein Familiensinn.« Die Aussagen können von albern bis ernst und von nebensächlich bis entscheidend reichen.)
2. Nehmen Sie sich einen Moment Zeit, damit Partner B sich auf der Zunge zergehen lassen kann, was Partner A an ihm oder ihr liebt.
3. Dann ist Partner B an der Reihe zu sagen: »Eine Sache, die ich an dir liebe, ist __________.« (Setzen Sie etwas in die Lücke ein.)
4. Wechseln Sie sich ab, wobei jeder eine Sache nennt, die er am anderen liebt. Fahren Sie damit drei bis fünf Minuten lang fort.

Lückenfüller – ein Improvisationsspiel für Paare zur Kommunikationsverbesserung

Wenn Sie und Ihr Partner oder Ihre Partnerin sich etwas Schwieriges in Bezug auf Ihr Sexualleben zu sagen haben, können Sie dieses Improvisationsspiel zu Hilfe nehmen. Es macht schwierige Dinge wesentlich einfacher und räumt mit Problemen auf. Ich verspreche Ihnen, es wirkt Wunder.

Anleitung: Machen Sie es sich gemeinsam im Sitzen oder Liegen bequem. Bestimmen Sie, wer von Ihnen der Zuhörer ist und wer der Erzähler. Der Erzähler liest den gesamten folgenden Absatz laut vor und füllt die Lücken mit eigenen Worten. Der Zuhörer hört nur zu, ohne irgendetwas zu sagen; vermeiden Sie Kommentare oder Kraftausdrücke. Machen Sie anschließend eine kurze Pause und tauschen Sie die Rollen. Der Zuhörer wird zum Erzähler, liest den Absatz ebenfalls laut vor und setzt etwas in die Lücken ein.

Nachdem jeder von Ihnen den Lückentext einmal vorgelesen hat, herrscht vielleicht schon keine dicke Luft mehr. Eventuell müssen Sie das Ganze aber auch zwei oder drei Mal wiederholen. Machen Sie so lange weiter, bis Sie das Gefühl haben, dass eine Veränderung eingetreten ist. Zeigen Sie sich beim Füllen der Lücken nach Möglichkeit kooperativ. Achten Sie darauf, wie gut

»Ich«-Formulierungen funktionieren. Versuchen Sie immer, Kritik mit Lob aufzuwiegen.

____________ (Name der Person, zu der Sie sprechen), danke, dass du das mit mir zusammen machst. Es gibt da etwas, worüber ich mit dir sprechen wollte. Wenn wir miteinander schlafen, habe ich manchmal das Gefühl __________. Ich stelle fest, dass ____________. Ich fühle mich unwohl, wenn __________. Ich erwarte __________. Ich habe Angst, dass __________. Mir ist es lieber, wenn ____________. Mir ist bewusst, dass ____________. Ich hoffe ____________. Ich würde lieber ____________. Ich fühle mich schlecht, wenn ____________. Ich fühle mich gut, wenn ____________. Ich mag es, wenn ____________. Mein Herz sagt mir, dass ________________. Lass uns __________. Gemeinsam können wir __________. Danke fürs Zuhören. Du bist wirklich sehr __________ (Kompliment) und ____________ (noch ein Kompliment).

Das »Sag mir, wie du berührt werden möchtest«-Spiel

Dieses Spiel ist eine amüsante Möglichkeit, mehr darüber zu lernen, wie man seinen Partner oder seine Partnerin befriedigen kann, und ihn oder sie wissen zu lassen, wie man selbst befriedigt werden kann. Es wirkt Wunder.

1. Machen Sie es sich gemeinsam im Sitzen oder Liegen bequem.
2. Partner A bittet Partner B: »Sag mir, wie du berührt werden möchtest.«
3. Partner B antwortet detailliert. Zum Beispiel: »Ich mag es, wenn du an meinem Hals knabberst. Es gefällt mir, wenn wir in der Löffelstellung daliegen und gemeinsam atmen. In der Regel ist es mir lieber, wenn du mich erst ein bisschen provozierst, bevor du dich meinem Kitzler näherst. Wenn du dort angekommen bist, möchte ich, dass du ihn eine Zeit lang nur ganz sanft berührst. Sobald ich erregt bin, kannst du ihn fester anfassen. Ich liebe es, wenn du die Öffnung meiner Vagina eine Weile streichelst, bevor du in mich eindringst. Wenn ich komme, möchte ich, dass du weitermachst, auch wenn ich mich winde …«
4. Wenn Partner B ins Stocken gerät oder verstummt, weil ihm die Ideen ausgehen, stellt Partner A die Frage noch einmal, um weitere Antworten zu bekommen

und mehr Details zu erfahren. Partner A fordert Partner B immer wieder auf: »Sag mir, wie du berührt werden möchtest«, sobald dieser verstummt. Setzen Sie das ungefähr zwei Minuten lang fort. (Wenn Sie möchten, können Sie dazu auch eine Stoppuhr verwenden.)

5. Anschließend stellt Partner B dieselbe Frage und Partner A antwortet detailliert.

Fazit: Es ist erstaunlich, was man voneinander erfahren kann, indem man Fragen stellt und zuhört. Später können Sie einige der Dinge, die Ihr Partner oder Ihre Partnerin genannt hat, in die Tat umsetzen.

6. Schritt: Sammeln Sie Energie, um zu erotisieren

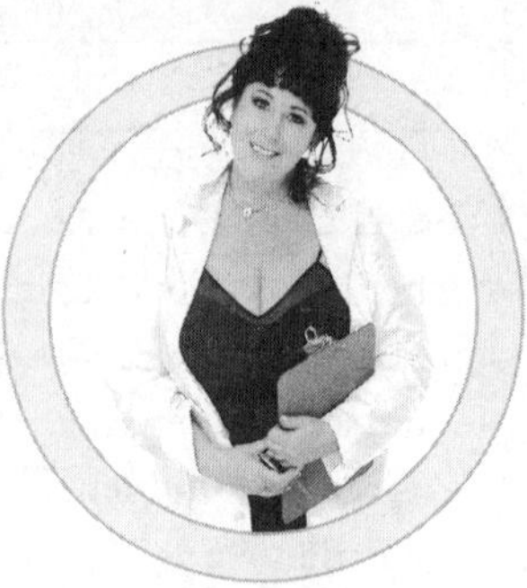

Ekstase ist auf Abruf verfügbar.

Heute ist ein wunderschöner Tag hier im Center, also lassen Sie uns auf der »Wiese der Liebenden« in der Nähe des Teichs mit der nächsten Phase Ihres Programms beginnen. Sehen Sie unsere beiden wunderschönen weißen Schwäne und wie verliebt sie ineinander sind? Sind sie nicht süß? Achten Sie auf die Sonnenstrahlen, die auf Ihren Körper scheinen. Spüren Sie, wie die Energie der Sonne in Sie eindringt?

In seiner einfachsten Form ist Sex nichts anderes als Energie. Sex ist die Hitze, die Sie in Ihrem Körper spüren, wenn Sie mit einer Person kuscheln, die Sie lieben. Sex ist das Kribbeln auf der Zunge bei einem besonderen Kuss. Sex ist das, was hinter dem Stöhnen steckt, das Sie in den ersten Momenten der Penetration von sich geben. Sex ist die Aufregung in Ihrer Brust, wenn jemand, den Sie attraktiv finden, den Raum betritt. Sex ist das kleine Erdbeben in Ihrem Körper nach dem Orgasmus. Was Sie in solchen Momenten spüren, sind Energieschübe. Nichts gibt einer Frau stärker das Gefühl, eine Sexgöttin zu sein, als von Energie durchströmt zu werden. Und von Männern weiß ich, dass sie das ebenfalls genießen. Auch Sie können lernen, jederzeit in Ihrem Ofen einzuheizen.

Ich werde Ihnen einige vergnügliche und genussvolle Übungen zeigen, durch die Sie lernen können, sexuelle Energie aufzubauen, zirkulieren zu lassen und zu nutzen. Aber erlauben Sie mir zunächst, Ihnen einige grundlegende Informationen zu geben, die dabei hilfreich sein könnten.

Zurück in die Zukunft

In den meisten modernen Sexratgebern wird der bewusste Einsatz von sexueller Energie beim Sex nicht einmal erwähnt, was mich sehr wundert, weil das Wissen über sexuelle Energie die Art und Weise, wie ich Sex sehe und erlebe, revolutioniert hat und im Zentrum meines Genussprogramms steht. Meine Prognose lautet: Wenn sich mehr Menschen bewusst werden, wie man sexuelle Energie aufbaut und zirkulieren lässt, wird das die Sexualität verändern.

In fernöstlichen Ländern wie China, Indien, Tibet und Japan sind sich die Menschen der Lebensenergie, die unsere Körper und alles Lebendige durchströmt, viel bewusster. Das ist ein Teil der fernöstlichen Kultur und wird bereits Kindern beigebracht. Dieses Konzept wurde der westlichen Welt durch Praktiken wie Akupunktur, Yoga, verschiedene Kampfsportarten, Tai Chi und Chi Gong sowie durch Reiki- und Shiatsu-Massage näher gebracht.

Die Existenz von Lebensenergie ist eine wissenschaftlich erwiesene biologische Tatsache. Sie beruht nicht auf Religion oder Aberglaube. Sie ist ein natürlicher Teil davon, Mensch zu sein. Allerdings ist sie etwas äußerst Subtiles – sie zu spüren und sich ihrer Existenz bewusst zu sein ist nicht immer einfach und muss erlernt werden.

Mir ist klar, dass das Wort »Energie« für manche zu esoterisch oder zu wissenschaftlich klingt. Sollten Sie zu diesen Menschen gehören, verwenden Sie ein anderes Wort für Energie: »Elektrizität«, »Vitalität«, »Schwung«, »Elan«, »Drive«. Oder wie wäre es mit »Saft«, »innere Strahlung« oder »Kraft«? Beim Yoga nennt man Energie *prana*. In einigen asiatischen Kampfsportarten heißt sie *chi*. In manchen Religionen und spirituellen Traditionen wird sie als »Geist« bezeichnet. Das hebräische Wort dafür ist *ruach*.

Manche Traditionen erkennen eine besondere, spezifisch sexuelle Form der Lebensenergie an. Im Taoismus heißt diese sexuelle Lebensenergie *ching-chi*. Manche Tantristen nennen sie *kundalini*. Der Visionär und Therapeut Wilhelm Reich, ein Protegé Freuds, hat dafür den Begriff »Orgon« geprägt. Ich persönlich bevorzuge es, sie einfach als »sexuelle Energie« zu bezeichnen. Bitte nennen Sie sie, wie Sie möchten.

Innere Räume entdecken

Vor vielen Jahren las ich in verschiedenen esoterischen Sex-Leitfäden zum Thema »uralte sexuelle Geheimnisse« über sexuelle Energie. Ich erfuhr, dass taoistische Sexmeister ihre sexuelle Energie zirkulieren ließen, um jung zu bleiben, Charisma aufzubauen und ihre persönliche Kraft zu steigern. Sie konnten ihren Körper von Schmerzen und Krankheit heilen, indem sie sexuelle Energie in die betroffenen Regionen strömen ließen. Ich las von Tantrikern, die ausgedehnte, multiple Ganzkörper-Orgasmen haben konnten, ohne dabei zu ejakulieren. Ich erfuhr von Techniken, wie man zusammen mit dem Partner sexuelle Energie »kreisen« lassen kann, um mehr Liebe zu generieren. Ich las über Menschen, die mit Hilfe traditioneller indianischer Techniken überwältigenden Sex hatten, der sehr lange andauerte, und wussten, wie man Energieorgasmen hat – sogar vollständig bekleidet. Obwohl ich glaubte, viel über Sex zu wissen, konnte ich mir nicht vorstellen, wie solche Dinge möglich waren. Deshalb nahm ich mir vor, sie entweder zu widerlegen oder sie selbst zu erlernen.

Ich lernte sie – und das sogar überraschend leicht. Seitdem habe ich Hunderte von Menschen kennen gelernt, die solche Techniken praktizieren. Heute bin ich eine begeisterte Verfechterin dessen, was ich »sexuelle Energetik« nenne, und möchte Ihnen die Grundlagen dieser tollen sexuellen Methoden näher bringen.

Jeder kann die Übungen erlernen, die konzipiert sind, um sexuelle Energie zu kreieren, strömen zu lassen und zu nutzen. Viele sexuell aktive Menschen wissen bereits unbewusst, wie das funktioniert. Die Grundlagen sind ziemlich offensichtlich und befinden sich so unmittelbar vor unserer Nase, dass viele Menschen sie übersehen. Wenn Sie sich diese Techniken bewusst machen und sie erlernen, können auch Sie sie zu Ihrem Vorteil nutzen.

Lassen Sie uns mit Ihrem Sex-Training beginnen. Die meisten dieser einfachen Übungen dauern nicht einmal eine Minute. Sie können nützlich und hilfreich sein, ganz egal, ob Sie enthaltsam leben oder sexuell aktiv sind. Sie eignen sich sowohl für Frauen als auch für Männer. Da ich während der Übungen wiederholt von Ihrer »Energie« sprechen werde, ist es unter Umständen hilfreich, wenn Sie sich Ihre Energie als etwas vorstellen, das durch Ihren Körper fließt – wie zum Beispiel glühende Lava, kühles blaues Wasser, warmes Sonnenlicht, dickflüssiges rotes Blut, weicher pinkfarbener Sand, prickelnder Strom.

Wie Sie sexuelle Energie mit Ihren Gedanken erzeugen, bewegen und nutzen können

Die Klitoris/Verstand-Verbindung (oder die Penis/Verstand-Verbindung)

1. Setzen Sie sich mit gespreizten, angewinkelten Beinen auf einen Stuhl, sodass sich Ihre Fußsohlen berühren. Legen Sie die Hände mit den Handflächen nach oben auf die Oberschenkel. Sie können sich auch mit gespreizten, angewinkelten Beinen auf den Rücken legen, sodass sich Ihre Fußsohlen berühren. Die Arme legen Sie neben den Körper, mit der Innenseite nach oben. Atmen Sie mehrmals tief durch und entspannen Sie Ihren Körper und Ihre Atmung.
2. Machen Sie eine Bestandsaufnahme dessen, was Ihr Körper spürt oder nicht spürt. Achten Sie darauf, wie sich Ihre Klitoris anfühlt oder nicht anfühlt. (Werfen Sie einen Blick auf meine Grafik, wenn Sie sich nicht sicher sind, wo sich Ihre Klitoris befindet).

3. Nutzen Sie Ihren Verstand und Ihre Fantasie, um sich vorzustellen, dass die gesamte Energie in Ihrem Körper in Ihre Klitoris fließt. Schließen Sie die Augen und mobilisieren Sie alle mentalen Kräfte. Setzen Sie das eine Minute lang fort. Richten Sie die gesamte Energie aus den Füßen, Händen, vom Scheitel, aus den Brustwarzen, der Zunge und den Oberschenkeln auf die Klitoris. Mehr, mehr, mehr. Konzentrieren Sie sich. Versuchen Sie, sich Schauer über den Rücken zu schicken. Nutzen Sie Ihre Willenskraft. (Siehe Abbildung.)

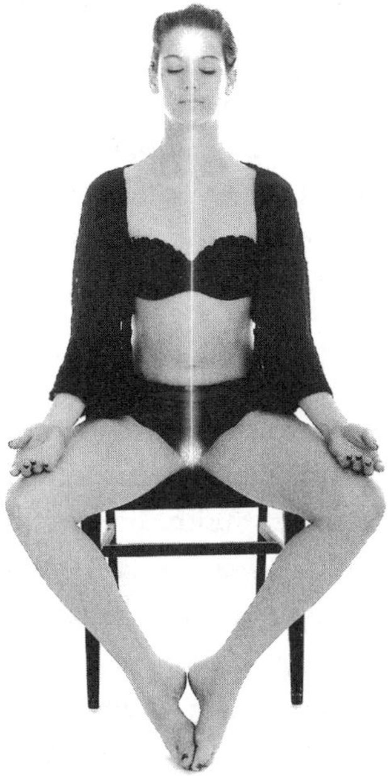

Nehmen Sie sich einen Moment Zeit, und versuchen Sie, eine Verbindung zwischen Klitoris und Geist herzustellen.

4. Wenn die Zeit abgelaufen ist, achten Sie bitte darauf, wie sich Ihre Klitoris (oder Ihr Penis) anfühlt. Fühlt sie sich anders an? Wenn ja, inwiefern? Der Unterschied ist möglicherweise extrem subtil sein, vielleicht aber auch deutlich spürbar. Die betreffenden Personen beschreiben dieses Gefühl in der Regel mit Worten wie »schwerer«, »pulsierend«, »lebendiger«, »größer«, »leicht erregt« oder »kribbelig«. Manchmal läuft einem dabei sogar das Wasser im Mund zusammen oder ein Schauer über den Rücken.

Kurzschlüsse

Diese Übung dient dazu, Ihnen zu zeigen, dass *Energie den Gedanken folgt*. Mit Hilfe Ihrer Gedanken können Sie Energie aufbauen und bewegen. Ihre Gedanken haben die Macht über die unterschwellige Energie, und zwischen Körper und Gedanken existiert eine Verbindung.

Was ist mit Ihnen geschehen? Sie brauchen sich keine Sorgen zu machen, falls Sie nichts gespürt haben: Anfangs kann es sich durchaus so anfühlen, als würde überhaupt nichts geschehen. Zu wissen, dass die Möglichkeit besteht, ist bereits ein Anfang. In unserer Kultur, in der Multitasking als bewundernswerte Fähigkeit gilt, wird Konzentration möglicherweise unterschätzt. Versuchen Sie es noch einmal. Wenn Sie mindestens einmal am Tag üben, werden die Gefühle sehr echt für Sie werden. Sie werden bald den warmen Strom sexueller Energie zu Ihrer Klitoris spüren, die sich von dort über Ihren gesamten Unterleib ausbreiten wird.

Doch wie lässt sich dieses Wissen anwenden? Diese Beispiele zeigen, wie ich diese Technik einsetze und wie auch Sie sie einsetzen können:

- Ich hatte gerade Sex mit einem neuen Liebhaber, den ich Al nennen möchte. Der Sex war heiß, kam aber nicht wirklich von Herzen. Ich wollte in diesem Moment ihm emotional näher sein. Also stellte ich mir vor, dass die sexuelle Energie aus unseren Geschlechtsteilen in mein Herz floss. Ich stimulierte meine Brustwarzen, um die Energie nach oben zu leiten. Dann stellte ich mir vor, dass die Energie mein Herz umkreiste und es öffnete. Dabei fühlte ich mich, als hätte mir Amor einen Pfeil ins Herz geschossen und es geöffnet. Binnen Sekunden wurde aus unserem harten mechanischen Sex süße körperliche Liebe. Al wusste überhaupt nicht, wie ihm geschah!
- Mein Liebhaber und ich flogen von San Francisco nach Barcelona, um einen romantischen Urlaub zu verbringen, und checkten mit heftigem Jetlag im Hotel ein. Nach wenigen Stunden Schlaf überraschte mich mein Liebhaber mit Oralsex. Ich fühlte mich jedoch recht müde und unempfänglich. Also konzentrierte ich mich darauf, Energie zu meiner Klitoris zu schicken, und *voilà,* meine Klitoris wurde wach, sodass der romantische Urlaub beginnen konnte.
- Während eines heißen Rendezvous mit einer neuen Liebhaberin, baute ich meinen Massagetisch auf und gab ihr eine erotische Massage. Als ich bei ihrer Vulva ankam, wurde ich unsicher und kam mir plötzlich un-

geschickt vor. Ich gebe zu, dass ich sie beeindrucken wollte. Also stellte ich mir vor, dass knisternde Elektrizität durch meine Hände floss. Das lenkte meine Gedanken von weiterer Selbstkritik ab, und bald fühlten sich meine Hände sensibler an und pulsierten vor Energie. Ob sie diese Veränderung spürte, habe ich nicht gefragt, aber ich merkte deutlich, dass meine Berührungen sinnlicher wurden und stärker auf die Wünsche ihres Körpers eingingen.

Wie Sie sexuelle Energie durch »Kegel-Übungen« erzeugen, bewegen und nutzen können

Darf ich vorstellen, Dr. Kegel

1952 erfand der Frauenarzt Dr. Arnold Kegel Übungen für Frauen, die an Harninkontinenz litten, und benannte sie nach sich selbst: Kegel-Übungen. (Das Anspannen der Vaginalmuskulatur bzw. der Beckenbodenmuskeln ist natürlich eine uralte Sex-Technik, die von schlauen Frauen seit Jahrhunderten angewendet wird.) Kegel-Übungen können Frauen mit Inkontinenzproblemen tatsächlich helfen, aber wir wollen uns lieber auf die äußerst erotischen Nebenwirkungen konzentrieren.

Kegel-Übungen können auch für Männer hilfreich und nützlich sein. Sie können die Erregung steigern, die Erektion steifer machen, beim Unterdrücken der Ejakulation helfen und für bessere Orgasmen sorgen. Männer können Kegel-

Übungen machen, indem sie dieselben Muskeln anspannen, die sie verwenden würden, um den Penis zu bewegen oder um beim Pinkeln den Urinfluss zu unterbrechen.

Kegelspiele

1. Setzen oder legen Sie sich hin. Entspannen Sie sich und atmen Sie ein paar Mal tief durch. Untersuchen Sie Ihren Körper mental. Achten Sie darauf, was Sie spüren oder nicht spüren.
2. Machen Sie Ihre Beckenbodenmuskeln ausfindig, indem Sie sie anspannen. Es sind die Muskeln, die Sie verwenden würden, um beim Pinkeln den Urinfluss anzuhalten.
3. Spannen Sie die Muskeln mehrmals hintereinander an und entspannen Sie sie wieder. Anspannen, entspannen, anspannen, entspannen … Setzen Sie das eine halbe bis eine Minute lang fort.
4. Versuchen Sie, das Tempo der Kegelübungen zu variieren: Zunächst langsam, dann schnell und vibrierend. Aber gehen Sie die Sache ruhig an: Sie sind nicht im Fitnessstudio! Achten Sie darauf, dass es sich erotisch anfühlt. Ich betrachte meine Kegel-Übungen als sanfte kleine Muschi-Küsse!
5. Stellen Sie sich vor, Ihre Sexbatterie mit Kegel-Übungen aufzuladen. Versuchen Sie es so zu machen, dass Ihnen mehrmals ein Schauer über den Rücken läuft. Nehmen Sie sich ungefähr eine Minute Zeit.
6. Wenn die Zeit abgelaufen ist, horchen Sie in Ihren

Körper hinein. Was spüren Sie? Fühlen Sie sich anders als vor der Übung? Der Unterschied ist möglicherweise sehr gering, er kann aber auch deutlich spürbar sein. Die Leute empfinden meist Dinge wie: »Ich kann jetzt klarer denken«, »Ich fühle mich sexy«, »Mir ist danach, meinen Liebhaber zu küssen«, »Ich fühle mich leicht erregt« etc.

Doch wie lässt sich dieses Wissen umsetzen? Hier sind einige Beispiele, wie ich Kegel-Übungen anwende:

- Einmal hatte ich beim Masturbieren meinen Lieblings-Dildo in mir. Ich hielt mit einer Hand meinen Vibrator auf meine Klitoris und stimulierte mit der anderen meine Brustwarzen. Also hatte ich keine Hand mehr frei, um den Dildo zu bewegen. Deshalb fing ich an, Kegel-Übungen zu machen, d.h. ich spannte meine Muskeln um den Dildo herum an, was sich wunderbar anfühlte. Als ich einen sehr intensiven klitoralen Orgasmus hatte, kegelte ich einfach weiter. Dies erweiterte den Orgasmus zu einer Serie von multiplen Orgasmen.
- Ich mache mit Vorliebe Kegel-Übungen, wenn ich in der Bank in der Schlange warten muss. Auf diese Weise kann ich gleichzeitig eine Einzahlung auf mein Girokonto und eine Sexenergie-Einzahlung in meinen Körper erledigen. Anschließend habe ich bei meinen anderen Erledigungen immer einen federnden Schritt. Kegel-Übungen können sogar die Klitoris von innen stimulieren.

- Wenn ich die Erektion eines Liebhabers verstärken möchte, während er in mir ist, oder ihm zusätzliche Lustgefühle verschaffen möchte, mache ich Kegelübungen. Mir wurde schon öfter gesagt, dass das äußerst erregend ist. Diese »Melk-Technik« wird poetisch und im Volksmund *pompoir* genannt und seit Jahrhunderten von geschickten Frauen ausgeübt, vor allem in Asien. Wirklich gut kegeln zu lernen verlangt allerdings nach mehr Übung, als die meisten von uns Frauen zu investieren bereit sind.

Wie Sie sexuelle Energie durch Bewegung erzeugen, bewegen und nutzen können

Vor Gebrauch gut schütteln

1. Stehen Sie mit leicht gespreizten Beinen und gehen Sie leicht in die Knie.
2. Atmen Sie ein paar Mal tief durch. Überprüfen Sie Ihren Körper mental und finden Sie heraus, was er spürt und was nicht. Wie erregt sind Sie? Wahrscheinlich nur wenig, es sei denn, Sie hatten gerade Sex.
3. Schließen Sie die Augen.
4. Schütteln Sie eine halbe bis eine Minute lang kräftig die Hüften. Schütteln Sie Ihre anderen Körperteile ebenfalls.
5. Atmen Sie am Ende einmal tief durch.
6. Vergleichen Sie, wie Sie sich davor gefühlt haben und wie Sie sich jetzt fühlen, nachdem Sie die Hüften ge-

schüttelt haben. Merken Sie einen Unterschied? Die meisten finden, dass sie sich »wie von Energie durchflutet«, »kribbelig«, »aufgeweckt«, »high« oder »elektrisiert« fühlen. Falls Sie keinen Unterschied feststellen, haben Sie vielleicht nicht kräftig oder lange genug geschüttelt oder müssen sich stärker auf Ihre Gefühle konzentrieren, da sie möglicherweise sehr subtil sind.

Wie lässt sich dieses Wissen anwenden? Wenn Sie sich ein ekstatischeres, energischeres und spektakuläreres Sexualleben wünschen, dann *bewegen Sie sich!* Wenn Sie eine »Kissenkönigin« sind und sich beim Sex gerne zurücklehnen und kaum bewegen (mit einem Partner oder alleine), sollten Sie es in Betracht ziehen, die Hüften stärker zu bewegen, um Ihre Energie, Ihre Kraft und den Nervenkitzel zu erhöhen.

Tanzen ist ebenfalls eine hervorragende Möglichkeit, um sein Liebesglück zu steigern. Auch spielerisches Ringen kann äußerst erregend sein. Inszenieren Sie einen Ringkampf, wenn Sie tollen Sex haben möchten. Legen Sie eine Matratze auf den Boden, ziehen Sie kurze Shorts und einen sexy BH an, stellen Sie eine Kurzzeituhr, um die Runden zu timen, und fangen Sie an. Da nach dem Kampf erstklassiger Sex so gut wie garantiert ist, gibt es keinen Verlierer.

Vor kurzem besuchte mich eine Frau namens Dalia und bat mich um Rat. Sie hatte sich über 15 Jahre lang ihr Geld als Stripperin verdient und wollte sich einen neuen Job suchen, weil sie es satt hatte, in Bars zu arbeiten. Sie kehrte jedoch jedes Mal in die Stripclubs zurück, nachdem sie etwas anderes ausprobiert hatte. Die Unfähigkeit, ihre berufliche Laufbahn zu ändern, frustrierte sie enorm. Sie kam monatelang nicht von der »Branche« weg, obwohl sie es immer wieder verzweifelt versuchte und durchaus andere Jobangebote hatte. Wir führten ein langes Gespräch, bei dem sich herausstellte, dass sie von den guten Gefühlen, die dadurch entstanden, dass sie tagtäglich acht Stunden lang erotisch tanzte und die Hüften kreisen ließ, mehr oder weniger abhängig war. Das Tanzen setzte Endorphine in ihrem Körper frei und versetzte sie in einen leichten Erregungszustand. Nachdem wir darauf gekommen waren, konnte sie auf andere Weise Energie in ihrem Körper erzeugen und es aufgeben, in Bars zu tanzen. Danach startete sie eine erfolgreiche Karriere im PR-Bereich und besuchte nebenbei zahlreiche Aerobic-Kurse.

Wie Sie sexuelle Energie durch Geräusche erzeugen, bewegen und nutzen können

Vor 15 Jahren hatte ich eine kurze Affäre mit einer wunderbaren Frau namens Barbara Carrellas, die später zu einer meinen besten Freundinnen wurde und gemeinsam mit mir viele Workshops veranstaltete. Eines Abends, als unsere Beziehung in den letzten Zügen lag, waren wir zu müde und zu faul für Sex und stiegen deshalb gemeinsam in die Badewanne. Wir schlossen die Augen und entspannten uns. Ich stieß einen langen Seufzer aus, worauf sie ebenfalls einen langen Seufzer ausstieß. Dann stieß ich einen noch größeren Seufzer aus, und sie stieß ebenfalls einen noch größeren Seufzer aus. Daraufhin gab ich ein »Mmmmm ...« von mir, und sie tat dasselbe. Jetzt legten wir richtig los und erzeugten eine Symphonie sexueller Laute aller Art. Wenn Sie uns gehört hätten, wären Sie vermutlich überzeugt gewesen, dass es körperlich richtig zur Sache ging, obwohl wir keinen einzigen Muskel bewegten. Nach einiger Zeit waren wir durch unser Ächzen und Stöhnen so erregt, dass wir tatsächlich Sex hatten. Schließlich erreichten wir gleichzeitig ein Crescendo, bei dem unsere Energie aus unseren Köpfen hinauszuschießen schien – ein wunderbares Erlebnis, an das wir uns immer gerne erinnern. An jenem Abend entdeckten wir, dass wir jede Menge sexuelle Energie erzeugen und bewegen und nur mit Geräuschen Sex haben konnten. Sie können ihre Sicht dieser Geschichte in ihrem wunderbaren Buch *Urban Tantra* lesen.

Volle Dröhnung!

1. Legen Sie sich alleine oder mit Ihrem Partner dorthin, wo es bequem ist.
2. Entspannen Sie Ihren Körper. Schließen Sie die Augen.
3. Achten Sie auf Ihren Körper mental, um festzustellen, was Sie spüren und was nicht.
4. Fangen Sie an, einige tiefe Seufzer und Stöhner aus dem Bauch und den Genitalien heraus zu machen. Beginnen Sie langsam. Versuchen Sie ungefähr eine Minute lang, verschiedene »Ooohhh-ooohhh-ooohhh«-Geräusche zu machen. (Ich habe recherchiert, welche Geräusche welche Körperregionen stimulieren. »Ooohhh« eignet sich vor allem für den Unterleib.)
5. Als Nächstes sollten Sie Ihre Aufmerksamkeit auf Ihr

Herz richten, zwei Oktaven höher gehen und »Aahhh-aaahhh-aaahhh«-Laute machen. (»Aaahhh« stimuliert das Herz.) Fahren Sie eine Minute lang fort, und steigern Sie dabei das Tempo. Erzwingen Sie die Geräusche nicht, sondern lassen Sie sie von selbst kommen.

6. Richten Sie Ihre Aufmerksamkeit schließlich auf Ihr drittes Auge, und produzieren Sie einige sehr hohe, kreischende »Iihhh-iiihhh-iiihhh«-Laute wie Teenagerinnen bei einem Popkonzert. Steigern Sie das Tempo. Fahren Sie damit etwa eine Minute lang fort. Achten Sie darauf, dass Ihre Geräusche laut und realistisch sind! Täuschen Sie sie vor, bis sie Ihnen echt vorkommen!
7. Tun Sie sich keinen Zwang an, wenn Sie dabei lachen müssen. Diese Übung kann tatsächlich sehr lustig sein.
8. Machen Sie weiter, und steigern Sie die Laute bis zu einem *energetischen Höhepunkt.* Geben Sie alles!
9. Wenn Sie das Gefühl haben, die Übung beendet zu haben, entspannen Sie sich. Halten Sie die Augen geschlossen, und schwelgen Sie im Nachklang.
10. Untersuchen Sie Ihren Körper mental. Achten Sie darauf, was Sie fühlen und was nicht. Stellen Sie einen Unterschied in Ihrem Körper fest? Oder in Ihrem Bewusstsein? Wie empfinden Sie? Die meisten erzählen, dass sie sich »offener«, »energiegeladener«, »leichter«, »glücklicher«, »klarer« oder »wie nach dem Sex« fühlen.

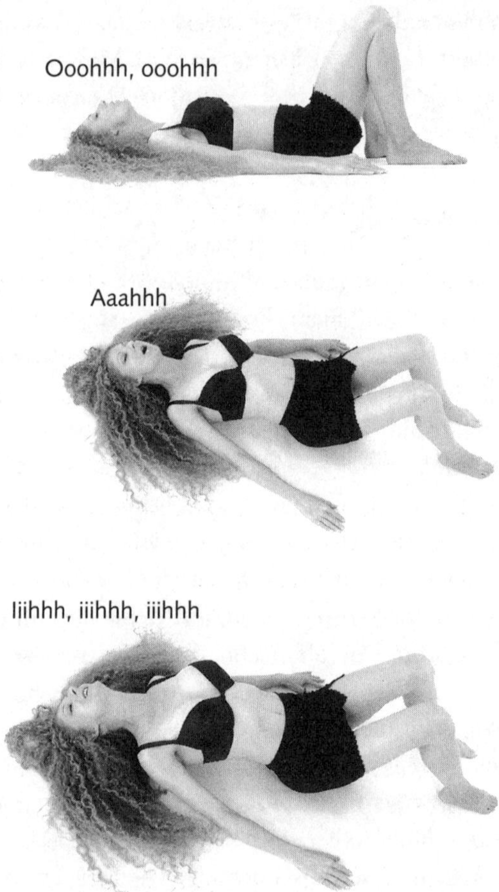

Versuchen Sie, einen Geräusch-Orgasmus zu bekommen, und achten Sie darauf, wie die sexuelle Energie in Ihrem Körper nach oben strömt.

Wenn Sie überhaupt nichts spüren, wiederholen Sie die Übung, diesmal länger und lauter. Vielleicht kommt Ihnen das Ganze komisch vor. Da haben Sie Recht, es ist komisch! Viele Sexpraktiken sind komisch! Aber ich verspreche Ihnen, dass Übung den Sex-Meister macht.

Im Schleudergang

Wie lässt sich dieses Wissen anwenden? Hier folgt ein Beispiel, wie ich Geräusch-Energie eingesetzt habe:

Als ich in Manhattan wohnte, hatte ich einige Monate lang einen fürchterlich rücksichtslosen Nachbarn. Er legte zu allen Tages- und Nachtzeiten laute Musik auf, war unhöflich und obendrein ein Dieb. Als ich eines Tages meine Wäsche waschen wollte, entdeckte ich, dass dieser scheußliche Nachbar die Waschmaschine kaputtgemacht hatte. Ich war stinksauer und dachte, ich würde jeden Moment explodieren. Also ging ich in meine Wohnung zurück, nahm meinen Vibrator und legte mich auf die Couch. Ich begann zu masturbieren und gestattete es mir, dabei viele Geräusche zu machen, um meine Wut herauszulassen. Ich fing mit tiefen Geräuschen an, die immer höher wurden, bis ich etwas Dampf abgelassen hatte. Dann wiederholte ich diese Laute so lange, bis ich mit einem ohrenbetäubenden Schrei zu einem gigantischen Orgasmus kam. Ich lernte daraus, dass ich die Energie meiner Wut zu meinem Vorteil nutzen konnte. Geräusche zu machen half mir dabei, meinen Frust auszudrücken. Anschließend rief ich mit ruhiger Stimme den Hausmeister an und bat ihn, die Waschmaschine zu reparieren. Ich bin eine Frau, hört mein Gebrüll!

Wie Sie mit Ihrer Atmung sexuelle Energie erzeugen, bewegen und nutzen können

Wenn man einen anderen Menschen beim Sex nachahmen sollte, würde man vermutlich mit einer übertrieben keuchenden Atmung beginnen. Jeder, der schon einmal einen obszönen Telefonanruf bekommen (oder gemacht) hat oder Erfahrungen mit Telefonsex hat, kennt die Regeln. Durch sexuelle Erregung beschleunigt sich die Atmung und steigert sich zu einem rasanten Tempo; vor oder während des Orgasmus setzt die Atmung dann für einige Sekunden aus. Nach dem Orgasmus wird lang ausgeatmet, worauf die Atmung sich verlangsamt und allmählich wieder normal wird. Viele Menschen sind sich über die veränderte Atmung beim Sex im Klaren, setzen sie aber nur selten bewusst ein.

Tiefes, bewusstes und rhythmisches Atmen schafft Wege, auf denen ekstatische Energie den ganzen Körper durchströmen kann. Das führt zu einem sexuellen Ganzkörper-Erlebnis und verstärkt die Sinneseindrücke. Mit anderen Worten: Ekstase geht Hand in Hand mit der Atmung. Sexualpartner können ihre Atmung beschleunigen, um die Spannung zu steigern, oder sie verlangsamen, um den Genuss auszudehnen.

Noch mehr hecheln

Liebende benötigen kein Sexhandbuch, um die Freuden zu entdecken, die es mit sich bringt, in Löffelstellung im Bett zu liegen und synchron oder abwechselnd zu atmen. (Der eine atmet ein, während der andere ausatmet, und umgekehrt.)

Manche Menschen genießen es, sich gegenseitig in den Mund zu atmen. Ich betrachte das als eine Art Energie-Sex-Verkehr – Penetration der Lunge mit dem Atem. Das ist eine wundervolle Möglichkeit, seinen Liebhaber oder seine Liebhaberin in sich zu spüren.

Sexuelle Gefühle lassen sich durch viele verschiedene Methoden steigern. Meine Lieblingsmethode ist das Ekstase-Atmen, das ich gerne mit Ihnen ausprobieren möchte. Es handelt sich dabei um eine Technik für Fortgeschrittene. Manche kommen sofort dahinter, wie sie funktioniert, während andere länger brauchen, um sie zu verstehen. Gestatten Sie mir jedoch zunächst, Ihnen zu erzählen, wie ich diese Methode lernte.

Irgendwann kamen mir verschiedene Geschichten über einen unglaublich weisen indianischen Schamanen und spirituellen Lehrer zu Ohren, der sehr intensive und gewagte Sex-Workshops anbot. Sein Name war Harley Reagan Swiftdeer. Ich war so fasziniert, dass ich meinem Redakteur bei der Zeitschrift *Penthouse* vorschlug, über eines seiner *Quodoshka*-Seminare zu berichten. Schon wenig später befand ich mich mit ungefähr 40 anderen Seminarteilnehmern in einem großen Haus in einem kleinen verschneiten Vorort in Michigan. Wir verbrachten mehrere Tage damit, interessante Sachen zu lernen, unterschiedliche Techniken auszuprobieren und Erfahrungen auszutauschen. Die für mich persönlich wertvollste Lektion lernte ich allerdings erst gegen Ende des Seminars: den so genannten »Feueratem-Orgasmus«.

Der Feueratem (nicht zu verwechseln mit dem »Atem des Feuers« beim Yoga) ist eine uralte Atemmethode, bei der man sich im Liegen in Ekstase atmet und dabei manchmal sogar einen Energie-Orgasmus bekommt. Zunächst bekamen wir eine Demonstration von Harleys Frau und seinen Assistenten. Sie legten sich vollständig angezogen auf den Boden, die Köpfe einander zugewandt in Form eines Wagenrads, und begannen, rhythmisch zu atmen. Schon nach wenigen Minuten krümmten sie sich in totaler Ekstase. Das mag sich unwahrscheinlich anhören, und man muss es vermutlich gesehen haben, um es zu glauben. Sie sahen dabei aus, als hätte ein unsichtbares Wesen Sex mit ihnen gehabt. Ihre Ekstase und Energieorgasmen hielten lange Zeit an. Ich musste das unbedingt auch lernen!

Ich brauchte fast ein ganzes Jahr, um den Feueratem-Orgasmus zu erlernen, aber sobald ich ihn konnte, liebte ich ihn. Seitdem habe ich ihn oft eingesetzt, auch beim Sex.

Inzwischen, Jahre später, habe ich die Feueratem-Orgasmus-Methode modifiziert und vereinfacht, um sie auf meine eigene Weise zu unterrichten. Ich bezeichne meine Version als »Ekstaseatmen«. Sie basiert auf dem Feueratem-Orgasmus, ist aber etwas anders aufgebaut. Ich habe vielen Menschen das Ekstaseatmen gelehrt. Hier im Center gebe ich seit Jahren einmal im Monat einen Abendkurs im Ekstaseatmen, damit Interessierte diese Technik in der Gruppe erlernen können. Das ist viel spannender, weil mehr Energie erzeugt wird und eine Trainerin hilft, ekstatisch zu atmen. (Normalerweise atmen wir etwa 45 Minuten lang.) Glauben Sie mir, einen Abend auf diese Weise zu verbringen ist wunderbar.

Am besten erlernt man diese Technik, wenn man sie zuerst demonstriert und anschließend erklärt bekommt. Heutzutage praktizieren und unterrichten viele Menschen in Nordamerika, Europa und Australien das Ekstaseatmen und den Feueratem-Orgasmus. Wenn Sie Interesse daran haben und sich umsehen, werden Sie bestimmt jemanden finden, der Ihnen das beibringen kann.

Anleitung zum Ekstaseatmen

(Bitte beachten Sie die Abbildungen auf Seite 234 zur Veranschaulichung der folgenden neun Schritte.)

Sie müssen 15 bis 45 Minuten lang atmen, um das Erlebnis ganz auszuschöpfen. Legen Sie rhythmische Musik auf. Dämpfen Sie die Beleuchtung. Stecken Sie das Telefon aus.

Legen Sie sich auf eine ebene, feste Fläche, wie zum Beispiel auf ein hartes Bett, auf den Teppich, auf eine Matte oder ins Gras. Nehmen Sie kein Kissen, da es am besten funktioniert, wenn Nacken und Kopf flach liegen. Winkeln Sie die Beine an, sodass Ihre Fußsohlen den Boden berühren. Nehmen Sie sich einige Minuten Zeit, um Ihren Kopf frei zu machen und Ihren Körper zu entspannen.

1. *Fangen Sie an, tief und rhythmisch zu atmen.* Atmen Sie durch die Nase ein und füllen Sie Bauch und Lunge mit Luft, damit sie wie ein Ballon aufgehen. Atmen Sie durch den Mund aus, als würden Sie Kerzen auf einer Geburtstagstorte auspusten. Achten Sie darauf, dass Ihre Atmung ganz gleichmäßig ist und keine Pausen zwischen dem Ein- und Ausatmen entstehen. Finden Sie einen schönen, langsamen Rhythmus. Versetzen Sie dann Ihr Becken in eine Schaukelbewegung,

indem Sie den unteren Teil Ihres Rückens beim Einatmen krümmen und beim Ausatmen wieder strecken. Machen Sie wellenförmige Bewegungen mit dem Becken, als hätten Sie Geschlechtsverkehr. Fügen Sie beim Ausatmen leichte Kegel-Übungen hinzu. Das steigert die Erotik und sorgt dafür, dass Ihre sexuelle Energie nach oben gepumpt wird.

2. *Entfachen Sie das Feuer in Ihren Genitalien.* Atmen Sie rhythmisch weiter. Betrachten Sie die Atemübung als erotischen Tanz und lassen Sie Ihren Körper machen, was er möchte. Hören Sie unter keinen Umständen auf. Atmen Sie weiter. Versetzen Sie die Wirbelsäule von oben nach unten in wellenförmige Bewegungen. Lassen Sie Kopf und Hals entspannt hin und her rollen.
3. *Von den Genitalien zum Bauch.* Nutzen Sie Ihre Willenskraft und Ihr Vorstellungsvermögen, um Energie aus der Atmosphäre zwischen Ihre Beine in den Genitalbereich zu transportieren. Atmen Sie diese Energie in Richtung Bauch hinauf. Füllen Sie Ihren Bauch mit sexueller Energie. Gehen Sie wieder nach unten zwischen die Beine und sammeln Sie mehr Energie. Lassen Sie diese Energie zwischen Genitalbereich und Bauch zirkulieren (siehe Abbildungen).
4. *Vom Bauch zum Herzen.* Sobald die Region unterhalb der Taille aufgeladen ist und das Feuer brennt, gehen Sie zur nächsten Stufe, Ihrem Herz. Lassen Sie die Energie zwischen Bauch und Herz zirkulieren. Atmen Sie auf jeder Stufe einige Minuten lang.

5. *Vom Herz zum Hals.* Transportieren Sie die Energie in Ihren Hals. Seufzen und stöhnen Sie. Denken Sie daran, dass Geräusche Energie erzeugen. Stoßen Sie schrille Laute aus. Lassen Sie die Energie in Ihrem Körper nach oben wandern und atmen Sie schneller.
6. *Vom Hals zum dritten Auge.* Anschließend leiten Sie die Energie zu Ihrem dritten Auge (dem Bereich zwischen den Augenbrauen). Vom Hals zum dritten Auge und wieder zurück. Um die optimale Wirkung zu erzielen, müssen Sie dazu 15 Minuten bis eine Stunde lang atmen.
7. *Vom dritten Auge zum Scheitel.* Atmen Sie schneller, als stünden Sie kurz vor dem Höhepunkt. Lassen Sie die Energie über Ihren Scheitel entweichen. Ziehen Sie die Energie in einem Fluss über die Beine in den Körper hinein und zum Scheitel hinaus. Geben Sie dabei schrille Laute von sich. Rollen Sie die Augen nach oben, um den Energiefluss Richtung Scheitel zu unterstützen. Entdecken Sie, wie viel Lust und Ekstase Sie erzeugen können, indem Sie die sexuelle Energie in den Körper hinein und durch ihn hindurch atmen.
8. *Fortgeschrittenes Ekstaseatmen:* Atmen Sie tief weiter und versuchen Sie, zu einem Energie-Orgasmus zu kommen oder sich in einen orgasmischen Zustand zu versetzen. Im 13. Schritt werde ich Ihnen mehr darüber berichten – versprochen.
9. *Nehmen Sie sich Zeit, um zu genießen.* Wenn Sie das Gefühl haben, die Übung beendet zu haben, entspannen Sie und schwelgen in den angenehmen Erinnerungen.

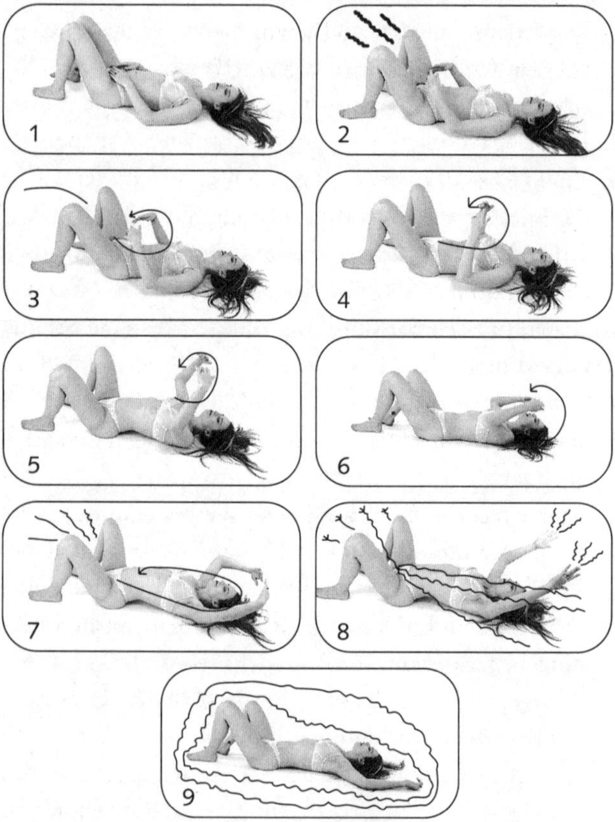

Ekstaseatmung und Energie-Orgasmen

Die Ekstaseatmung ist die intensivste und wirkungsvollste aller Sex-Techniken, die ich im Lauf der Jahre erlernt habe. Ich kann sie jedem wärmstens empfehlen. Sie ist außerdem der Schlüssel dazu, mehr Orgasmus-Gelegenheiten wahrzunehmen, wie zum Beispiel Energie-Orgasmen (siehe 13. Schritt).

1. Entspannen Sie sich.
2. Entfachen Sie den »Funken« in Ihren Genitalien.
3. Atmen Sie das »Feuer« von Ihren Genitalien in Ihren Bauch und lassen Sie es zirkulieren.
4. Atmen Sie die Energie vom Bauch zum Herzen und lassen Sie sie dabei weiter zirkulieren. Lassen Sie Ihr Herz sich öffnen.
5. Atmen Sie vom Herzen zum Hals. Machen Sie dabei Geräusche.
6. Atmen Sie vom Hals zu Ihrem »dritten Auge«.
7. Atmen Sie die Energie zum Scheitel hinaus und genießen Sie es.
8. Öffnen Sie sich, damit orgasmische Energie Ihren ganzen Körper durchfluten kann.
9. Schwelgen Sie im Nachklang. Ist es nicht großartig, einfach zu leben?

Hinweise für Anwender

- Das Erlernen dieser Technik mag sich anfangs etwas mechanisch anfühlen. Doch mit etwas Übung wird Ihr Körper schließlich in der Lage sein, sie mühelos zu bewerkstelligen.

- Es ist äußerst hilfreich, die Hände zu verwenden, um die Energie zu steuern. Lassen Sie sie über den Regionen kreisen, zu denen und von denen Sie Energie atmen.
- Energiepegel steigen und fallen wie Quecksilber in einem Thermometer. Zweitweise werden Sie vielleicht das Gefühl haben, Sie hätten die Verbindung zur Energie verloren. Sie können jedoch jederzeit zurück nach unten zwischen die Beine gehen, um mehr sexuelle Energie zu sammeln und nach oben zu leiten.
- Wenn Sie tief atmen und Ihr Körper nicht daran gewöhnt ist, werden Sie unter Umständen Muskelkrämpfe bekommen. Die Hände und der Mund fühlen sich dann kribbelig an. Das passiert, wenn die Energie in Ihrem Körper auf Hindernisse trifft. Aber machen Sie sich keine Sorgen: Diese Symptome verschwinden wieder, sobald Sie Ihre Atmung verlangsamen oder weniger tief atmen. Außerdem werden sie wahrscheinlich nur bei Ihren ersten Versuchen mit Ekstaseatmen auftreten.
- Wenn Sie Atemübungen machen und sich in einem erotisierten Zustand befinden, kann es manchmal vorkommen, dass Sie das Bedürfnis haben zu weinen, zu husten oder zu würgen, oder dass verblasste, schmerzhafte Erinnerungen wiederkehren. Haben Sie keine Angst: Energie durch den Körper nach oben zu transportieren ist wie eine wunderbare psychische Spülung. Der Prozess ist reinigend und wohltuend. Lassen Sie Ihren Gefühlen freien Lauf und baden Sie in Ekstase. Die »Hindernisse« werden Ihren Körper verlassen, sodass darin in Zukunft mehr Platz für mehr Ekstase ist.

- Verlangsamen Sie Ihre Atmung, falls Sie sich benommen oder schwindlig fühlen. Achten Sie darauf, nur das Ausatmen zu betonen. Entspannen Sie sich beim Einatmen, indem Sie ein Geräusch machen, als würden Sie Kerzen auspusten.
- Ihre Erfahrung wird davon abhängen, wie Sie sich in diesem bestimmten Moment an diesem bestimmten Tag fühlen. Wenn Sie müde sind, werden Sie vermutlich eine sehr ruhige Erfahrung machen. Wenn Sie viele Gefühle zum Ausdruck bringen müssen, wird die Erfahrung sehr emotional sein. Wenn Sie aufgeregt sind, kann sie sehr erotisch sein. Ekstaseatmen intensiviert die Gefühle, die in Ihnen stecken. Je mehr Sie atmen, desto mehr werden Sie spüren. Ihr Leben gehört Ihnen. Warum ziehen Sie nicht den größtmöglichen Nutzen daraus?

Für mich machte das Erlernen dieser Methode Sex mit einem Partner ekstatischer und erfüllender, da sie mir zeigte, wie man sexuelle Energie bewusster körperlich erzeugen, spüren und einsetzen kann. Sie ist außerdem ein wunderbarer Ersatz für gefährliche Süchte, weil man sich auf natürliche Weise high fühlt. Mir hat sie zum Beispiel geholfen, mit dem Rauchen aufzuhören. Ich habe sie viele Male angewendet, wenn ich Heilung benötigte. Da es sich um eine sexuelle Form der Heilung handelt, fühlt sie sich sogar gut an. Wenn mir zum Beispiel das Herz gebrochen wurde, half mir das Ekstaseatmen dabei, den Schmerz und die Trauer aus meinem Körper zu vertreiben. Ich habe das Ekstaseatmen auch verwendet, um Einblick in Probleme zu gewinnen und Zugang zu meiner inneren Weisheit zu finden. Wenn ich beispielsweise in eine andere Stadt umziehen musste, stellte ich mir die Frage, wohin ich ziehen sollte, machte Atemübungen und bekam so eine klare Antwort. Ekstaseatmen kann also als eine Art schamanistische Reise betrachtet werden. Außerdem erlebte ich dabei einige der unglaublichsten Ganzkörper-Orgasmen, die sich anfühlten, als würde ich von den Mächten der Schöpfung geatmet, und so elektrisierend waren, als wäre mein Körper an einer Steckdose angeschlossen. Ekstaseatmen kann ein wunderbares, profundes und inniges Erlebnis sein und einem das Gefühl vermitteln, man hätte Sex mit dem Universum. Ich kann es Ihnen nur wärmstens empfehlen!

Lassen Sie sich nicht entmutigen, falls Sie die Vorteile des Ekstaseatmens nicht sofort spüren, denn es bedarf einiger Übung. Schon allein dadurch, dass Sie von dieser Möglichkeit erfahren haben, wurde ein Keim gesät. Eines Tages wird aus diesem Keim vielleicht etwas Spektakuläres wachsen.

Ihre Energie-Einschätzung

Zu welchen Uhrzeiten spüren Sie normalerweise die stärkste sexuelle Energie?

____

Zu welchen Uhrzeiten spüren Sie normalerweise die geringste sexuelle Energie?

____

Vielleicht sollten Sie versuchen, in den Zeiten Sex zu haben, in denen Ihr Energieniveau auf dem Höhepunkt ist.

Was verringert Ihre sexuelle Energie?

1. ______________________
2. ______________________
3. ______________________
4. ______________________
5. ______________________

Welche aufgelisteten Faktoren können Sie ändern und welche nicht?

Wie können Sie Ihr sexuelles Energieniveau steigern?

1. ______________________
2. ______________________
3. ______________________
4. ______________________
5. ______________________

Was können Sie tun, um beim Ekstaseatmen mehr Erfahrungen zu sammeln?

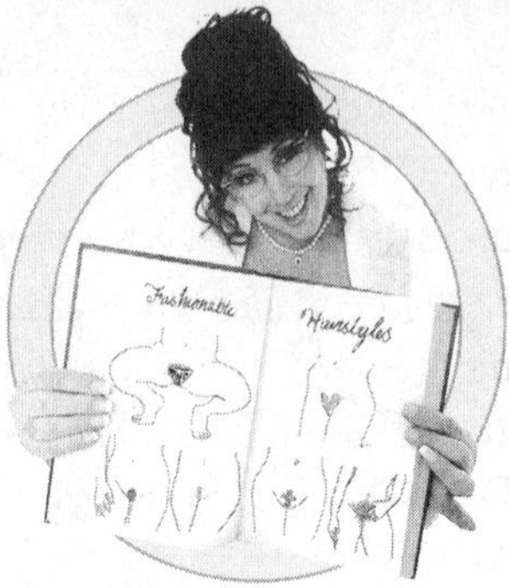

7. Schritt: Besorgen Sie sich Requisiten

Die ganze Welt ist eine Live-Sexshow-Bühne
und alle Frauen und Männer sind bloß Spieler.

Bislang hat sich Ihr Reformprogramm auf Ihr Inneres konzentriert. Lassen Sie uns jetzt das Gelände des Reformcenters verlassen, in Ihre eigenen vier Wände zurückkehren und einen genaueren Blick auf Ihre erotische Umgebung werfen. Wir werden Ihren Kleiderschrank und Ihre Schmuckschatulle durchstöbern, um herauszufinden, wie wir Ihre Leidenschaft in Schale werfen können. Kleidung, Körperschmuck, Requisiten und ein detailliert vorbereitetes, sinnliches Schlafzimmer können wirklich dabei helfen, die Bühne für spektakulären Sex herzurichten.

Ist es Ihnen jemals passiert, dass Sie in einer völlig unerotischen Stimmung waren, als sich plötzlich eine Gelegenheit für Sex ergab, die Sie sich einfach nicht entgehen lassen konnten? Also mir schon. Ich saß an einem regnerischen Abend in einem langen, absolut unerotischen Flanell-Nachthemd zu Hause, las eine tolle, aber absolut unerotische Zeitschrift und war vollkommen zufrieden damit, wo ich war und mit wem ich zusammen war (mit mir selbst), als ich einen unerwarteten Anruf von einem arbeitseifrigen Liebhaber bekam, der um acht Uhr abends an einem Werktag plötzlich Zeit und Lust auf Leidenschaft bekommen hatte. Ich dachte, ich sei nicht in der Stimmung, und mein erster Impuls war, ihm abzusagen und mich wieder meiner Zeitschrift zu widmen. Doch als ich kurz davor war, »nein« zu sagen, passierte etwas Merkwürdiges: Mir fiel ein, dass ich es nur selten oder sogar nie bereut hatte, wenn ich »ja« zu Sex mit einem tollen Liebhaber gesagt hatte. Wer »nein« sagt, bekommt das, wonach er verlangt, nämlich nichts. Wer dagegen »ja« sagt, obwohl er nicht genau weiß, was passieren wird, öffnet die Tür für zahlreiche Möglichkeiten.

Spontaneität ist gefragt

In meinem Flanell-Nachthemd »ja« zu sagen bedeutete, dass ich in der knappen Stunde zwischen Auflegen des Telefonhörers und Eintreffen meines eifrigen Liebhabers eine wundersame Verwandlung vollziehen musste. Ich machte sofort eine Bestandsaufnahme im Schlafzimmer, wo Chaos und Müll die traurige Geschichte meines Vormittags erzählten: eine halbvolle Teetasse, einige Blusen, die ich anprobiert und wieder ausgezogen hatte, ein Paar Turnschuhe, in denen ich am Morgen gejoggt war. Ich stellte das Zimmer auf den Kopf und tauschte binnen zehn Minuten die verknitterte karierte Bettwäsche gegen eine weiche, pinkfarbene aus ägyptischer Baumwolle aus, zündete einige strategisch günstig verteilte Kerzen an, räumte den Nachttisch auf, verstaute meine Bücher und legte meine Sexspielzeuge, Kondome und Gleitmittel bereit. Ich legte drei CDs in den CD-Spieler ein. Mir blieb gerade noch genug Zeit um sicherzustellen, dass meine Musikauswahl verführerisch war, ohne aufdringlich zu sein. Dann sprang ich unter die Dusche und verpasste meinen Beinen eine Rasur. Anschließend cremte und parfümierte ich mich ein und zog ein pinkfarbenes Negligee und einen violetten Kimono an. Ich pinselte mir etwas Farbe auf die Wangen und steckte mir die feuchten Haare hoch, wobei ich ein paar dünne Locken herunterbaumeln ließ. Dann betrachtete ich mein errötetes und glückliches Gesicht im Spiegel: In nur 45 Minuten hatte ich mich und mein Zuhause auf den Liebesakt vorbereitet. Und – Abrakadabra! – ich stellte fest, dass ich sexuell erregt war.

Genauer betrachtet ist an dieser Routine nichts Ungewohntes oder Ungewöhnliches. Ich würde behaupten, dass es keine Frau auf dieser Welt gibt, die nicht irgendwann einmal innerhalb kurzer Zeit ihre äußere Erscheinung verändern musste. Und jede Frau weiß, dass eine Veränderung des Äußeren meist auch eine Veränderung der Stimmung bedeutet. Genau das geschah, als ich mein Flanell-Nachthemd auszog, mein Schlafzimmer aufräumte und mich für meinen Liebhaber in Schale warf; als ich fertig war, war ich meilenweit von meinem schläfrigen, Klatschzeitschrift-lesenden Ich entfernt, und mein herausgeputzter Körper vibrierte vor erwartungsfroher erotischer Spannung.

Es ist kein großer Schritt sich vorzustellen, dieselbe künstlerische Leistung absichtlich zu vollbringen – das heißt, nicht weil man eine schnelle Veränderung durchführen muss, sondern weil man in Stimmung für Sex kommen möchte, und zwar genauer gesagt, für ganz besonderen Sex. Falls Sie jemals die Fernsehserie *Queer Eye for the Straight Guy* gesehen haben, wissen Sie, dass eine solche wundersame Verwandlung auch bei Männern funktioniert.

Klamotten-orientiert

Sex ist die Bühne, auf der Erwachsene spielen und eine gute Zeit miteinander verbringen. Sex zu haben kann unter anderem eine Art Theater sein, in dem Stücke aufgeführt werden und wir verschiedene Rollen selbst spielen dürfen. Was mich betrifft, zählen Kostüme und anderes Schmuckwerk, das die Sinne erfreut, zu meinen Spezialitäten und größten Vorlieben. In diesem Kapitel werde ich Ihnen einige Möglichkeiten vorstellen, wie Sie Ihr »Schlafzimmer-Theater« aufwerten können, indem Sie bei Ihrer eigenen Vorstellung selbst Regie führen und die Hauptrolle spielen.

Ich kann bereits einige Kritiker einwenden hören, dass diese Art von Theaterstück Schwindel sei und sie an altmodische Sexberater erinnere, die Frauen empfehlen, sich in Schale zu werfen und Spielchen zu spielen, um das Interesse ihrer Ehemänner zu wecken und sie bei Laune zu halten. Der Unterschied ist der, dass ich Ihnen nicht rate, sich in Schale zu werfen, um Ihrem *Partner* eine Freude zu machen. Ich rate Ihnen, es für sich selbst zu tun. Wenn Sie in ein sexy Kostüm schlüpfen, kann das die vielen Facetten Ihrer eigenen erotischen und sinnlichen Persönlichkeit und der Ihres Partner ans Tageslicht bringen.

Falls Sie der Meinung sind, sexuelle Theatralik sei nur etwas für Freaks, sollten Sie noch einmal darüber nachdenken: Donna Reed, die normalste Frau aus dem amerikanischen Filmbusiness, inszeniert in dem Spielfilm *Ist das Leben nicht schön?* für James Stewart eine komplette Flitterwochen-Fantasie. Während Stewart sein Pfandleihgeschäft rettet, indem er seinen Kunden das gesamte Flitterwochengeld gibt, gestaltet Reed eine hawaiische Traumlandschaft in dem verlassenen Haus, in dem die beiden als Kinder gespielt haben. Sie grillt ein Hähnchen, kleidet sich mit Blumenkette und geblümtem Rock und spielt Ukulelenmusik auf einem alten Grammophon. Als der überraschte Stewart in die Arme seiner Frau stolpert, sieht die Kamera natürlich höflich weg – schließlich entstand der Film in den 1940er-Jahren. Trotzdem ist jedem klar, dass die beiden in dem zugigen alten Haus heißeren Sex haben, als sie in jeder Flitterwochen-Hotelsuite gehabt hätten.

Aber das ist doch so viel Arbeit, sagt mein immer noch uneinsichtiger Kritiker. Doch das muss nicht sein; die Vorbereitungen für Sex können so viel oder so wenig Zeit in Anspruch nehmen, wie Sie dafür investieren möchten. Ich werde Ihnen diese Vorbereitungen detailliert erläutern und Ihnen zeigen, dass sie ausschweifend und extrem sein können oder, wenn sie eine Last für Sie sind, wie Sie sie kurz und schlicht halten können.

Die drei Aspekte dieses Teils Ihres Sexualleben-Reformprogramms sind 1. Ihre erotische Umgebung (in der Regel das Schlafzimmer), 2. Ihr Körper (jenseits der tagtäglichen Hygiene und Schönheitspflege) und 3. Requisiten und Kostüme (von einfachen Schals bis hin zu raffinierten Lederoutfits).

Ihre erotische Umgebung

Es ist heiß, an vielen verschiedenen Orten Sex zu haben: unter der Dusche, im Garten, in der Küche, im Auto in der Garage – der Fantasie sind keine Grenzen gesetzt. Trotzdem haben die meisten Menschen überwiegend im Schlafzimmer Sex. Wir wollen deshalb versuchen, Ihr Schlafzimmer erotischer zu gestalten. Beachten Sie, dass dieselben Prinzipien auch für jeden anderen Ort innerhalb und auch außerhalb Ihrer vier Wände gelten. Wir beginnen mit einer Übung.

Übung:
Sorgen Sie für Feuer im heimischen Ofen – entdecken Sie Ihre ideale erotische Umgebung

1. Machen Sie es sich bequem, entspannen Sie sich und atmen Sie tief durch. Stellen Sie sich den imaginären Ort vor, an dem Sie am liebsten Sex hätten. An einem tropischen Strand? In einem alten erotischen Tempel? Auf einer Wolke? In einem mit Leder ausgekleideten Verließ? Steht dort ein Bett, oder liegen Sie auf weichem grünem Moos? Herrschen leuchtende Farben vor, ist es überwiegend schwarz-weiß, oder finden sich dort gedämpfte Farben und weiche Pastelltöne? Wie ist das Licht? Hell und sonnig oder dunkel und geheimnisvoll? Achten Sie auf die Temperatur. Wenn es dort Bettwäsche gibt, ist sie aus Baumwolle oder aus Seide? Lassen Sie Ihrer Fantasie freien Lauf und träumen Sie. Was Ihnen in den Sinn kommt, wenn Sie sich den imaginären Ort vorstellen, an dem Sie beim Sex gerne wären, ist Ihre ideale erotische Umgebung.

2. Nehmen Sie Ihr reales Schlafzimmer kritisch in Augenschein. Entspricht es tatsächlich Ihren Vorstellungen von einem Ort, an dem Sie mit einem anderen Menschen intim werden möchten? Oder liegen Zeitschriften auf dem Nachttisch herum, stehen Aschenbecher auf dem Fußboden und liegt Kinderspielzeug um das Bett verstreut? Vielleicht ist Ihr Zimmer sauber und ordentlich, aber einfach nicht sexy. Oder es hat keine Persönlichkeit und keine Atmosphäre. Oder es wird von einem Fernseher dominiert. Wie sind Beleuchtung, Temperatur, Stoffe und Farben in Ihrem Schlafzimmer?

3. Erstellen Sie eine Liste mit zehn Dingen, die Sie tun können, um Ihr Schlafzimmer Ihrer idealen erotischen Umgebung ähnlicher zu machen. Was könnten Sie verändern, um es verlockender zu machen?

1. ______________________________

2. ______________________________

3. ______________________________

4. ______________________________

5. ______________________________

6. ______________________________

7. ______________________________

8. ______________________________

9. ______________________________________

10. ______________________________________

4. Erledigen Sie die Dinge auf Ihrer Liste oder zumindest einen Teil davon.

Schmücken Sie Ihr Liebesnest

Hoffentlich war es einfach für Sie, die Liste zu erstellen. Falls nicht, sind hier einige Vorschläge: Wenn Sie sich einen tropischen Strand als Ihre ideale erotische Umgebung vorgestellt haben, könnten Sie Ihr Schlafzimmer mit einigen exotischen Pflanzen, einer Dekoration aus Muscheln, einem Perlenvorhang und ein paar Kunstwerken zum Thema Meer bereichern. Wenn Sie sich ein Verließ vorgestellt haben, sollten Sie vielleicht Ihre süßen Stofftiere durch ein paar Lederkissen ersetzen, Ihr Bettgestell schwarz streichen, eine rote Glühbirne in Ihre Lampe schrauben und sich verchromte Nachttische besorgen. Wenn Sie sich vorgestellt haben, an einem heißen Sommertag Sex auf einer bauschigen weißen Wolke zu haben, wäre es eine Möglichkeit, Wolken an die Zimmerdecke zu malen, Engelsfiguren aufzustellen, das Bett mit extraweicher weißer Bettwäsche zu beziehen, weiße Federn in eine Vase zu stecken und die Heizung aufzudrehen. Es geht nicht nur darum, das Schlafzimmer umzugestalten, sondern es so sinnlich zu machen, dass es zu Ihren erotischen Impulsen und Fantasien passt.

Mir ist klar, dass Sie unter Umständen Bedenken haben, Ihr Schlafzimmer erotischer zu machen. Wenn Sie Gäste haben und ihnen Ihr Schlafzimmer zeigen, könnten sie reagieren. Aber was macht es schon, wenn sie denken, dass Sie Spaß am Sex haben, und dabei leicht in Erregung geraten? Genießen Sie ihre Reaktion. Vielleicht können Sie die Gäste inspirieren, ihr eigenes Schlafzimmer ebenfalls sinnlicher zu gestalten.

Ein begrenztes Budget ist überhaupt keine Ausrede. Es muss nicht teuer sein, Ihren Wohnraum zu verändern. Schließlich gibt es Discountläden und Baumärkte. Kerzen und Pfauenfedern sind preiswert. Kreativität und eine günstige Heißklebepistole steigern das Kaliber Ihres Schlafzimmers ungemein.

Falls Geld keine Rolle für Sie spielt und Sie einen Innenarchitekten beauftragen möchten, sollten Sie sichergehen, dass Sie sich einen aussuchen, der Sex positiv gegenübersteht und mit dem Sie unverkrampft über Ihre Gestaltungswünsche sprechen können. (Wenn Sie viel Geld haben, sollten Sie unbedingt einen großen Batzen in Ihr Schlafzimmer stecken! Das ist eine Investition, die sich vielfach auszahlen wird.) Für die meisten Anhänger von Feng Shui, der chinesischen Kunst und Philosophie der Wohnraumgestaltung, die Möbelstücke und andere Gegenstände so positioniert, dass das persönliche Potenzial bestmöglich ausgeschöpft wird, ist das Schlafzimmer der wichtigste Raum im Haus.

Während die Gestaltung einer erotischen Umgebung eine äußerst persönliche und individuelle Angelegenheit ist, sind einige Veränderungen eine Frage des gesunden Menschenverstands und manche sogar obligatorisch. Im Folgenden möchte ich Ihnen eine Reihe von gängigen Problemen und wichtigen Erfordernissen bei der Gestaltung eines erotischeren Schlafzimmers vorstellen.

Machen Sie den Fernseher unsichtbar

Vorher: In Ihrem Schlafzimmer befindet sich ein großer Fernseher, der immer im Mittelpunkt des Interesses zu stehen scheint. Ich genieße eine gute Fernsehsendung genauso wie die meisten anderen Menschen, aber nichts lenkt so sehr von Intimität ab wie das Gequatsche in der Flimmerkiste. Allein die Gegenwart eines Fernsehers im Zimmer, auch wenn er ausgeschaltet ist, kann psychologisch ablenkend sein.
Nachher: Am besten lassen Sie den Fernseher ganz aus dem Schlafzimmer verschwinden. Sie können ihn auch in den Schrank verbannen. Das Mindeste ist jedoch, dass Sie ihn mit einem hübschen Stoff zudecken und eine Vase mit Blumen oder eine Kerze darauf stellen. Falls Sie wild entschlossen sind, ihn in der Nähe des Bettes stehen zu lassen, sollten Sie sich wenigstens hin und wieder einen guten Erotikfilm ansehen.

Vorher: Sie finden es »fad« und »langweilig«, sich in Ihrem Schlafzimmer aufzuhalten, oder sind der Meinung, es sei zu klein, um viele wache Stunden darin zu verbringen.
Nachher: Hängen Sie einen oder zwei große Spiegel auf. Es ist kein Zufall, dass jeder anständige Puff und Stripclub voller Spiegel ist. Sich und seinem Partner oder seiner Partnerin beim Sex zuzusehen kann ernorm erotisch sein. (Falls Sie ernsthafte Probleme mit dem Aussehen Ihres Körpers haben, ist das vielleicht nichts für Sie – oder vielleicht doch?)

Toys ›R‹ Plus

Vorher: Sie haben zwar schon von Sexspielzeug gehört, wissen aber nicht viel darüber oder warum Sie welche brauchen. Oder Sie haben das Gefühl, Ihr Schlafzimmer sei schlecht ausgestattet. Sie besitzen nur einen alten Vibrator, der kaputt ist und langsam verstaubt.
Nachher: Sexspielzeug einzukaufen ist an sich schon ein wunderbares erotisches Abenteuer. Heutzutage werden viele Sexshops von Frauen geführt und verfügen nicht nur über ein reichhaltiges frauenfreundliches Angebot, sondern auch über fachkundiges Personal, das auf dem neuesten Stand ist. Wenn Sie Ihr Spielzeug nicht benutzen, sollten Sie es in Stoffbeuteln oder Plastiktüten aufbewahren. Dildos, Noppenkondome, Massageöle und Gleitmittel, Penisringe, Handschellen, Lederklamotten, Latex-Strümpfe, Tigerbalsam – die Liste ist endlos, und jede Woche werden neue entwickelt. Auch im Haushalt finden sich Gegenstände, die zu Sexspielzeugen/-werkzeugen umfunktioniert werden können; ein Stück Pelz zum Reizen der Sinne, ein Tischtennisschläger zur Po-«Massage«, Wäscheklammern zur Brustwarzen-Stimulation, eine alte elektrische Zahnbürste zur Klitoris-Stimulation, ein Feder-Staubwedel zum provokativen Streicheln der Haut, eine Karotte als Dildo etc. In der Bizarr-Sex-Gemeinde werden solche Dinge als »pervertierbar« bezeichnet.

Sexspielzeuge heißen nicht umsonst »Spielzeuge« – mit ihnen kann man dem Leben auf spielerische Weise neue Varianten abgewinnen.

Vorher: Sie haben ein »Bequemlichkeitsproblem«. Ihr Sexspielzeug, Ihr Gleitmittel und Ihr Safer-Sex-Zubehör sind im Zimmer verteilt. Ihr Massageöl bewahren Sie im Bad auf.
Nachher: Suchen Sie sich einen leicht erreichbaren Platz in Bettnähe, wo Sie Ihr gesamtes Sex-Zubehör lagern können, auch wenn Sie sich dazu einen neuen Nachttisch kaufen oder bauen müssen. Bewahren Sie alle sauberen Spielzeuge in einer Nachttischschublade auf, oder besorgen Sie sich einige geflochtene Körbe oder hübsche Schachteln und stellen Sie diese unters Bett. Wenn Sie offen und ungehemmt mit Ihrem Sexualleben umgehen möchten (was ich Ihnen empfehle, vorausgesetzt, Sie haben keine Kinder), können Sie Ihre Spielzeuge auch in einem ausschließlich dafür bestimmten Regal neben dem Bett bereitlegen. Sie werden sicher nicht jedes Mal Sexspielzeuge beim Liebesakt verwenden, aber es ist praktisch, sie zur Hand zu haben, wenn man sie braucht.

Vorher: Sie haben ein viel ernsteres »Bequemlichkeitsproblem«. Sie besitzen einen hervorragenden elektrischen Vibrator, wie ihn jeder besitzen sollte, aber Sie haben ihn in einer Schublade verstaut und das Kabel eng darum herum gewickelt, weil es zu kurz ist, um den Vibrator im Bett zu benutzen.
Nachher: Besorgen Sie sich ein Verlängerungskabel für Ihren Vibrator, lassen Sie ihn eingesteckt und legen Sie ihn griffbereit neben das Kopfkissen. Wenn Sie auf Western stehen, können Sie auch ein Pistolenhalfter an den Bettpfosten hängen und den Vibrator darin aufbewahren.

Übrigens: Stellen Sie sicher, dass Sie einen wirklich guten

Vibrator besitzen. Wenn Sie ein oder zwei Modelle ausprobiert haben, kennen Sie noch längst nicht alle. Einige Vibratoren sind relativ nutzlos. Die meisten meiner weiblichen Bekannten mögen den Hitachi Magic Wand, den Rabbit Pearl und den Wahl Coil am liebsten. Vor einigen Jahren ging ein Aufschrei durch die Gemeinde der Kitzler-bewussten Konsumenten, als es hieß, Hitachi habe die Produktion des Magic Wand eingestellt. Der Hitachi ist der Rolls Royce unter den Vibratoren. Falls er Ihnen zunächst zu intensiv ist, können Sie ein weiches Tuch dazwischen legen, bis Sie sich daran gewöhnt haben.

Auch für einen Mann ist es ein Muss, einen guten Vibrator und einige Dildos sein Eigen zu nennen – um sie sowohl mit seiner Herzensdame zu benutzen als auch allein. Ein Vibrator dient nicht nur dem sexuellen Vergnügen, sondern auch zur Massage verspannter Schultern. Sehr wichtig.

Wie man sich bettet, so liegt man

Vorher: Ihr Bettzeug ist Ihrem Liebesleben nicht förderlich. Ihre Bettwäsche ist nicht gerade sexy, und Ihre Tagesdecke besteht aus einem synthetischen Material und kratzt, wenn Sie sich darauf legen.
Nachher: Alte, fleckige und verknitterte Bettwäsche kann natürlich einen gewissen schäbigen Charme haben, aber möchten Sie es wirklich jemandem zumuten, regelmäßig darauf Sex zu haben? Vielleicht brauchen Sie neue Bettwäsche. Wenn Sie eine kratzige Polyester-Tagesdecke besitzen, sollten Sie sich ernsthaft überlegen, ob Sie sich nicht eine weiche, einla-

dende Tagesdecke zulegen sollten, die sich angenehm anfühlt, wenn Sie nackt auf ihr liegen.

Vorher: Ihr Schlafzimmer ist kein Ort für »Familiendramen«, aber Sie haben Fotos von Ihren Eltern im Schlafzimmer.
Nachher: Mütter und Väter sind etwas absolut Wunderbares, aber möchten Sie wirklich, dass sie Ihnen beim Sex zusehen? Vermutlich nicht! Familienfotos können Sie sich auf den Schreibtisch oder auf das Klavier stellen, aber im Schlafzimmer sollten Sie erotische Kunst aufhängen, wie zum Beispiel einen Blumendruck von Georgia O'Keeffe oder etwas anderes, das etwas Phallisches oder Vaginales andeutet oder von Liebe und Romantik erzählt.

Licht aus, Spot an

Vorher: Sie sind kein Beleuchtungs-Designer, und in Ihrem Schlafzimmer gibt es eine Deckenlampe mit einem Ein-Aus-Schalter sowie eine helle Leselampe am Bett.
Nachher: Eine sexy Beleuchtung ist eine wichtige Voraussetzung, um eine sinnliche Atmosphäre zu schaffen. Sie sollten sich wenigstens einen Dimmer für Ihre Deckenlampe besorgen und eine zweite, kleinere Lampe mit einer pinkfarbenen Glühbirne anbringen (pinkfarbenes Licht schmeichelt den meisten Hauttönen). Mit einer weißen Weihnachts-Lichterkette können Sie nichts verkehrt machen. Falls Sie es sich leisten können, wäre es noch besser, einen professionellen Beleuchtungs-Designer zu engagieren, der für Stimmung und Atmosphäre sorgt.

Die Tantra-Lehrerin Jwala ist eine Meisterin der sinnlichen Schlafzimmergestaltung und treibt es auf die Spitze. Man fühlt sich bereits erregt, wenn man ihr Schlafzimmer betritt. Es erinnert an einen raffinierten Harem voller erotischer Statuen und Kunstwerke. Wenn man sich auf ihr Bett legt und zur Decke blickt, sieht man eine riesige *yoni* (Sanskrit für »Vulva«) aus samtenem Stoff mit einem Spiegelball als Klitoris. Sie besitzt wunderschöne, exotische handgemachte Seidenbettwäsche und Kissen. Nicht jeder hat das Bedürfnis, Talent und Geld, sein Schlafzimmer derart kunstvoll zu gestalten, aber man kann sich Mühe geben, das Beste daraus zu machen. Versuchen Sie, Ihr Schlafzimmer in einen verführerischeren und sinnlicheren Raum zu verwandeln, der Ihrem Liebesleben zugute kommt. Ich garantiere Ihnen, dass Sie es nicht bereuen werden.

Körperschmuck

Sex ist eine Kunst, und Ihr Körper ist Ihre wichtigste Leinwand. Seine Kurven, Hügel und Täler bieten eine Vielzahl von Möglichkeiten zum spielen, um sich auszudrücken und zu provozieren. Die Grundlagen der Körperhygiene und Hautpflege überlasse ich Ihnen und komme gleich zu den exotischeren Aspekten der Körperverschönerung.

Zunächst muss man sich darüber im Klaren sein, dass sich Geschmack und Stil von Körperschmuck und -präsentation im Lauf der Zeit verändert. In einem Song des Erfolgs-Musicals *Chicago* heißt es in einer Textzeile: »Ich werde mir die

Knie schminken.« In den 1930er-Jahren, der Zeit, in der die Handlung des Musicals spielt, waren die Beine einer Frau das wichtigste Symbol ihrer Sexualität und deshalb für viele eine besonders erotische Zone. Da die Knie erst kurz zuvor durch Verkürzung der Rocklänge entblößt worden waren, galt es als äußerst gewagt, sie zusätzlich zu betonen. Beine werden wahrscheinlich immer reizvoll bleiben, doch heute stehen eher die Brüste von Frauen im Zentrum des erotischen Interesses. Obwohl die Aufmerksamkeit, die Ihren Brüsten zuteil wird, diese zum offensichtlichsten Ansatzpunkt macht, wenn Sie in Erwägung ziehen, Ihren Körper erotischer zu präsentieren, möchte ich Sie bitten, etwas allgemeiner zu denken.

Busenfreunde

Vielleicht gehören Sie zu den Millionen von Frauen, die sich bereits mit den Themen Bodypiercing und Tätowierung, was viele Menschen äußerst sexy finden, auseinander gesetzt haben. Falls nicht, können Sie auch mit abwaschbaren Tätowierungen und Brustwarzenschmuck, der kein Piercing erfordert, Ihren Spaß haben (im Handel oder über das Internet problemlos erhältlich). Dasselbe gilt für alle möglichen glitzernden Varianten des von Madonna und Gwen Stephani populär gemachten *bindi,* einem indischen Stirnschmuck, der mittig über den Augen aufgeklebt wird. Benutzen Sie einige davon, um Ihren Nabel, Ihre Augen, Ihre Brustwarzen oder Ihr Dekolletee zu schmücken. Henna, in weiteres Geschenk aus Indien, eignet sich nicht nur für die Hände. Tragen Sie

Henna dort auf, wo Sie möchten – auf den Füßen, Waden, Brüsten oder am Bauch. Vor einer Hindu-Hochzeit werden der Braut von den Frauen ihrer Hochzeitsgesellschaft Hände und Füße kunstvoll mit Henna verziert. Dieses Ritual hat starke erotische Untertöne und erinnert daran, wie die Dienerinnen die Jungfrau (ob sie nun wirklich eine war oder nicht) für den Mann vorbereiteten, der sie von ihrer Jungfräulichkeit erlösen sollte. Für eine Gruppe von Damen oder ein verliebtes Paar kann das gegenseitige Bemalen mit Henna eine extrem erotische Angelegenheit sein, die man am besten an einem heißen Sommertag im Freien durchführt. Körperschmuck ist ebenfalls wunderbar. Hüftketten, Fußketten und Zehenringe verschönern, akzentuieren und feiern Ihren sinnlichen Körper.

Auch Haarverlängerungen sind großartig und können dazu beitragen, dass man sich wirklich sexy fühlt. Meine Friseurin (oder besser gesagt, Haarkünstlerin) Deena Davenport macht Haarverlängerungen für viele Erotiktänzerinnen, die behaupten, ihr Trinkgeld habe sich anschließend verdreifacht! Ich nehme an, das liegt daran, dass sich die Weiblichkeit enorm steigert.

Natürlich gibt es keinen Grund, weshalb Sie Ihre Brüste nicht ebenfalls verschönern sollten. Sie können zum Beispiel Ihre Brustwarzen mit Lippenstift schminken und sie mit feinem Glitzerstaub bestreuen. Brustwarzen-Verschönerung durch Abdeckkappen ist absolut klasse und kann wirklich heiß machen. Die schönsten und qualitativ hochwertigsten Brustwarzen-Abdeckkappen weltweit sind bei twirlygirl.net erhältlich und mit oder ohne Troddeln zu haben. Diese handgefertigten Hightech-Abdeckkappen sind verhältnismäßig einfach in der Anwendung. Mein Favorit ist das flauschige Modell aus Marabouseide. Falls Sie nicht mit Kaugummi auf Ihren Brustwarzen herumkleckern möchten, können Sie sanfteren Wimpernklebstoff oder, für besonders leichtes Entfernen, ein Stück doppelseitiges Klebeband verwenden.

Ich höre den Kritiker schon wieder protestieren: »Ist mein nackter Körper nicht schön genug? Wozu soll ich ihn schmücken?« Und er hat Recht. Sie und ich sind wunderbar, wenn wir nackt sind, aber selbst die köstlichsten Speisen können durch Abwechslung beim Würzen und der Zubereitung interessanter werden. Sexgöttinnen schmücken Ihren Körper seit Jahrhunderten, weil es sexy aussieht, sich sexy anfühlt und, was vielleicht am allerwichtigsten ist, ausdrückt, dass man in der Stimmung für Liebe ist.

Intimrasur

Heutzutage experimentieren viele Frauen mit Schamhaarfrisuren. Anstatt das Stutzen Ihres Schamhaars als »Lösung« für das »Problem« der Bikinizone zu betrachten, sollten Sie darin eine Möglichkeit sehen, Ihre Sexualität auf ganz unterschiedliche Art und Weise ausdrücken zu können. Die Neugestaltung Ihrer Muschi wird nicht nur Ihrem Partner eine Freude machen, sondern auch für Sie angenehm und erregend sein. Experimentieren Sie zunächst mit einer kleinen scharfen Schere. Dazu setzen Sie sich am besten auf die Toilette, spreizen die Beine, halten mit der einen Hand ein Büschel Haare

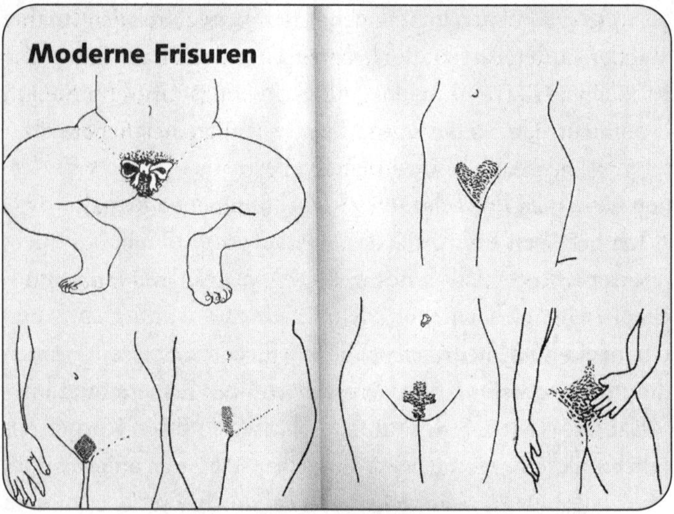

Moderne Frisuren

fest und schneiden es ab. Manche Frauen sagen, dass sie nach der Intimfrisur den Eindruck hätten, ihrer Vulva das erste Mal in ihrem Leben Platz zum Atmen gegeben zu haben, und dass sie das neue, angenehme Gefühl genießen würden. Sobald Sie sich daran gewöhnt haben, wie Ihre kürzlich entblößte Vulva aussieht und sich anfühlt, werden Sie feststellen, dass sie ein lebendiges, atmendes Wesen ist, das Platz, Luft, Freiheit und Zuwendung genießt.

Während den meisten Frauen allmonatliches Nachschneiden genügt, empfinden es andere erregender, ganz glatt rasiert zu sein. So fühlt man sich unter der Kleidung nackter. Man ist sich seiner Genitalien bewusster, was natürlich dafür sorgt, dass man sich sinnlicher fühlt. Der unversperrte Anblick sowie die Aussicht darauf, nicht mit Haaren zwischen den Zähnen kämpfen zu müssen, macht den Schambereich für den Partner »leckerer« und den Kitzler leichter auffindbar. Falls Ihnen also nach einer Glatze zumute ist, habe ich einige Tipps für Sie:

- Schneiden Sie vor dem Rasieren mit einer Schere so viel Schamhaar wie möglich ab.
- Benutzen Sie immer einen nagelneuen, qualitativ hochwertigen Rasierer, der nicht rupft.
- Nehmen Sie vorher ein heißes Bad, um Haut und Schamhaare aufzuweichen.
- Spülen Sie den Rasierer häufig aus.
- Seife oder Olivenöl leisten manchmal bessere Dienste als Rasierschaum.
- Seien Sie kreativ! Sie können Ihr Schamhaar herzförmig, rautenförmig oder im Zebramuster stylen.
- Probieren Sie die »Halb und halb«-Variante aus, bei der Sie die Haare im oberen Bereich Ihres Schamhügels sprießen lassen, während Sie den Bereich um die Schamlippen glatt rasieren.
- Experimentieren Sie. Falls Sie mit Ihrer Kreation nicht glücklich sind – die Haare wachsen schnell wieder nach.
- Sich *gegenseitig* das Schamhaar zu stutzen oder zu rasieren ist ein fantastisches Vorspiel. Auch Männer genießen einen Schamhaarschnitt. Außerdem dient das als eine gute Übung zum Vertrauensaufbau und kann durchaus in einem heißen SM-Szenario enden.
- Nach dem Rasieren hilft Puder, um die blanke Haut zu beruhigen und rötlichen Hubbeln vorzubeugen. Feines Stärkemehl funktioniert gut, weil es keine potenziell

reizenden Chemikalien und Duftstoffe enthält, in jedem Supermarkt erhältlich ist, auch für sinnliche Massagen verwendet werden kann und fast nichts kostet. Manche Frauen ziehen eine hochwertige Lotion oder ein gutes Öl dem Puder vor.

- Wenn Sie Ihr Schamhaar wieder wachsen lassen, kann die Haut jucken. Versuchen Sie, den Juckreiz erotisch zu betrachten; lassen Sie sich von ihm an Ihre Genitalien erinnern und antörnen.
- Manche Frauen schwören darauf, sich die Schamhaare nicht zu rasieren, sondern mit Heißwachs zu entfernen oder auszuzupfen. Diese Methoden haben zwar eine länger anhaltende Wirkung, sind aber nichts für Schmerzempfindliche.

Wenn Sie Ihr Schamhaar bereits seit Jahren stutzen oder rasieren, sollten Sie einmal etwas völlig anderes ausprobieren. Lassen Sie es einfach wachsen. Ich selbst habe das nach jahrzehntelangem Stutzen auch gemacht, und es war ein echtes Abenteuer! Wucherndes Schamhaar kann unheimlich exotisch wirken, vor allem dann, wenn man es nicht gewohnt ist. Vergessen Sie nicht, dass das Ziel Ihrer Sexualleben-Reform ist, etwas Neues auszuprobieren, und nicht unbedingt etwas, das gerade im Trend liegt.

Jede Frau muss durch Ausprobieren herausfinden, was das Beste für sie ist. Für einen Mann kann sich das Zurechtstutzen oder Abrasieren der Schamhaare ebenfalls gut anfühlen oder eine angenehme optische Wirkung haben. Aber seien Sie vorsichtig mit dem Rasierer!

Kleider machen Freude

Die ganze Bandbreite der Persönlichkeiten zu erkunden, die in einem steckten, ist ein großartiges Abenteuer. Kostümierung bringt sie ans Tageslicht und schafft die Voraussetzungen für pure Magie. Eines meiner Mottos lautet: »Extras machen erotisch!« Das Potenzial von Kostümen und Reizwäsche wurde mir erstmals richtig bewusst, als ich anfing, meine »Schlampen und Göttinnen«-Workshops zu veranstalten, und beobachten konnte, wie Frauen zu erstaunlichen inneren Orten vorstießen, indem sie in erotische Kostüme schlüpften (wie von mir im 2. Schritt beschrieben).

Natürlich ist es wundervoll, beim Sex völlig nackt zu sein. Daran besteht kein Zweifel. Nackte Körper sind schön, und es fühlt sich herrlich an, wenn sie sich berühren. Ein Kostüm ist in gewisser Weise oberflächlich und nur ein Stück Stoff. Ein Strumpfhalter ist auch nur ein Stück Stoff ... aber er ruft Assoziationen wach, die Nacktheit noch heißer erscheinen lassen können. Nehmen Sie zum Beispiel ein Portrait in einem Rahmen. Manche Rahmen sind kunstvoll gearbeitet und vergoldet und präsentieren das Portrait auf eine ganz bestimmte Weise. Andere sind schlicht; wieder andere sehen vielleicht merkwürdig aus. Das Portrait im Rahmen ist immer dasselbe, aber ein anderer Rahmen verleiht dem Gesamtbild eine andere Note. Betrachten Sie Kostüme als Rahmen und Ihren nackten Körper als das Portrait. Wenn Ihnen der Rahmen nicht gefällt, können Sie ihn jederzeit wechseln oder ganz darauf verzichten. Das Portrait bleibt dabei immer dasselbe.

Wer bei der Kleidung wagt, gewinnt

Lassen Sie uns einen kritischen Blick in Ihren Kleiderschrank werfen. Wie umfangreich ist Ihre Garderobe für erotische Anlässe? In welchem Zustand befindet sie sich? Wie viele sexy Sachen haben Sie zum Anziehen? Falls Sie zunächst davon ausgehen, dass Sie nicht viel besitzen, sollten Sie vielleicht noch einmal darüber nachdenken: Jede Frau hat in ihrem Kleiderschrank mindestens ein Dutzend verschiedene Charaktere. Persönlichkeiten, die anhand dessen geformt werden können, was bereits an der Kleiderstange hängt. Bewusst oder unbewusst haben Sie die Kleidungsstücke in Ihrem Schrank angesammelt, um verschiedene Seiten Ihrer Persönlichkeit auszudrücken. Mit ein bisschen Anstrengung können Sie eine Menge neuer sexy Outfits aus denen kreieren, die Sie bereits besitzen.

Wenn Sie einen begehbaren Kleiderschrank haben, Sie Glückliche, dann schreiten Sie einfach hinein. Was sticht Ihnen zuerst ins Auge? Welches Kleidungsstück erinnert Sie an ein bestimmtes sexuelles Erlebnis? Welche Stoffe fassen Sie gerne an? Strecken Sie die Hand aus und berühren Sie das erste Kleidungsstück, das Ihre Aufmerksamkeit auf sich lenkt. Ist es ein Kaschmir-Pullover? Ein weiter Rock aus Spitze? Nehmen Sie es heraus, ganz egal, worum es sich handelt. Wie kann dieses Kleidungsstück verwendet werden? Vergessen Sie die vorgefertigte Meinung, dass man einen Schal um den Hals trägt (er kann ebenso gut als BH dienen) oder dass ein Rock von der Taille bis zu den Knien reicht (er kann genauso als schulterfreies Minikleid getragen werden).

Erfinden Sie selbst Verwendungsmöglichkeiten! Auf diese Weise werden Sie entdecken, dass die meisten Kleidungsstücke viel mehr Verwendungsmöglichkeiten haben als nur die, für die sie vorgesehen sind. Breiten Sie alles, von dem Sie denken, dass es sexy ist oder erotisches Potenzial hat, auf dem Bett aus. Stellen Sie ein Outfit zusammen und lassen Sie diesem Outfit eine Person entspringen. Wie trägt sie die Kleidungsstücke, die Sie für sie ausgesucht haben? Wie geht sie? Wie spricht sie? Wie fühlt sie sich?

Ver-Kleidung

Mir wäre es zwar lieber, wenn Sie diese Kostümierungen und Charaktere selbst entdecken würden, doch falls Sie mit Ihrer Weisheit am Ende sind, werde ich Ihnen ein paar Tipps geben: Fast jedes Stück Stoff kann durch entsprechendes Falten in eine Toga oder einen Sari verwandelt werden. Ein Tuch mit Fransen macht eine spanische Tänzerin aus Ihnen. Tierfellmusterdrucke verleihen Ihnen einen Dschungel-Look; Blumenmuster bringen Sie nach Hawaii. Versetzen Sie sich in verschiedene historische Epochen, indem Sie mit Gürteln und Rocklängen variieren. Bedienen Sie sich im Kleiderschrank Ihrer besseren Hälfte und borgen Sie sich seine Boxershorts. Nehmen Sie einen alten BH, der reif für den Kleidercontainer ist, schneiden Sie die Körbchen heraus und, *voilà,* ein völlig neuer Look. Ein einziger Sarong kann in mindestens acht verschiedene sexy Outfits verwandelt werden.

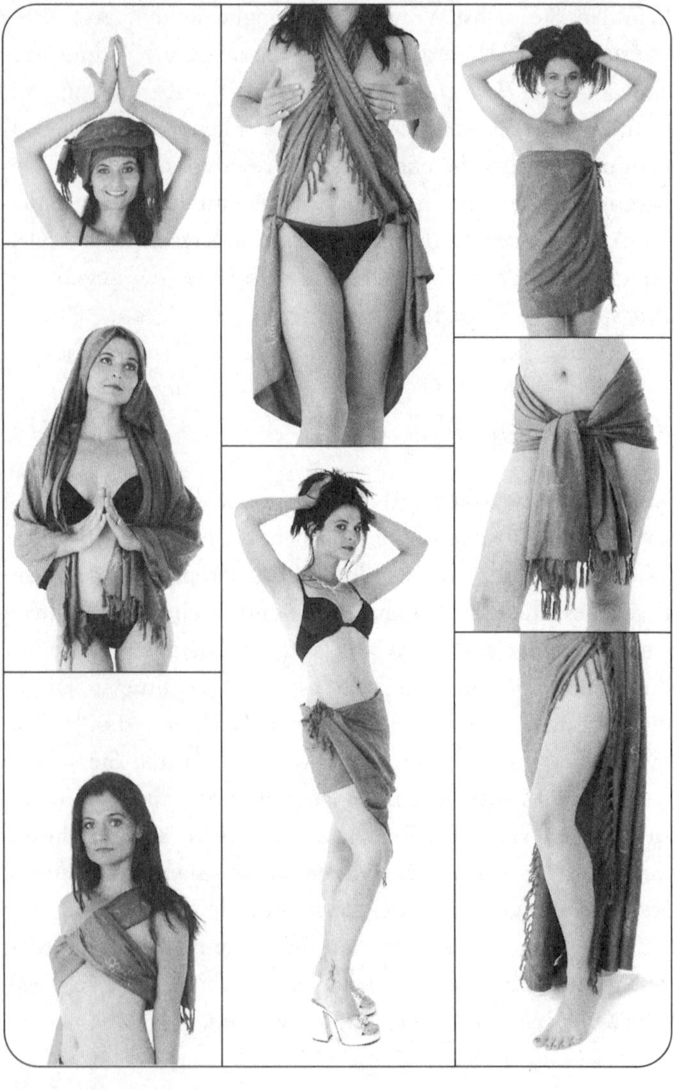

Schematische Magie

Mit ein paar Tipps von mir und Ihrer eigenen Kreativität können Sie aus dem Inhalt Ihres Kleiderschranks eine komplette neue erotische Garderobe zaubern. Sie werden feststellen, dass die Outfits verschiedene sexuelle Archetypen in Ihnen zutage fördern. Sehen Sie, wie ein einfacher Sarong Sie in eine Schlampe, eine Göttin, eine Jungfrau, eine altägyptische Königin, ein Inselmädchen oder einen erotischen Geist verwandeln kann.

Das delikate Dutzend

Lassen Sie uns ausprobieren, ob Sie zwölf verschiedene Kostüme für verschiedene erotische Persönlichkeiten zusammenstellen können. Hier sind zwölf sexy Archetypen und einige ihrer Mustercharaktere. Selbstverständlich können auch Männer Spaß daran haben, in eine Vielfalt von sexy Kostümen und Charakteren zu schlüpfen, deshalb sind für sie einige Vorschläge in Klammern hinzugefügt.

1. *Die Königliche* – Prinzessin, Königin, Geschäftsführerin. (König)
2. *Die Schlampe* – Hure, Nymphomanin, geile Hausfrau. (Hengst)
3. *Die Mystische* – Göttin, Zigeunerin, Tantra-Priesterin. (Tantra-Priester)

4. *Die Herrin* – Ärztin, unartige Krankenschwester, Psychiaterin. (unartiger Krankenpfleger)
5. *Die Amazone* – Knallharte Lesbe, Seefrau, Bauarbeiterin. (männliche Geisha)
6. *Die Unschuldige* – Jungfrau, Cheerleader, schüchterne Bibliothekarin. (Jungfrau)
7. *Die Ernährerin* – Stillende Mutter, Mutter Erde, Massagetherapeutin. (»Big Daddy«)
8. *Die Animalische* – Aufreizende Katze, unartige Hündin, Dschungel-Jane. (Unartiger Hund)
9. *Die Tänzerin* – Spanische Tänzerin, Bauchtänzerin, Lap-Dancer. (Stripper)
10. *Die Sinnliche* – Meerjungfrau, Filmstar im weißen Satin-Negligee und Pelzmantel, Köchin mit leckeren Aphrodisiaka. (Naturbursche)
11. *Die Unterwürfige* – Französisches Dienstmädchen, Sexsklavin, süße Bikerin. (Sexsklave)
12. *Die Dominante* – Domina, böse Hexe, Gefängniswärterin. (Zuhälter oder Polizist)

Suchen Sie zu jeder Kategorie ein Outfit und einen Charakter aus. Ich empfehle Ihnen, sie aufzuschreiben und Anmerkungen zu machen.

Zum Beispiel:

Mein Archetyp der/des Königlichen ist __________. Sie/er heißt __________. Sie/er trägt __________. Ihr/ihm gefällt __________. Sie/er findet__________. Sie/er __________.

Offenherzig

Probieren Sie einige der Outfits an. Wenn Sie in ein Kostüm schlüpfen, sollten Sie nicht nur in die Kleidungsstücke, sondern vorübergehend in die Rolle schlüpfen, die zum Kostüm gehört: Empfinden, gehen, sprechen und benehmen Sie sich wie eine Barkeeperin, eine Krankenschwester oder eine Tänzerin. Geben Sie der Figur einen passenden Namen. Stellen Sie sich in einer erotischen Situation vor, wie Sie auf Ihre Aufmachung reagieren. Verhalten Sie sich in irgendeiner Weise anders als Ihr alltägliches Selbst? Sind Ihre Partner anders? Gibt es neue Stellungen, die Sie ausprobieren möchten? Lassen Sie Ihrer Fantasie freien Lauf und folgen Sie ihr. Stellen Sie sich vor, sie mit einem Partner auszuleben. Wenn Sie dabei in Erregung geraten, ist das ein hervorragendes Zeichen.

Sie brauchen sich nicht albern oder affektiert vorzukommen, wenn Sie diese Charaktere verkörpern. Sie können es subtil und auf sehr natürliche Weise tun, sogar ohne Kostüm. Seien sie einfach Sie selbst. Falls Ihnen danach ist, können Sie es aber auch übertreiben und den Archetypen zu einem Stereotypen verzerren.

Sie werden feststellen, dass Sie mit ein wenig Fantasie, Kreativität und Bereitschaft Ihre alltägliche Realität verlassen und in ganz besondere Regionen vorstoßen können. Sexuell erwachsen zu werden ist ein Kinderspiel. Erfreuen Sie sich an Ihren Kostümen und Spielzeugen.

Sexualleben-Statistik

	Was ich derzeit ausgebe	Was ich in Zukunft ausgeben werde
Sexspielzeug		
Reizwäsche		
Erotische Unterhaltung		
Kondome		
Gleitmittel		
Pornografie/Erotika		
Geschenke für meine/n Partner/in		
Verschiedene sinnliche Artikel		
Körperpflegeartikel		
Parfum		
Lotionen		
Sexratgeber		
Schlafzimmerdekoration		
Make-up		
Anderes		

Investieren Sie in Ihr Sexualleben

Keine Frage, die besten Dinge im Leben sind umsonst. Wofür Sie Ihr Geld ausgeben, zeigt, was Ihnen am Herzen liegt. Wie viel geben Sie im Monat für Ihr Sexualleben aus? (Vielleicht wird sich Ihr Geld sogar vermehren, sobald Sie sexuell zufriedener und glücklicher sind.)

Vor allem Frauen wird vermittelt, dass es »nicht in Ordnung ist, Geld für sexuelles Vergnügen auszugeben.« Versuchen Sie, in Zukunft mindestens doppelt so viel auszugeben wie momentan. Die Investition lohnt sich. Anschließend können Sie sich zur Ruhe setzen oder, besser gesagt, legen.

Drei Merksätze für ein erfülltes Sexualleben

Es lohnt sich, wenn ich für mein erotisches Vergnügen und meinen Spaß beim Sex Geld ausgebe.

Das Geld, das ich für mein Sexualleben ausgebe, ist eine großartige Investition in mich und meine Zukunft.

Ich habe einen Nutzen von dem Geld, das ich für mein Sexualleben ausgebe.

8. Schritt: Genießen Sie das Beziehungsmenü des Reformcenters

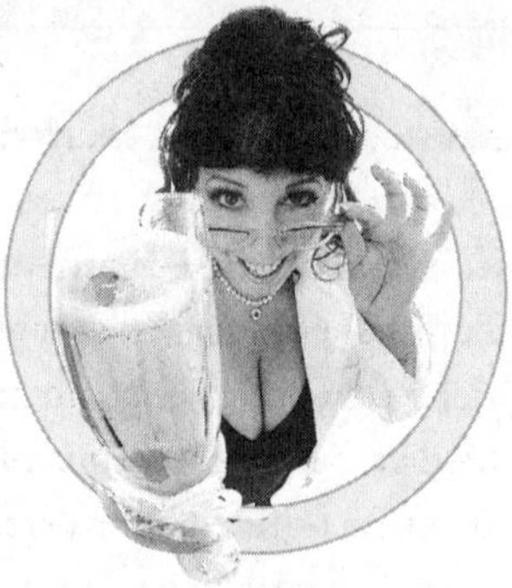

»Das Leben ist ein Festessen,
und die meisten armen Schlucker verhungern.«
Auntie Mame

Die Frau lebt nicht von Brot allein – nicht einmal von Schokolade. Der Mann ebenso wenig. Allerdings beziehen wir einen Großteil dessen, wovon wir uns wirklich ernähren, aus Beziehungen zu Freunden, Angehörigen und Partnern. Wie sieht es mit Ihrer Ernährung in letzter Zeit aus? Haben Sie regelmäßig vom Liebe/Sex-Buffet gekostet oder eher vom alltäglichen Frust-Teller gegessen? Haben Sie Ihre wohlverdienten Desserts bekommen? Wurde Ihr Hunger gestillt? Geben Sie sich nicht mit den Krümeln auf der Tischdecke zufrieden, ohne vorher die ganze Speisekarte unter die Lupe genommen zu haben. Man ist, was man isst und wen man vernascht.

Lassen Sie uns zusammen in das hübsche Esszimmer des Sprinkle-Reformcenters am Meer gehen. Hier finden Sie eine Auswahl an Liebesbeziehungen auf der Speisekarte. Vielleicht haben Sie einige davon schon einmal probiert oder genießen sie gerade, vielleicht entdecken Sie einige neue »Rezepte«, die

Sie sich nicht im Traum hätten vorstellen können, vielleicht möchten Sie gerne etwas Neues probieren. Ich schlage vor, dass Sie die Speisekarte lesen, alle Informationen in einen Topf geben und sie köcheln lassen. Dann suchen Sie sich etwas von der Speisekarte aus, worauf Sie Appetit haben, oder bleiben bei dem, was auf Ihrem Teller liegt. Werden Sie allein, zu zweit oder zu mehreren essen?

Ein-Topf

Perfekt für die Party allein. Sie sind Single, zufrieden damit und ziehen es vor, sich nicht fest zu binden.

Vielleicht sind Sie einem enormen gesellschaftlichen Druck ausgesetzt, weil Ihre Familie von Ihnen erwartet, dass Sie sich binden. Bleiben Sie stark! Lassen Sie sich von niemandem vorschreiben, wie Sie zu leben haben. Seien Sie Single und stolz darauf.

Als der Gynäkologe meiner Freundin Laura sie fragte, ob sie sexuell aktiv sei, antwortete sie: »Ja, mit mir selbst.« Man kann sich auf wunderbare Weise sexuell kennen lernen und genießen, wenn man allein ist.

Single zu sein bedeutet, beim Essen Zeitung lesen zu können. Unter Umständen möchten Sie Ihre Zeit und Energie nicht in eine feste Beziehung investieren. »Wird sie mich anrufen?« »Empfindet er genauso wie ich?« Vielleicht brauchen Sie Zeit, um eine Scheidung oder den Tod eines Partners zu überwinden, vielleicht ziehen Sie es aber auch vor, sich mit anderen persönlichen Angelegenheiten zu befassen, wie zum

Beispiel mit Ihrer finanziellen Absicherung oder Ihrer spirituellen Entwicklung.

Sie können Single und enthaltsam, Single und auf der Suche oder Single mit Affären sein. Sie sind mit Sicherheit nicht der einzige Single weit und breit. Laut Statistik sind etwa ein Viertel aller Haushalte Single-Haushalte.

Enthaltsamkeitsdiät

Ich habe mich mit zahllosen Frauen unterhalten, die in bestimmten Lebensphasen für ein, zwei, fünf oder mehr Jahre unbeabsichtigt enthaltsam gelebt haben. Das kommt viel häufiger vor, als den meisten Menschen bewusst ist. Anstatt diese Phasen als »sexlose Zeit« zu betrachten, sehe ich sie als »Zeiten der angenehmen Erinnerungen«, als Phasen der Integration und Erholung. Enthaltsamkeit kann eine Phase sein, in der Sie Ihr Augenmerk auf Ihr Inneres richten. Für manche Menschen ist sie eine überaus wichtige Phase, eine Art persönliche Visionssuche, eine Zeit der Lebensbeurteilung.

Es gibt verschiedene Arten von Enthaltsamkeit. Zu manchen gehört Masturbation, zu anderen nicht. Zu manchen gehört Flirten, zu anderen nicht. Manche Enthaltsame verzichten nicht auf Intimität, auf sinnliche Berührung und darauf, mit einer anderen Person in einem Bett zu schlafen, andere schon. Manche Menschen treffen eine bewusste Entscheidung: »Von heute an werde ich ein Jahr lang enthaltsam leben«, andere tun es einfach von einem Tag zum nächsten, von einem Monat zum nächsten oder von einem Jahr zum nächsten.

Wir sind einem enormen gesellschaftlichen Druck ausgesetzt, sexuell aktiv zu sein, und legen uns diesen Druck selbst auf. *Ich* werde bestimmt keinen Druck auf Sie ausüben. Solange Sie glücklich und zufrieden damit sind, enthaltsam zu leben, und gut auf sich aufpassen, dann tun Sie es! Oder sollte ich lieber sagen, dann tun Sie es nicht?

Omelett aus einem Ei mit Wurst oder Tomate

Sie sind Single und haben Appetit auf eine Partnerschaft. Darauf zu warten, dass ein Partner des Weges kommt, wenn man sich einen wünscht, kann eine Qual sein. Nutzen Sie die ergiebige Zeit als Single, um sich auf Ihren Wunschpartner vorzubereiten. Richten Sie Ihr Augenmerk darauf, Ihr Selbstwertgefühl zu erhöhen. Überschütten Sie sich selbst mit Liebe. Es ist nichts dagegen einzuwenden, wenn Sie einen ganzen Abend, einen ganzen Tag oder ein ganzes Wochenende Ihrem eigenen Vergnügen widmen. Überlegen Sie sich, was Sie sich von einem Partner wünschen würden, und verwöhnen Sie sich dann selbst damit. Kaufen Sie sich Liebesgeschenke. Verhätscheln Sie sich. Geben Sie sich alles, was Sie brauchen. Benutzen Sie die hübsche Bettwäsche und das schöne Geschirr. Tragen Sie Ihre Lieblings-Reizwäsche. Machen Sie ein Feuer und setzen Sie sich daneben, wie Sie es mit einem Partner tun würden. Machen Sie Spaziergänge an Orte, an denen Sie gerne mit einem Partner oder einer Partnerin spazieren gehen würden. Masturbieren Sie regelmäßig und lassen Sie sich Zeit dabei. Verzehren Sie sich nicht vor Kummer, weil Sie sich jemanden wünschen, mit dem Sie diese Dinge tun könnten. Entspannen Sie sich und bedenken Sie, dass es nicht klug ist, Süßigkeiten einzukaufen, wenn man am Verhungern ist.

Wenn Sie dafür sorgen, dass Sie glücklich sind, werden Sie auch nicht bedürftig wirken, sobald Ihnen der oder die Richtige begegnet – Sie werden unwiderstehlich sein.

Die richtigen Zutaten – so füllen Sie Ihren Teller

1. Nehmen Sie sich Zeit, um herauszufinden, was Sie von Ihrem Wunschpartner erwarten. Gehen Sie auch hier wieder nach dem Rollenbild-Konzept vor. Beobachten Sie Ihre Freunde und Bekannte und ergründen Sie, wessen Beziehung Sie bewundern. Ich empfehle Ihnen Harville Hendrix' Buch *Keeping the Love You Find – A Personal Guide to Creating a Lasting Relationship*. Es ist hervorragend.
2. Blättern Sie Ihr Adressbuch durch und sehen Sie nach, ob es in Ihrem Bekanntenkreis jemanden gibt, mit dem Sie gerne Zeit verbringen würden. Rufen Sie ihn an, um sich zu verabreden. So habe ich meinen Lebensgefährten gefunden – in meinem Adressbuch.
3. Probieren Sie eine seriöse Online-Kontaktbörse aus. Viele Menschen haben damit fantastische Erfahrungen gemacht, und es ist kostenlos oder äußerst günstig. Ich kann Ihnen gar nicht sagen, wie viele glückliche Paare ich kenne, die sich im Internet kennen und lieben gelernt haben. Es ist ein fabelhafter Ort, um

Leute zu finden, die in Sachen Sex und Beziehung eine ähnliche Vorstellung haben. (Achten Sie allerdings bei der ersten Verabredung immer darauf, dass Sie sich zu Ihrer Sicherheit an einem öffentlichen Ort treffen.)

4. Falls Sie auf der Suche nach einer sexuell aufgeschlossenen und abenteuerlustigen Person sind, lege ich Ihnen sehr ans Herz, an einem Workshop zum Thema Sexualität teilzunehmen. Insbesondere von Frauen geführte Sex-Boutiquen bieten häufig Workshops zu allen möglichen Themen von »Die Kunst des Küssens« bis »Japanische Fesselkunst« an. Sie können in Ihrem nächsten Urlaub auch an einem Tantra-Workshop auf Hawaii teilnehmen. Ich kenne etliche ehemalige Singles, die sich bei dieser Gelegenheit verliebt haben und seitdem in glücklicher Zweisamkeit leben.
5. Verwenden Sie positive Bekräftigungen wie: »Ich habe eine magnetische Wirkung auf meine/n Traumpartner/in«, »Ich habe eine/n wunderbare/n Liebhaber/in verdient«, oder: »Ich bin bereit für meine/n Wunschpartner/in.« Wenn Sie sich diese Beteuerungen laut vorsagen, senden Sie die Botschaft ins Universum hinaus, was dazu beitragen wird, dass Ihr Traum in Erfüllung geht.
6. Geben Sie eine Party, zu der Sie alle Singles aus Ihrem Bekanntenkreis einladen, und bitten Sie sie, einige ihrer Single-Freunde mitzubringen. Ich habe schon von Partys gehört, bei denen jede Frau einen netten Single-Mann und jeder Mann eine nette Single-Frau mitbringen muss, um eingelassen zu werden.

7. Bitten Sie Ihre Freunde und Angehörige, Sie potenziellen Partnern oder Partnerinnen vorzustellen. Menschen, die Sie gut kennen, wissen meist auch, wer zu Ihnen passen könnte. Denken Sie an all die Kulturen, in denen arrangierte Eheschließungen üblich sind. Wir im Westen betrachten Traditionen abschätzig als erzwungene Verbindungen, aber arrangierte Ehen funktionieren oft sehr gut und haben auf lange Sicht eine hohe Erfolgsquote.
8. Gehen Sie zu Buchsignierungen zum Thema Sex. Das ist eine gute Gelegenheit, um sich einen Überblick zu verschaffen, wer anwesend ist. Falls Sie jemanden entdecken, der Sie interessiert, sollten Sie sich miteinander bekannt machen. Sie beide können dann das Frage-Antwort-Spiel bei einem Kaffee fortsetzen.
9. Betrachten Sie die Partnersuche als eine Art Kunstprojekt. Schreiben Sie darüber, machen Sie Fotos oder fertigen Sie Zeichnungen an. Schreiben Sie über jedes Blind-Date ein Gedicht oder eine Kurzgeschichte. Ein kleiner Dokumentar-Videofilm über Ihre Partnersuche kann ebenfalls äußerst amüsant sein. All das wird Ihnen helfen, die Initiative zu ergreifen. Außerdem kann diese Herangehensweise einen manchmal unangenehmen Prozess vergnüglich machen. Künstlerische Begabung ist nicht erforderlich. Sie können das Endprodukt unter Verschluss halten, Sie können es aber auch öffentlich machen, was Ihre Chancen erhöhen sollte, einen Partner oder eine Partnerin zu finden.
10. Ziehen Sie in Betracht, eine Therapie zu machen, um

Ihre Probleme zu ergründen und herauszufinden, was Sie von einer erfolgreichen Beziehung abhält. Stärken Sie Ihr Selbstwertgefühl. Wer mit sich selbst zufrieden ist, wirkt anziehend auf andere und hat die besten Voraussetzungen für eine gesunde Beziehung. Vielleicht werden Sie dabei auch feststellen, dass Sie noch gar nicht bereit für eine Partnerschaft sind.

11. Lassen Sie Ihre sexuelle Energie fließen. Masturbieren Sie regelmäßig. Bleiben Sie in Fahrt! Das wird dazu beitragen, dass sich potenzielle Partner auf einer energetischen Ebene angezogen fühlen.

Sie könnten Ihrem Herzblatt jederzeit und überall begegnen. Seien Sie für alles offen, und behalten Sie unbedingt Ihre positive Einstellung.

Nur die Vorspeisen, bitte

Sie sind Single und genießen es, gelegentlich »zwanglosen« Sex zu haben, bis der oder die Richtige kommt. Vielleicht möchten Sie sogar auf Dauer ein »zwangloses« Sexualleben führen. Von den mit einer schweren Mahlzeit verbundenen Anstrengungen bekommen Sie Magengeschwüre, und Sie essen deshalb lieber etwas Leichtes, das Ihnen nicht auf die Verdauung schlägt. Einige Speisen sind einfach zu sättigend oder zu schwer verdaulich, als dass man sie regelmäßig essen könnte. Bei anderen dauert es eine Weile, bis man auf den Geschmack kommt. Achten Sie darauf, Ihren Partnern gleich zu

Anfang reinen Wein einzuschenken und sie wissen zu lassen, dass Sie etwas Leichtes bestellen möchten, damit am Schluss niemand auf einer dicken Rechnung sitzen bleibt. Nur allzu oft stellt sich heraus, dass jemand zwar ein toller Sexualpartner ist, aber sonst überhaupt nicht zu einem passt. Meine Freundin Madeline sagt, dass guter Sex für Sie heute, als reife Frau, kein Problem mehr darstellt – was ihr Schwierigkeiten macht, ist, sich im Alltagsleben mit einer anderen Person zu arrangieren. Sie hat sich entschieden, Single zu bleiben und sich auf unverbindliche Affären zu beschränken. Sie sagt jedoch: »Eine zwanglose Beziehung muss nicht oberflächlich sein. Nicht *alles* mit jemanden zu teilen heißt nicht, dass man *gar nichts* teilt.« Sex und die Gefühle, die dabei aufkommen, bringen Menschen einander näher, ganz egal, wie die Beziehung definiert ist. Auch eine zwanglose Sexbeziehung kann sich in eine enge Freundschaft wandeln.

Manchmal dauern zwanglose Sexbeziehungen jahrelang an und vertiefen sich, ohne einen Anspruch auf Exklusivität zu haben. In meinen 20ern und 30ern gab es einen gut aussehenden Polizisten in meinem Leben. Wenn mir nach Sex war, rief ich Officer Ray an und bat ihn, vorbeizukommen und mit mir zu schlafen. Oder er rief mich nach einem langen Arbeitstag an. Wir waren »Bettgefährten«, intim verbunden durch fabelhaften Sex, und wir kümmerten uns umeinander. Aber wir waren uns einig, dass wir nicht zusammen zum Essen oder ins Kino gehen würden, geschweige denn eine ernstere Beziehung führen wollten. Wenn ich in einer festen Beziehung war, hörte er manchmal zwei oder drei Jahre lang nichts von mir, aber wenn wir wieder zusammenkamen, konnten wir jedes Mal genau dort weitermachen, wo wir aufgehört hatten. Das war eine äußerst angenehme Regelung, die erst dann ein Ende fand, als ich auf die andere Seite des Kontinents zog und mich von meinem Mann in Uniform verabschieden musste.

Hausgemachtes Schmorfleisch mit Kartoffeln für zwei Personen

Dieses Beziehungs-Gericht verlangt nach dem klassischen monogamen Pärchen und hat etliche Vorteile. Es eignet sich für viele Menschen und ist bei traditionellen Feierlichkeiten wie Hochzeiten, Geburtstagen, Urlaubsveranstaltungen und Jubiläumsfeiern äußerst beliebt. Klassische Monogamie ist beruhigend und romantisch. Wenn man seine gesamte erotische und sexuelle Energie auf eine Person richtet, können sich Liebe und Intimität auf eine Weise vertiefen, wie es nur in einer monogamen Beziehung möglich ist. Einige Frauen haben zwar unter Umständen Sehnsüchte, die diesen traditionellen Rahmen sprengen, wissen aber, dass sie einen »Ausflug in gefährliche Gefilde« emotional nicht bewältigen könnten. Es ist gut, das zu wissen.

Manche empfinden Monogamie als einschränkend, andere als absolut befreiend. Für manche ist sie langweilig, für andere unglaublich aufregend. Sie ist eine große Herausforderung, die zwei Menschen gemeinsam jedoch wunderbar bewältigen können.

Meine Freundin Nancy hat sich vor kurzem scheiden lassen. Sie hatte 31 Jahre lang nur mit ihrem Ehemann Sex gehabt. Viele dieser Jahre waren extrem glücklich, und sie war lange Zeit sexuell zufrieden. Heutzutage genießt sie es allerdings, verschiedene Partner zu haben, und Monogamie ist das Letzte, was sie sich wünscht. Meine Geschichte beschreibt das genaue Gegenteil. Ich war jahrelang hemmungslos promisk und habe von jedem erdenklichen sexuellen Gericht gekostet. Heute lebe ich in einer festen, monogamen Beziehung und finde das überaus spannend. Wenn man ein Gericht bestellt, sind das richtige Timing und das Wissen, worauf man tatsächlich Appetit hat, von alles entscheidender Bedeutung.

Steak-und-Kartoffel-Kebab

Das experimentierfreudige »monogame« Pärchen entscheidet sich für die konventionelle Hausmannskost, bereitet sie aber durch Zugabe von Gewürzen und Gemüse etwas anders zu, damit sie exotischer schmeckt. Viele Frauen folgen dem Ruf der Wildnis mit Begeisterung und Pioniergeist. Sie können sich mit Ihrem Partner darauf einigen, monogam zu leben, aber trotzdem als Paar erotische Abenteuer mit anderen Menschen zu haben. Laden Sie zum Beispiel eine andere Person oder ein anderes Paar für eine sinnliche Massage oder zum Kuscheln in Ihr Bett ein. Oder gehen Sie gemeinsam nur zum Zuschauen auf eine Sex-Party. Oder vereinbaren Sie, dass es erlaubt ist, mit anderen zu flirten, sie zu küssen und zu berühren, aber verboten, mit ihnen Geschlechtsverkehr zu haben. Manche Paare betrachten sich als monogam, solange keiner von beiden Geschlechtsverkehr mit jemand anderem hat. Wenn Sie mit dieser Regelung experimentieren, ist es ganz wichtig, dass Sie nur so weit gehen, wie Sie es als angenehm empfinden. Das kann allerdings knifflig sein, weil man unter Umständen *denkt,* dass man etwas angenehm finden wird, es dann aber doch mit der Angst zu tun bekommt, wenn die Angelegenheit zu heiß wird. Zum Experimentieren ist exzellente Kommunikation und großes Vertrauen nötig, und man muss sich gegenseitig zugestehen, Fehler zu machen und aus ihnen zu lernen. Der Klassiker *The Ethical Slut* von den klugen und erfahrenen Autorinnen Dossie Easton und Catherine Liszt beantwortet all Ihre Fragen und bereitet Sie auf diese Abenteuer vor.

In kleinen wie in großen Städten sind etliche »unkonventionelle« Aktivitäten geboten, die aufgrund des starken gesellschaftlichen Drucks jedoch größtenteils im Untergrund stattfinden. Falls Sie über die traditionelle Monogamie hinausgehen möchten, sollten Sie sich überlegen, auf welche Art der Unterstützung Sie zurückgreifen können. Haben Sie Freunde, mit denen Sie über Ihre Erfahrungen sprechen können? Kennen Sie ein Internet-Forum, wo Sie anderen Fragen stellen und ihnen Ihre Erfahrungen mitteilen können? Manche Paare suchen sich auch ein anderes Paar, mit dem sie ihre Erfahrungen austauschen können.

Obstsalat mit Schlagsahne

Da etliche SM- und Tantra-Aktivitäten nicht-genitaler Natur sind, haben viele das Gefühl, ihnen frönen zu können und trotzdem »monogam« zu sein.

Zwei Bekannte von mir sind seit acht Jahren ein Paar. Er steht auf SM und lässt sich gerne nackt auspeitschen, während sie eher an spirituellen Formen von Sex und Sinnlichkeit interessiert ist, wie beispielsweise Tantra. Die beiden entdeckten das alljährlich stattfindende »Dark Odyssey«-Treffen, eine Veranstaltung mit verschiedenen Workshops und Events zur Erkundung aller möglichen Spielarten von Sexualität. Zuvor einigten sie sich darauf, dass sie ausschließlich miteinander Geschlechtsverkehr haben würden, aber ihre Sehnsüchte mit anderen Partnern auf andere Weise ausleben durften. Im Lauf des Wochenendes ließ er sich von verschiedenen Personen auspeitschen, während sie Mantras psalmodierte, sich mit Obst füttern ließ und an tantrischen Ekstase-Atemübungen teilnahm. Beide stillten ihre Sehnsüchte, ohne mit jemand anderem Geschlechtsverkehr zu haben. Nach dem Wochenende waren die beiden verliebter ineinander als je zuvor.

Heißes Sandwich

Das ist etwas für nicht-monogame, sexuell aktive Pärchen, die eine »offene Beziehung« führen. Einer der beiden oder beide haben nebenbei eine Geliebte oder einen Geliebten. Die Karten werden offen auf den Tisch gelegt, und alle Beteiligten sind mit der Situation einverstanden.

Das »All you can eat«-Buffet

Der Besitzer des berühmten New Yorker Swingerclubs *Plato's Retreat* hat im Spaß damit geprahlt, dass sein Club für sein Vorspeisenbuffet ebenso bekannt sei wie für sein Potpourri an sexuellen Leckerbissen. Er hat Recht: »*All you can eat*« kommt an.

Falls Sie und Ihr Partner oder Ihre Partnerin sich entschieden haben, ein nicht-monogames Paar zu sein, können Sie eine »offene« Beziehung führen, in der beide die Freiheit genießen, Sex mit anderen zu haben. Manche Paare einigen sich darauf, nur getrennt voneinander Sex mit anderen Partnern zu haben, manche vereinbaren, nur dann Sex mit anderen zu haben, wenn sie zusammen in einem Raum sind. Manche beschließen aber auch, beides zu tun.

Vielleicht haben Sie Lust, der so genannten »Lifestyles«-Gemeinde beizutreten, bei der es sich um eine riesige organisierte Gruppe von Leuten handelt, die sich dem hingeben, was seit einigen Jahrzehnten »Swingen« oder »Partnertausch« genannt wird. In den Vereinigten Staaten veranstaltet die »Lifestyles«-Gemeinde jedes Jahr mehrere große Treffen sowie örtliche Partys in vielen Kleinstädten. Entgegen dem verbreiteten Irrglauben ist Gruppensex nur selten eine hitzige Debatte, bei der jeder allem zustimmt.

Und was passiert tatsächlich bei Swinger-Veranstaltungen? Manche Paare tauschen Partner, aber man kann als Paar anderen Paaren auch nur zusehen. Außerdem bieten sie für Frauen, die Interesse an Sex mit anderen Frauen haben, eine gute Gelegenheit, diesbezüglich Erfahrungen zu sammeln.

Die anwesenden Männer sehen den Frauen dabei häufig zu. In dieser Gemeinde haben Männer untereinander wenn überhaupt nur selten sexuellen Kontakt. Ein Paar kann seine Beziehung als Erstbeziehung aufrechterhalten und nebenher »swingen«. Die genannten Veranstaltungen sind meist ebenso gesellschaftliche wie sexuelle Ereignisse, bei denen sich die Teilnehmer zum Brunch treffen oder gemeinsam Bootsausflüge machen. Als Single-Frau können Sie an »Lifestyles«-Veranstaltungen teilnehmen, als Single-Mann in der Regel nicht.

Falls Sie Interesse am Swingen haben, könnte ein Besuch der alljährlichen »Lifestyles Convention« in Las Vegas für Sie in Frage kommen. Für diese Veranstaltung wird ein komplettes riesiges Hotel angemietet, in dem Menschen aus aller Welt für ein paar Tage zusammenkommen. Man trifft dort alle möglichen Menschen mit den unterschiedlichsten Vorlieben, was sehr interessant ist. Sie können sich angezogen unter die Leute mischen oder aktiv an Sex-Partys und -Events aller Art teilnehmen.

In den meisten Großstädten finden heutzutage Sex-Events statt, bei denen man eine noch größere Bandbreite von Menschen trifft als bei den »Lifestyles«-Veranstaltungen. Es gibt Events für Schwule, Lesben oder SM-Liebhaber, Veranstaltungen, bei denen getanzt, gesungen oder getrommelt wird, Piercing-Partys – es gibt nichts, was es nicht gibt. Manche Gruppen veranstalten auch reine Masturbations-Partys, wie den alljährlich stattfindenden »Masturbarathon«, bei dem Geld für wohltätige Zwecke gesammelt wird. Bereitwillige Teilnehmer werden von Freunden finanziell unterstützt, um an der Veranstaltung teilzunehmen und zu masturbieren. Die

Kultur-Sexualwissenschaftler Dr. Carol Queen und ihr Partner Dr. Robert Lawrence haben diesen inzwischen landesweiten Event ins Leben gerufen, Tausende von Dollar für wohltätige Zwecke gesammelt und mitgeholfen, Masturbation zu enttabuisieren.

Carol und Robert moderieren außerdem die bekannten »Queen of Heaven«-Abende in San Francisco. Diese Sex-Partys beginnen mit einer einfachen heidnischen Zeremonie, bei der sich alle Teilnehmer an der Hand nehmen und einen Kreis bilden. Als Gruppe treffen Sie Vereinbarungen zum Ablauf, wie zum Beispiel, dass Safer Sex keine »optionale«, individuelle Angelegenheit ist, sondern ein Beschluss zur Stärkung der Gemeinschaft und zur Lebenserhaltung. Es herrscht eine warme, einladende Atmosphäre, die locker und positiv ist. Die Teilnehmer betrachten diese Sex-Partys als eine Form der Göttinnenverehrung und praktizieren das Credo: »Jeder Akt der Liebe und des Vergnügens stellt eine Verehrung der Göttin dar.«

Darüber hinaus gibt es einige wunderbare Praxis-Workshops zum Thema Sexualität, wie etwa die der »Body Electric School of Massage«, die in ganz Amerika und Europa betreute erotische Massagerituale durchführt. Diese Events eignen sich sowohl für abenteuerlustige Paare als auch für Singles.

Wenn Sie vorhaben, sich auf eine offene Beziehung oder auf Gruppensex einzulassen, ist es von allergrößter Wichtigkeit, dass Sie ganz ehrlich zueinander sind und sich an alle Versprechen halten, die Sie sich geben. Stellen Sie sicher, dass den emotionalen Bedürfnissen beider Partner entsprochen wird.

Polygame Paella

Dieses Gericht ist eine delikate Mischung aus verschiedenen Zutaten. In meiner Regionalzeitung habe ich ein Interview mit dem Leiter einer polygamen Gruppe gelesen, der seine Einstellung so erklärte: »Polygamie ist keine Alternative zu Monogamie, sondern eine Alternative zu heimlichem Fremdgehen. Einige von uns kommen mit Monogamie einfach nicht zurecht, und ich finde heimliches Fremdgehen verabscheuungswürdig.« Polygamie ist nicht dasselbe wie eine »offene Beziehung«. Es ist die Philosophie und Praktik, zwei, drei, vier oder mehr Menschen zu lieben und intime Beziehungen zu ihnen zu unterhalten und dabei Ehrlichkeit und Integrität zu wahren.

Es gibt zahlreiche Varianten polygamer Beziehungen. Einige davon bedürfen einer Menge Flexibilität und Kompromissbereitschaft, damit alle Beteiligten damit zurechtkommen und sich sicher fühlen. Grundvoraussetzung ist, dass alle wissen, worauf sie sich einlassen, und damit einverstanden sind, denn aus ihnen setzt sich die pikante Mischung zusammen. Ich kenne ein heterosexuelles Pärchen, das sich darauf geeinigt hatte, dass die Frau Liebesbeziehungen mit anderen Frauen eingehen darf, nicht aber mit anderen Männern. Die Liebhaberinnen der Frau wussten, dass sie mit einem Mann verheiratet ist, den sie meist auch kennen lernten.

Einige polygame Partner treffen die Vereinbarung, nur dann mit anderen Partnern Sex zu haben, wenn sie auf Reisen sind, damit die Menschen in ihrer Umgebung nichts von ihren Verbindungen mit anderen erfahren. Andere einigen sich darauf, nur dann mit jemand anderem Sex zu haben, wenn beide Partner zugegen sind. Für manche Paare bleibt Geschlechtsverkehr der Beziehung vorbehalten, währen Küssen, Flirten und Oralsex mit anderen erlaubt ist. Manche Paare legen sich darauf fest, dass ihre Beziehung an erster Stelle stehen soll, erlauben es sich aber gegenseitig, Zweitbeziehungen zu führen; falls die Erstbeziehung in irgendeiner Weise bedroht ist, wird die Zweitbeziehung beendet. Einige polygame Gruppierungen haben detaillierte Regelwerke für einen erfolgreichen polygamen Lebenswandel erstellt. Falls Sie sich für Polygamie interessieren, schlage ich vor, dass Sie sich diese Regelwerke zu Gemüte führen.

Genau genommen gibt es Gemeinsamkeiten zwischen Polygamie und Swingen. Es handelt sich nicht um zwei gegensätzliche Praktiken. Bei Polygamie geht es nicht unbedingt nur um Dreierbeziehungen, Mehrfachbeziehungen oder Vielehen, sondern vielmehr um Offenheit und Aufrichtigkeit, um emotionale Bindungen durch Sex und um Mitspracherecht für alle Beteiligten. Während es vielen Swingern in erster Linie um entspannenden Sex geht, steht für »Polys« entspannende emotionale Intimität im Vordergrund, die manchmal auch in Sex mündet.

Giftpilze

Manche Mahlzeiten haben einen geringeren Nährwert als andere. Die folgende ist schlichtweg gefährlich, doch für Betrüger ist sie eine Delikatesse. Die »Pilze« sammeln sich an dunklen, verborgenen Plätzen, und die Heimlichtuerei setzt sich beim Verzehr fort. Obwohl diese »Pilze« sogar tödlich sein können, gehen viele Menschen das Risiko ein, sie zu essen. Heimliches, nicht abgesprochenes Fremdgehen kann auch eine gute Beziehung zerstören, die Familie entzweien und die Betroffenen schrecklich verletzen. Betrogen wird häufig dann, wenn sich jemand in einer Beziehung gefangen fühlt oder auf der Suche nach einem Abenteuer ist. Manchmal wird auch betrogen, wenn sich jemand eine radikale Veränderung seines Sexuallebens wünscht und keine andere Möglichkeit sieht, um sie herbeizuführen.

Allerdings gibt es auch eine sanftere, weniger grobe Form des Betrügens, wenn ein ausdrückliches oder stillschweigendes Abkommen getroffen wurde, nichts zu erzählen und auch nicht nachzufragen. In diesem Fall nehmen sich die Partner vor, monogam zu leben, und sind sich einig, dass es keiner von beiden erfahren möchte, wenn der andere einen Seitensprung wagt.

Manche Menschen gehen fremd und werden »zufällig« dabei erwischt, was unter Umständen Bewegung in eine festgefahrene Situation bringen, für mehr Dramatik sorgen und die Leidenschaft in der Beziehung steigern kann. Manchmal dient ein Seitensprung auch dazu, sich für etwas zu rächen. Gelegentlich kann Fremdgehen auch dazu beitragen, dass einer Beziehung die Aufmerksamkeit zuteil wird, die sie benötigt, um verbessert zu werden – allerdings gibt es wesentlich bessere Wege, um das zu erreichen.

Ich persönlich kann mir nicht vorstellen, eine Affäre zu haben, wenn ich versprochen habe, monogam zu sein. Der

Stress und die Schuldgefühle würden mich umbringen, und ich bin eine derart miserable Lügnerin, dass ich bestimmt erwischt werden würde. Wenn man sich Sex mit mehr als nur einem Partner wünscht, ist es meiner Ansicht nach wesentlich einfacher und unverfänglicher, von Anfang an eine offene Beziehung zu vereinbaren. Meine Freundin Barbie verteidigt ihre Seitensprünge jedoch. Sie sagt, dass sie die Dramatik und Spannung liebt, und schwört, dass das der beste Sex überhaupt sei. Die Heimlichtuerei und das Wissen, etwas »Verbotenes« zu tun, macht Sex für sie viel heißer. Ich überlasse es Ihnen, wie Sie unter ethischen Gesichtspunkten darüber denken.

Mus(e)

Sie können auch die »andere Frau« oder der »andere Mann« sein. Meine Freundin Dolores French spricht in den höchsten Tönen von der Affäre, die sie mit einem verheirateten Mann hat. »Es ist sehr gefährlich und sicher zugleich. Es besteht immer die Gefahr, erwischt zu werden, und was würde dann passieren? Diese Art von Beziehung ist mir richtig ans Herz gewachsen, obwohl ich sie nicht geplant hatte. Sie hält bereits seit Jahren, und ich bin mir sicher, dass sie nicht funktionieren würde, wenn er mein fester Partner wäre. Ich finde es einfach, in den Ehemann einer anderen Frau verliebt zu sein, weil man dabei nicht die üblichen Verpflichtungen und Alltagsprobleme hat.« Auch hier überlasse ich es Ihnen, wie Sie unter ethischen Gesichtspunkten darüber denken.

Platonische Pasta

Dieses Gericht kann äußerst sättigend sein. Manch einer mag »platonische Liebe« als einen Widerspruch in sich betrachten. Doch es ist durchaus möglich, eine gute, lange, romantische, zärtliche und erfüllende Liebesbeziehung zu haben, mit allem, was dazugehört, einschließlich Ehe und Zusammenleben, aber ohne Sex. Manche Menschen haben eine extrem geringe Libido oder schlicht kein Interesse an Sex. Möglicherweise ist ein Partner ernsthaft erkrankt und nicht in der Stimmung oder in der Lage, Sex zu haben. Oder das betreffende Paar hat den sexuellen Teil seiner Beziehung hinter sich und kein Bedürfnis mehr nach dieser Art von Intimität.

Wenn beide Partner mit diesem Arrangement glücklich sind, kann es gut funktionieren. Wer sagt, dass ein Paar Sex haben *muss?* Wenn jedoch einer der beiden Schwierigkeiten mit dem Arrangement hat, ist es keine gute Lösung, und es sollten Korrekturen vorgenommen werden – vielleicht mit etwas extra Würze für einen der beiden Partner, für die ein/e professionelle/r Sex-Worker/in oder ein/e Erotik-Masseur/in sorgt.

In der Regel sind es Männer, die Sex mit Prostituierten haben, und viele von ihnen sind verheiratet. In den meisten Fällen hat die Ehefrau keine Ahnung, dass ihr Mann diese Dienste in Anspruch nimmt. In manchen Beziehungen legen die Männer jedoch ihre Karten auf den Tisch, und ihre Frauen haben kein Problem damit. Frauen, deren Männer sexuelle Wünsche oder Bedürfnisse haben, die sie nicht teilen, sind unter Umständen erleichtert, wenn sich Profis um diese Bedürfnisse kümmern. Da ihre Ehemänner eine kostenpflichtige Dienstleistung in Anspruch nehmen, betrachten sie dies eventuell nicht als »Betrug«. Sie wissen, dass Sex-Worker meist selbst eine Beziehung haben und sich nur in den seltensten Fällen auf eine emotionale Bindung mit ihren Kunden einlassen. Ob Sie es glauben oder nicht: Heutzutage gibt es einige wunderbare Männer und Frauen, die sich um die sexuellen Bedürfnisse von Frauen kümmern und dabei hervorragende Arbeit leisten. Ein Paar, dem der sexuelle Aspekt seiner Beziehung weniger wichtig ist und das ein solches Angebot in Anspruch nimmt, könnte durchaus behaupten, »emotional monogam« zu sein.

Platonische Pasta Arrabiata

Darunter ist eine Sex-lose Erstbeziehung mit heißen Sex-Beilagen zu verstehen. Auch hier handelt es sich um eine Partnerschaft ohne Sex, bei der sich das Paar dazu entschlossen hat, den ohnehin nicht besonders prickelnden sexuellen Teil seiner Beziehung aufzugeben, aber trotzdem weiterhin als Lebensgefährten, Eltern oder in einer romantischen Freundschaft zusammenzuleben. Die Partner möchten sich nicht trennen, haben aber keinen Sex mehr miteinander. Wenn sich einer von beiden Sex wünscht, der andere daran aber nicht interessiert oder dafür nicht zu haben ist, ist es vermutlich das Beste, sich darüber zu verständigen. Vielleicht lässt sich die Beziehung retten, wenn dem sexuell interessierten Partner eine Zweitbeziehung gewährt wird.

Ich kenne ein verheiratetes Paar, das seit über 25 Jahren zusammen ist. In dieser Zeit haben die beiden eine Zeitschrift aufgebaut, zwei Kinder großgezogen, eine Pferde-Ranch geführt und mit absoluter Offenheit sowie mit strikter Monogamie in ihrer Beziehung experimentiert. Sie haben sämtliche sexuellen Spielarten ausprobiert, einschließlich flotter Dreier, Partnertausch mit anderen Paaren und SM. Ihre Liebe und Leidenschaft füreinander hat während all dieser Zeit nie nachgelassen.

Als die beiden älter wurden und sie in die Wechseljahre kam, verloren sie beide das Interesse am Sex – miteinander. Sie stellten allerdings fest, dass sie Spaß an gelegentlichen One-Night-Stands oder zwanglosen Verhältnissen haben, die ein paar Monate dauern. Nachdem sie ihr Eheversprechen erneuert hatten, in dem sie abermals ihren Entschluss bekräftigten, zusammen zu bleiben, vereinbarten sie, sich gegenseitig diese außerehelichen Affären zu gestatten. Da sie sich ihrer Liebe und Zuneigung so sicher sind, gelingt es ihnen bereits seit Jahren, dieses Arrangement aufrechtzuerhalten. Sie sind nicht nur die besten Freunde und mittlerweile auch Großeltern, sondern haben auch viele gemeinsame Interessen und Hobbys. Gelegentlich sehen sie sich einen Pornofilm an und masturbieren gemeinsam, aber sind sonst ausschließlich außerehelich sexuell aktiv.

Götterspeise mit Kirschgeschmack

Das ist die bevorzugte Wahl von Leuten, die eine Freundschaft mit erotischen Untertönen verbindet. Freundschaft ist süß, aber wenn sie zu heiß wird, schmilzt sie. Die erotische

Freundschaft entsteht, wenn zwischen zwei befreundeten Menschen sexuelle Anziehung herrscht, es aber aus irgendeinem Grund nicht dazu kommt, dass sie sich tatsächlich körperlich lieben. Diese Art von Beziehung basiert auf Energie-Sex, den ich im 1. Schritt erläutert habe.

Als ich aufs College ging, war ich schwer in einen meiner Dozenten verliebt. Obwohl er Single war, wäre es nicht angebracht gewesen, wenn wir ein Liebespaar geworden wären. Er war nicht nur mein Dozent, sondern auch streng katholisch und hielt nichts von Sex ohne Trauschein. Allerdings war es nicht von der Hand zu weisen, dass wir gerne Zeit miteinander verbrachten, und unser Verhältnis hatte ohne Zweifel eine sehr warme, romantische und sogar erotische Komponente. Deshalb schlug ich nach Ende des Semesters vor, dass wir eine »erotische platonische Freundschaft« haben könnten. Er stimmte zu. Also hatten wir romantische Verabredungen, hielten Händchen, flirteten und neckten uns, ohne uns zu küssen oder auf andere Weise weiter zu gehen. Es war einfach perfekt! Sehr lecker.

Ein anderes Beispiel sind meine Freundin Veronica, eine heißblütige Brünette, und ihr Freund Craig, ein gut aussehender Blonder, die sich zueinander hingezogen fühlten, obwohl er schwul ist. Bei einem Urlaub auf Jamaika standen die beiden früh auf, um sich den Sonnenaufgang anzusehen, und Craig, der »Goldene Delphin«, trug Veronica auf dem Rücken durch den Swimmingpool. Menschen unterschiedlicher sexueller Orientierung können großartige erotische Freunde werden.

Dieses Arrangement eignet sich vor allem dann, wenn Sie

sich Hals über Kopf in einen Arbeitskollegen oder in Ihren Arzt verlieben. Sie können ausdrücklich oder stillschweigend die Vereinbarung treffen, als erotische platonische Freunde Zeit miteinander zu verbringen.

Virtuelle Plätzchen

Das ist der letzte Schrei aus der *nouvelle cuisine*. Solche Partner findet man überall im Internet.

Ich kenne eine Frau, die bisher ausschließlich virtuelle Beziehungen hatte, die allesamt monogam waren. Sie lernt die Männer nie persönlich kennen – Verabredungen, (Cyber-)Sex und Trennung finden online statt. Sie behauptet, dass ihr diese Art von Beziehung wirklich gefällt. Außerdem kenne ich ein Pärchen, das sich als monogam betrachtet, aber mit anderen Paaren Cyber-Sex hat.

Zu einer anderen Spezies des virtuellen Liebhabers gehören diejenigen, die ihre Beziehung ausschließlich am Telefon führen und sich nie treffen.

Einer der größten Nachteile an virtuellen Beziehungen ist die Tatsache, dass kein Körperkontakt stattfindet. Wenn es um Sex geht, ist es eine feine Sache, einen Körper zu besitzen. Einige sind vielleicht sogar der Meinung, dass körperloser Sex einen Widerspruch in sich darstellt. Doch wie es jemand sehr treffend formuliert hat, findet toller Sex häufig »zwischen den Ohren« statt. Für manche Menschen ist Sex eher eine mentale als eine körperliche Aktivität – virtueller Sex ist wie geschaffen für sie.

Sind Sie bereit zu bestellen?

Das waren nur einige Angebote auf der Beziehungs-Speisekarte. Sie sollten sich unbedingt darüber im Klaren sein, dass Sie ein Rezept jederzeit so abändern können, dass es Ihrem individuellen Geschmack, Ihren Bedürfnissen, Sehnsüchten, Lebensumständen und Ihrer Persönlichkeit entspricht. Sie haben Wahlmöglichkeiten, und jede Variante hat ihre Vor- und Nachteile. Sie müssen nicht das essen, was auf den Tisch kommt.

9. Schritt: Lösen Sie die Probleme im Paradies

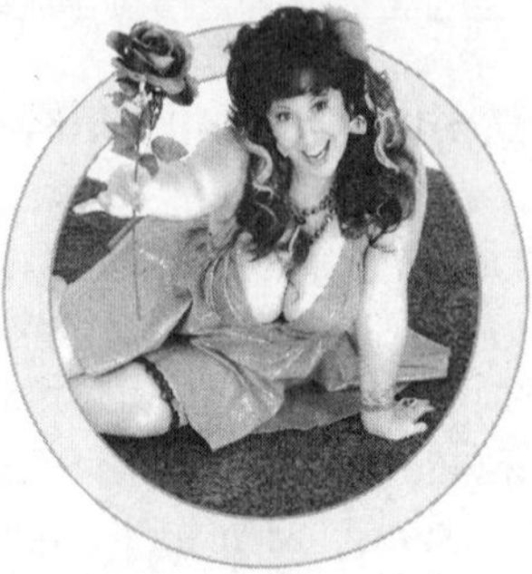

»Sex ist Emotion in Bewegung.«
Mae West

Kommen Sie in mein Büro. Hier, legen Sie sich auf diese hübsche Ledercouch und entspannen Sie sich. Ja, die Liebe ist etwas Großartiges, aber manchmal tauchen Hindernisse auf, die Ihre Liebe aus der Bahn werfen können. Lassen Sie uns nachsehen, ob Sie Probleme oder Bedenken haben, die Sie daran hindern, eine spektakuläre sexuelle Beziehung zu führen. Erzählen Sie mir von Ihren Problemen, dann werde ich Ihnen Vorschläge machen, wie Sie damit zurechtkommen und sie lösen können.

Ist Ihr Partner oder Ihre Partnerin der oder die Richtige für Sie, und sind Sie die oder der Richtige für ihn oder sie? Falls Sie beide überhaupt nicht zusammenpassen, wird auch ein unendlich großes Maß an sexuellem Geschick nichts verbessern können, es sei denn, Sie packen die Probleme an der Wurzel. Aber falls Sie einigermaßen gut zusammenpassen, können sich Langeweile in Spannung, Frust in Lust und Trockenperioden in Feuchtbiotope verwandeln.

Paar mit Teamgeist

Meiner Erfahrung nach sind die glücklichsten Liebesbeziehungen die, in denen beide Partner dieselbe Begeisterung für eine bestimmte Art von Sex oder eine bestimmte sexuelle Lebensweise haben. Liebesbeziehungen können auch dann gut funktionieren, wenn einer der Partner eine starke sexuelle Sehnsucht hat und der andere ihn darin unterstützt, weil er möchte, dass er glücklich und zufrieden ist.

Meine liebe Freundin Veronica Vera, die Autorin von *Kleine Transvestiten-Schule* ist der Meinung, es gebe »für jede Frau, die ihren BH verbrannt hat, einen Mann, der gerne einen tragen würde.« Statistiken zufolge schlüpft jeder zehnte Mann hin und wieder in Frauenkleider. Vielleicht gehört ja auch Ihr Liebster der großen Gruppe von Männern an, die das starke Bedürfnis und großes Vergnügen daran haben, Frauenkleider zu tragen. Zunächst müssen Sie verstehen, dass dieses Bedürfnis ein Teil der sexuellen Veranlagung Ihres Mannes ist und vermutlich niemals verschwinden wird. Wenn Sie der transvestitischen Ader Ihres Mannes ohne Vorurteile und mit Verständnis begegnen, stehen die Chancen gut, dass Sie damit umgehen können. Am besten können Sie Ihren Partner unterstützen, indem Sie sich über Ihre eigenen sexuellen Bedürfnisse klar werden. Es ist viel einfacher, tolerant und liebevoll zu sein, wenn man selbst zufrieden ist.

Sie können wirklich davon profitieren, wenn Sie Ihren Mann ermutigen, seine sexuellen Vorlieben in Ihrer Gegenwart auszuleben. Oftmals »bestechen« Männer ihre Frauen, um sich verkleiden zu dürfen indem sie bei der Hausarbeit und beim Kochen helfen, damit ihnen mehr Zeit für genüsslichere Aktivitäten bleibt. Falls das für Sie nicht in Frage kommt, können Sie Ihren Partner auch ermutigen, sich einer Selbsthilfegruppe oder Interessengemeinschaft anzuschließen, wie man sie in den meisten größeren Städten findet. Viele davon beziehen auch die Ehefrauen oder Partnerinnen mit ein, und es können großartige Freundschaften entstehen. In der *Kleinen Transvestiten-Schule* sind Ehefrauen und Partnerinnen gern gesehene Gäste. Als meine Freundin Lauren ihren Mann Dee in diese Schule schickte, sagte sie ihm, es helfe ihr, sich freier zu fühlen und sich innerhalb ihrer Beziehung sexuell weiterzuentwickeln. Lauren nahm selbst an einem Reformprogramm teil und brachte Verständnis für seine Bedürfnisse auf.

Kokett im Korsett

Ein Paradebeispiel für lösbare Interessenkonflikte ist die Geschichte meiner Freundin Antoinette. Zu Beginn ihrer Ehe empfand sie das Faible ihres Mannes für Frauen in geschnürten Korsetts und Stiefeln mit hohen Absätzen als total abstoßend. Er wollte, dass sie so oft wie möglich Korsett und Stiefel trug. Anfangs sträubte sie sich, doch schließlich warf sie sich in Schale, um ihm eine Freude zu machen. Sie stellte bald fest, dass es auch *sie* wirklich erregte. Es erinnerte sie an ihre Kindheit und die vielen glücklichen Stunden, die sie damit zubrachte, ihren Puppen selbst entworfene, sexy Kleider anzuziehen. Ein paar Jahre später gründete sie ihre eigene Firma für Fetisch-Bekleidung, Versatile Fashions, die zu ihrer Leidenschaft und Lebensaufgabe wurde. Sie schloss viele langjährige Freundschaften in der Fetisch-Modewelt, und ihre Firma wurde immens erfolgreich. Ihre Korsette werden heute bei Nordstrom's und Victoria's Secret verkauft und von Stars wie Madonna, Nicole Kidman und Donna Summer getragen.

Auf Abwegen

Sie müssen selbst entscheiden, ob Ihre unterschiedlichen sexuellen Interessen ein Trennungsgrund sind oder nicht. In manchen Fällen sind sie das auf jeden Fall. Wenn Ihr Partner oder Ihre Partnerin das starke Bedürfnis verspürt, Sex mit anderen zu haben, während Sie sich eine strikt monogame Beziehung wünschen, ist es unter Umständen das Beste für Sie *beide,* sich neue, gleich gesinnte Partner zu suchen – es sei denn, es gibt andere zwingenden Gründe dafür, eine Lösung zu finden, wie etwa gemeinsame Kinder. Falls Sie die- oder derjenige mit dem Wunsch nach Affären sind, sollten Sie unbedingt den Ursachen dafür auf den Grund gehen. Vielleicht brauchen Sie nur eine Auszeit von Ihrem Partner oder Ihrer Partnerin oder eine Stärkung Ihres Selbstbewusstseins. Unter Umständen gibt es viele Wege, wie Sie Ihre Bedürfnisse befriedigen können, ohne mit anderen Menschen intim zu werden und Ihre sonst intakte Beziehung aufs Spiel zu setzen. Wenn Sie jedoch keine Lösung finden, müssen Sie für sich und Ihre Bedürfnisse eintreten und dürfen sich nicht für Ihre Sehnsüchte schämen.

Die meisten Menschen in monogamen Beziehungen fühlen sich gelegentlich zu anderen sexuell hingezogen, geben der

Verlockung allerdings nicht nach, weil sie Monogamie zu schätzen wissen, das gegenseitige Vertrauen in Ehren halten und ihre Beziehung nicht verkomplizieren oder gefährden möchten. Sie verzichten auf heiße und schnelle sexuelle Genugtuung zugunsten einer langfristigen Bindung. Nur Sie selbst wissen, was für Sie vertretbar ist und was nicht.

Reise zum Grund des Meeres (der Liebe)

Ein gutes Sexualleben zu haben bedeutet nicht unbedingt, dass man nicht mit Herausforderungen konfrontiert wird und Verbesserungen vornehmen muss. Das ist völlig normal. Man kann eine fantastische Beziehung führen und trotzdem mit dem einen oder anderen sexuellen Problem zu kämpfen haben. Vielleicht haben Sie sich verändert, und was früher für Sie und Ihren Partner oder Ihre Partnerin funktioniert hat, funktioniert heute nicht mehr. Eine sexuelle Beziehung durchläuft verschiedene Phasen und muss sich manchmal verschlechtern oder fast in die Brüche gehen, ehe sie besser werden kann. 1999 wurde in einem Artikel im *Journal of the American Medical Association* berichtet, dass ein Drittel aller befragten Männer und fast die Hälfte aller befragten Frauen (im Alter zwischen 18 und 59 Jahren) im vorangegangenen Jahr ein sexuelles Problem (»Dysfunktion«) hatten. Auch wenn Sie manchmal das Gefühl haben, Ihre sexuellen Probleme bedeuteten das Ende der Welt, ist das höchstwahrscheinlich nicht so. Auch in den glücklichsten Partnerschaften tauchen von Zeit zu Zeit Schwierigkeiten auf.

Arbeite mit mir, Baby

Sexualität ist ein geeignetes Gebiet, um sich selbst kennen zu lernen, und gerade die Unwegsamkeiten des Terrains erinnern uns daran, dass es hier etwas gibt, dessen Erforschung sich lohnt. Nehmen Sie sich also vor, sexuelle Probleme als Gelegenheiten zu begrüßen um dazuzulernen, zu wachsen und Vertrauen aufzubauen.

Kompromissbereitschaft ist manchmal die perfekte Strategie zur Problembewältigung. Ich lebte drei Jahre in einer Beziehung mit einer Frau zusammen, die sexuell traumatisiert worden war; ihr Stiefvater hatte sie sexuell und emotional missbraucht. Wir hatten eine großartige erotische Verbindung, doch sie kam nicht damit zurecht, wenn es heiß wurde und ich mit leidenschaftlicher Hingabe meine immense sexuelle Energie zum Ausdruck brachte. Das erschreckte sie. Allerdings war sie eine hervorragende Schmuserin und äußerst zärtlich. Also hielt ich meine sexuelle Kraft und Energie unter Verschluss, damit sie sich sicher fühlte. Ich wusste nicht, ob meine Geduld sich jemals auszahlen würde. Indem ich einige Aspekte meiner Sexualität unterdrückte, kamen jedoch erfreulicherweise andere ans Tageslicht: Ich wurde wesentlich einfühlsamer und entwickelte eine intuitive Zärtlichkeit. Im Lauf der Zeit wurde auch ich zu einer hervorragenden einfühlsamen Schmuserin. Nachdem wir Vertrauen zueinander aufgebaut hatten, lernte sie, mit intensiverer sexueller Energie umzugehen. Langfristig gesehen war das ein großer Erfolg, der Sex wurde immer besser, und wir harmonierten sehr gut. (Als wir uns trennten, gab es dafür andere Gründe.)

Unter Umständen müssen Sie Kompromisse eingehen, entweder vorübergehend, wie ich es getan habe, oder dauerhaft. In diesen Fällen müssen Sie sich fragen, ob sich der Kompromiss lohnt. Das trifft häufig zu, aber andernfalls passen Sie und Ihr Partner oder Ihre Partnerin wahrscheinlich nicht zusammen und werden auf lange Sicht mit jemand anderem glücklicher sein.

Blicke auf Wanderschaft

Es ist völlig normal, in einer Beziehung ab und zu eifersüchtig zu sein, und durchaus in Ordnung, seinen Partner oder seine Partnerin um Bestätigung zu bitten: »Schatz, als ich dich mit der hübschen Kassiererin habe sprechen sehen, war ich ein bisschen eifersüchtig. Du stehst doch noch auf mich, oder?« Vielleicht befinden Sie sich aber auch an einem Punkt in Ihrem Leben, wo Sie es nicht ertragen, wenn Ihr Partner mit anderen Frauen flirtet. In diesem Fall ist es völlig in Ordnung zu sagen: »Es wäre mir lieber, wenn du momentan nicht mit anderen Frauen flirten würdest. Das verletzt mich nämlich.«

Falls Sie völlig durchdrehen, wenn Ihr Partner oder Ihre Partnerin Interesse an anderen Frauen/Männern zeigt, sollten Sie daran denken, dass es nur beim Blickkontakt bleibt. Vielleicht ist Ihr Partner oder Ihre Partnerin wirklich ehrlich zu Ihnen, wenn er oder sie sagt: »Ich schaue doch nur.«

Friede, Freude, Eifersucht

Ein bisschen Eifersucht kann auch aufregend sein. Probieren Sie Folgendes: Wenn Ihr Partner mit der Kassiererin flirtet, sagen Sie nichts. Später, wenn Sie beide im Bett liegen, nehmen Sie sie in Ihre erotische Unterhaltung auf: »Diese scharfe blonde Kassiererin findest du richtig sexy, stimmt's? Ich habe gesehen, wie du ihr in den Ausschnitt geschaut hast …« Wenn Ihr Partner dabei in Fahrt kommt, während Sie von Eifersuchtsgefühlen geplagt werden, sollten Sie diese beim Sex mit einfließen lassen. Drücken Sie Ihre Empfindungen körperlich aus (und ich meine damit nicht, dass Sie ihm eine Ohrfeige verpassen sollten!). Wenn Sie daran denken, dass Ihr Liebster jemand anderen begehrt oder sogar berührt, wird Ihre Eifersucht Ihre Leidenschaft verstärken.

Natürlich kann es sein, dass das bei Ihnen nicht funktioniert. Vielleicht empfinden Sie Eifersucht als völlig abtörnend und sind so verärgert, dass Sie nicht im Traum daran denken würden, Sex zu haben. Falls das so ist, werden Sie gar nicht erst versuchen wollen, Eifersucht auf erotische Weise einzusetzen.

Ich liebe es, wenn mein Partner ein bisschen eifersüchtig wird, sobald jemand mit mir flirtet. Dann komme ich mir begehrenswert und besonders sexy vor. Wir spielen mit der erotischen Komponente von Eifersucht. Mir gefällt es ehrlich, wenn mein Partner andere Frauen lüstern ansieht. Allerdings fühle ich mich in meiner derzeitigen Beziehung sehr sicher, vertraue meinem Partner von ganzem Herzen und möchte, dass er glücklich ist. Ich habe auch Situationen erlebt, in denen die Eifersucht eines Partners nicht nur unangenehm, sondern beunruhigend und erschreckend war. Es besteht kein Zweifel daran, dass Eifersucht in manchen Situationen zerstörerisch und schmerzhaft sein kann.

Heiß und hitzig

Manche Menschen empfinden es völlig normal und natürlich, die Gefühle, die sie füreinander haben, beim Sex auszuleben – auch negative Gefühle, wie zum Beispiel Wut. Einigen gelingt es, »wütenden Sex« zu haben, und damit meine ich nicht, dass sie gewalttätig werden, sondern dass sie ihrer Verärgerung in der Art und Weise Ausdruck verleihen, wie sie sich bewegen, wie sie den anderen berühren, mit ihrer Mimik und eventuell sogar verbal. Wut erzeugt Energie. Für viele Menschen ist Wut auf der Spielwiese der Sexualität allerdings ein absolutes Tabu. Falls Sie und Ihr Partner oder Ihre Partnerin sich mit der Vorstellung anfreunden können, solche Emotionen beim Sex auszudrücken, sollten Sie sich gegenseitig die ausdrückliche Erlaubnis dazu geben.

Eifersucht kann unter Umständen unglaublich lehrreich sein. Wir können eine Menge über unsere Unsicherheiten, unsere Ängste, unsere Leidenschaften und über uns selbst lernen, indem wir unserer Eifersucht auf den Grund gehen. Ist Ihnen schon einmal aufgefallen, dass man als Single auf Paare eifersüchtig sein kann? Oder als Paar auf Singles?

Falls Eifersucht für Sie und Ihren Partner oder Ihre Partnerin ein großes Problem darstellt, lohnt es sich für Sie, mehr darüber zu erfahren und zu lernen, wie man damit zurechtkommt. Es gibt einige überaus wirksame Methoden zum besseren Umgang mit Eifersucht. Informieren Sie sich und wenden Sie sie an.

Was tun, wenn die Luft raus ist?

Hatten Sie jemals eine langjährige Beziehung? Wenn ja, dann wissen Sie vermutlich, dass man dabei unweigerlich Phasen durchmacht, in denen man nur wenig oder gar kein Interesse an Sex mit seinem Partner oder seiner Partnerin hat, und dass die Leidenschaft füreinander kommt und geht. Manchmal werden Sie sich vielleicht fragen, ob die Beziehung zu Ende geht und ob Sie eine Affäre haben oder sich trennen sollten. Manchmal sind Sie dann wieder so glücklich, zufrieden und mit Ihrem Herzen beschäftigt, dass es Ihnen schwer fällt, sich auf Ihre Genitalien zu konzentrieren. Hals über Kopf verliebt zu sein ist nicht unbedingt ein Garant für heißen Sex. Manchmal ist auch einfach die Libido auf einem Tiefpunkt angelangt.

Insbesondere in langjährigen Beziehungen ist es völlig legitim und oft auch sehr hilfreich, von Zeit zu Zeit eine Sexpause einzulegen. Das Problem sind die Vorurteile, die gegenüber diesen Pausen bestehen. Also versuchen Sie, die jeweilige Situation nicht zu verurteilen, sondern Verständnis dafür aufzubringen. In einer erfolgreichen Beziehung sind sich beide Partner darüber im Klaren, dass der Grad der sexuellen Anziehung veränderlich ist, und geraten während einer Flaute nicht in Panik, sondern sagen sich – und einander –, dass sie vorübergehen wird. Es ist richtig, die Tatsache anzuerkennen, dass eine Flaute herrscht, und einen Zeitpunkt festzulegen, wann man versucht, wieder in Fahrt zu kommen.

Falls Sie beide die Ansicht teilen, dass Sex ein wichtiger Faktor in einer Beziehung ist, sollten Sie alles Nötige tun, um in Schwung zu bleiben. Wo ein Wille ist, sind viele Wege.

Besser und besser

Erfreulicherweise erzählen mir viele Paare, dass der Sex trotz der erwähnten Flauten umso besser wird, je länger man zusammen ist, und zwar sogar noch nach 30, 40 oder 50 Jahren. Das ist ein Gebiet, auf dem ich keine persönlichen Erfahrungen gemacht habe, doch es ist mein Ziel, welche zu machen. Seit langem liierte Paare wissen zu berichten, dass ihre sexuelle Beziehung nach Ende der Phase der anfänglichen Verliebtheit intimer, tiefer und erfüllender wurde. Es besteht kein Zweifel daran, dass Sex auch in langjährigen monogamen Beziehungen fabelhaft sein kann. Die Erotik daran, so lange mit jemanden zusammen zu sein, mit jemandem, zu dem man über Jahre Vertrauen aufgebaut hat, der jeden Quadratzentimeter des eigenen Körpers kennt und weiß, wie man ihn zum Vibrieren bringt, immer und immer wieder … ah, allein der Gedanke daran erregt mich. Geht es Ihnen auch so?

Wie man eine Trockenperiode in ein Feuchtbiotop verwandelt

Ist der Sex in Ihrer Beziehung zu anstrengend, zu mechanisch, zu vorhersagbar, zu zielorientiert geworden? Hier sind einige Vorschläge, was Sie dagegen unternehmen können:

- *Spannung durch Entspannung.* Entspannen Sie sich und kommen Sie sich näher, bevor Sie sexuelle Aktivitäten starten. Manchmal entsteht aus genau dieser entspannten Zweisamkeit Erotik. Nehmen Sie sich mehr Zeit als sonst dafür, nur nebeneinander zu liegen, sich zu küssen, sich zärtlich in die Augen zu blicken und zu kuscheln – mindestens eine halbe Stunde.
- *Quickies.* Sorgen Sie tagsüber und nachts für mehr sinnliche und sexuelle Momente, indem Sie Ihrem Partner oder Ihrer Partnerin verspielt an den Po fassen, an seinen oder ihren Brustwarzen lutschen, ihm oder ihr eine Grapefruit füttern, mit der Zunge unter seiner oder ihrer Achsel spielen, ihn oder sie am Hals und an den Schultern streicheln, ihm oder ihr einen kurzen Blick auf Ihren Intimbereich gewähren ... Solche Funken lassen die Leidenschaft auflodern.
- *Kommen Sie in die Gänge.* Sind Sie vielleicht einfach nur faul? Geben Sie sich mehr Mühe. Wachen Sie auf! Je mehr Sie investieren, desto mehr bekommen Sie. Versuchen Sie es einfach, und geben Sie Ihr Bestes!

- *Gehen Sie auf Entdeckungsreise.* Probieren Sie Neues. Das sorgt für Spannung, weckt die Neugier und steigert die Energie. Lassen Sie Ihrer Kreativität freien Lauf.
- *Wechseln Sie den Rhythmus.* Die meisten Menschen haben abends Sex, wenn sie müde sind. Seien Sie nach Möglichkeit auch tagsüber sexuell aktiv.
- *Mundwerk.* Unter Umständen müssen Sie offener und ehrlicher über Ihr Sexualleben sprechen. Vielleicht haben Sie Geheimnisse voreinander oder vor sich selbst, die es zu lüften gilt. Falls nötig, lesen Sie noch einmal den 5. Schritt.
- *Sorgen Sie für Dramatik.* Bringen Sie Spannung in Ihre Beziehung. Der Sexualtherapeut und Visionär Dr. Jack Morin hat in einer Studie untersucht, was sexuelle Erfahrungen besonders spannend macht, und ist zu dem Ergebnis gekommen, dass in den meisten Fällen ein Hindernis dafür verantwortlich ist, wie etwa Sehnsucht, Vorfreude, der Verstoß gegen Verbote oder das Streben nach Macht.
- *Vögeln Sie in der Gegend herum.* Wechseln Sie Ihre Umgebung. Mieten Sie sich ein Hotelzimmer, machen Sie einen Ausflug mit dem Auto, suchen Sie sich ein Dampfbad, in dem man stundenweise Zimmer mieten kann. Tun Sie es in der Badewanne oder unter der Dusche. Ein verlassener Strand oder ein abgelegenes Plätzchen im Wald ist fast immer ein Garant für tollen Sex.

- *Auf Pump.* Probieren Sie es einmal mit einem CTD (»*Clitoral Therapy Device*«), auch »Klitorispumpe« genannt. Dabei handelt es sich um einen kleinen Saugnapf, der auf die Klitoris gesetzt wird. Wenn Sie die Luft abpumpen, wird Ihre Klitoris »angesaugt«, wodurch sie sich verhärtet und pulsiert. Das CTD wird vom Arzt bei »sexueller Dysfunktion« verschrieben und kostet mehrere Hundert Euro. Allerdings bekommt man eine ähnliche und ebenso gute Version, die genau denselben Zweck erfüllt, für etwa 40 Euro in guten Sexshops oder im Internet. Obwohl Klitorispumpen nicht weit verbreitet sind, schwören manche Frauen darauf und sagen, dass sie äußerst erregend seien und sowohl die Empfindung als auch die Schmierung steigern würden.
- *Immer mit der Ruhe.* Wenn Sie beim Sex sehr zielorientiert sind und beide immer so schnell wie möglich zum Orgasmus kommen möchten, sollten Sie sich vornehmen, sich mehrmals hintereinander gegenseitig zu stimulieren, ohne dabei zum Höhepunkt zu kommen. Bauen Sie Druck auf. Das klingt unspektakulär, ist aber äußerst effektiv.
- *Schaffen Sie sich Freiraum.* Der Eheberater und Sexualtherapeut David Schnarch beschreibt in seinem Buch *Passionate Marriage,* wie Sie durch kreatives Nutzen von Freiraum und Individuation (*nicht* durch engere Bindung) das Feuer in Ihrem Sexualleben wieder entzünden können.

Trieb-Differenzen

Wie oft hätten Sie gerne Sex? Wie oft hätte Ihr Partner oder Ihre Partnerin gerne Sex? (Fragen Sie nach, falls Sie es nicht wissen.) Sind Ihre Antworten dieselben oder unterscheiden sie sich? Vor allem in langjährigen Beziehungen wünscht sich in der Regel ein Partner mehr oder weniger Sex als der andere. (Interessanterweise wünscht sich meistens die Person, die die Kontrolle über das Sexualleben in der Beziehung hat, weniger oft Sex.) Solche Differenzen können zu Frust, Ärger, Zurückweisung und sogar Trennung führen.

Bis zum letzten Tropfen

Ich kenne ein Pärchen aus Kalifornien, das seit Jahren jeden Morgen vor dem Aufstehen mindestens eine Stunde lang irgendeine Art von Sex hat. Das ist für die beiden wir die allmorgendliche Tasse Kaffee – ein Teil ihrer Routine. Sie machen einen ziemlich glücklichen Eindruck. Allerdings sind ihre Kinder inzwischen erwachsen und wohnen nicht mehr zu Hause. Außerdem sind die beiden finanziell unabhängig und brauchen nicht mehr zu arbeiten, um ihren Lebensunterhalt zu verdienen.

Nicht jeder kann sich vorstellen, jeden Tag Sex zu haben. Vielleicht denken Sie, das sei zu viel des Guten oder ein überflüssiger Luxus.

Ein Freund hat mir die folgende Geschichte erzählt: In alten Zeiten verzichteten manche Tantra-Sekten ein ganzes Jahr lang auf Sex. Dann bereiteten sie sich einen Monat auf ein großes Gruppensex-Ritual vor, das zehn Tage und zehn Nächte dauerte. Dieses Ritual, bei dem sehr fortgeschrittene Yoga- und Sextechniken angewendet wurden, war von solcher Intensität, dass alle Teilnehmer »erleuchtet« wurden. Nach den zehn Tagen waren sie so befriedigt und glückselig, dass sie für ein weiteres volles Jahr keinen Sex mehr brauchten. Egal, ob diese Geschichte wahr ist oder nicht, ich finde sie nett und mag die Botschaft, die darin steckt. Falls Sie sich unbefriedigt fühlen, könnten Sie also versuchen, einmal lang und ausgiebig Sex zu haben, anstatt mehrmals kurz und flüchtig. Ich persönlich ziehe ein ausgedehntes Stelldichein mehreren schnellen Nummern vor. Doch das gilt nur für mich in der momentanen Phase meines Lebens. Vielleicht empfinden Sie anders.

Ja und nein

Was passiert, wenn ein Partner zur Sache kommen möchte, der andere aber nicht? Wie bereits erwähnt, sind Trieb-Differenzen etwas völlig Normales. Sie können äußerst frustrierend und schmerzhaft sein, müssen es aber nicht. Die Meinungen zum Umgang mit diesem Problem gehen auseinander. Manche sind der Ansicht, dass man stets versuchen sollte, »ja« zu sagen, wenn der Partner oder die Partnerin sich Sex wünscht, und dass es besser für die Beziehung ist, jederzeit füreinander sexuell da zu sein. Andere sagen, dass man nur dann Sex haben sollte, wenn beide Partner es wirklich wollen, und dass es besser sei, keinen Sex zu haben, wenn einer von beiden nicht in der Stimmung dazu ist. Meine persönliche Meinung entspricht einer Kombination der beiden Sichtweisen.

Für manche ist sexuelle Erregung wie ein Juckreiz, den es durch Kratzen zu beseitigen gilt. Sie sind der Meinung, dass man als erwachsener Mensch nicht masturbieren sollte und dass Sex mit einem Partner Masturbation vorzuziehen sei. Doch niemand möchte sich wie ein Masturbationsinstrument vorkommen.

Rubbelspiele

Ein frisch verheiratetes Paar kam zur Sexberatung zu mir. Die beiden waren äußerst besorgt, weil der Ehemann lüstern und frustriert war und seine Frau nur selten Lust auf Sex hatte. Unsere Unterhaltung ergab, dass sie durchaus Sex wollte, aber zu müde war, weil sie einem äußerst anspruchsvollen Beruf nachging und nicht immer Energie für Sex übrig hatte. Ich schlug vor, dass er seine überschüssige Energie nutzen sollte, um seiner Frau gelegentlich eine Ganzkörpermassage zu geben, nicht nur mit den Händen, sondern mit dem ganzen Körper, und dabei seinen Penis an ihr reiben sollte, bis er zum Orgasmus kam. Sie würde sich entspannen und die wiederbelebende Massage genießen können, ohne sich gezwungen zu fühlen, etwas tun zu müssen, während er seinen Spaß und ein Ventil hätte, um Druck abzulassen. Nachdem sie gelernt hatte, sich verwöhnen zu lassen, ohne sich dabei schuldig zu fühlen, funktionierte dieses Arrangement bei den beiden vorzüglich. Wenn sie nicht müde war, waren die Energielevels der beiden sehr ausgeglichen, und sie genossen eine Vielzahl anderer Formen der körperlichen Liebe.

Perfekte Positur

Ich hatte einen Liebhaber, der Airbrush-Künstler war. Er saß den ganzen Tag zusammengesunken auf einem Stuhl und ging seiner Arbeit nach. Abends tat ihm der Rücken immer schrecklich weh, und er war oft nicht in der Stimmung für Sex, wenn ich es war. Deshalb ließ ich mir eine Lösung einfallen. Er legte sich auf dem Bauch ins Bett und entspannte sich, während ich meine Vulva kräftig an seiner Wirbelsäule rieb, bis ich befriedigt war. Auf diese Weise bekam er den Rücken massiert, und ich hatte ebenfalls meinen Spaß. Er behauptete, dass meine Vulva-Behandlung viel besser half als die Cortison-Spritzen, die er bekam.

Ersatzbefriedigung

Falls Sie von Ihrem Partner oder Ihrer Partnerin sexuell zurückgewiesen werden, müssen Sie sich um sich selbst kümmern und sich das geben, was Sie brauchen. Wenn Sie in den Arm genommen werden möchten, dann nehmen Sie sich in den Arm. Wenn Sie sich einen Orgasmus wünschen, dann verschaffen Sie sich einen Orgasmus. Seien Sie selbst Ihr bester Liebhaber oder Ihre beste Liebhaberin.

Hier sind einige Vorschläge, was Sie tun können, wenn Ihr Partner oder Ihre Partnerin nicht in Stimmung ist

1. Nehmen Sie sich eine Auszeit. Stellen Sie das Telefon lautlos.
2. Gehen Sie ins Schlafzimmer und legen Sie Musik auf, die Sie zutiefst berührt.
3. Nehmen Sie einen Vibrator und einen großen, dicken Dildo oder andere Sexspielzeuge.
4. Sorgen Sie dafür, dass Sie sich sexy fühlen. Lassen Sie Ihren Kopf, Ihr Herz und Ihre Füße vibrieren. Stimulieren Sie sich sexuell, bis Sie erregt sind. Benutzen Sie den Dildo richtig heftig, wenn Ihnen danach ist.
5. Achten Sie auf Ihre Gefühle, sobald Sie erregt sind, einschließlich Trauer, Sehnsucht und Frust. Erforschen Sie diese Gefühle. Heulen Sie sich aus, wenn Ihnen danach ist. Öffnen Sie die Tür zu Ihrem Herzen. Nehmen Sie mit dem ganzen Körper die Liebe entgegen, die in diesem Universum auf Verlangen zu haben ist.
6. Haben Sie einen oder mehrere Orgasmen, wenn Sie möchten.
7. Sorgen Sie dafür, dass Sie sich geliebt fühlen, indem Sie sich mit Ihrer eigenen Liebe überhäufen. Umarmen Sie sich und sagen Sie sich: »Ich liebe dich.« Sie können sich dabei zärtlich die Stirn streicheln.
8. Falls Sie noch immer unglücklich sind, sollten Sie mit Ihrem Partner außerhalb des Bettes über das sprechen, was Sie belastet.

Nun einige Vorschläge, was Sie tun können, wenn Sie am liebsten sagen würden: »Nicht heute, ich habe Kopfschmerzen«, weil der Partner in Stimmung ist, Sie aber nicht

1. Ermuntern Sie Ihren Partner oder Ihre Partnerin, in einem anderen Zimmer zu masturbieren.
2. Bieten Sie an, ihm oder ihr die Hand zu halten und süße Nichtigkeiten ins Ohr zu flüstern, während er oder sie masturbiert.
3. Teilen Sie Ihrem Partner oder Ihrer Partnerin so höflich wie möglich mit, weshalb Sie nicht in der Stimmung sind. Überschütten Sie ihn oder sie mit Komplimenten. »Es ist schön, begehrt zu werden. Du bist so süß und sexy, aber es tut mir Leid, ich …« Fügen Sie dann ein bestimmtes »Nein« an. Eine vage Botschaft ist frustrierend, also drücken Sie sich klar aus.
4. Falls Sie sich doch dazu entschließen, Sex zu haben, sollten Sie die Tatsache akzeptieren, dass Sie keine große Lust verspüren. Manchmal ist es auf seltsame Weise anregend, läuternd und erleichternd, Sex zu haben, wenn man eigentlich gar nicht will. Unter Umständen werden Sie schließlich sogar in Stimmung kommen und den Sex genießen, was sehr häufig der Fall ist.
5. Manchmal möchten Sie vielleicht nicht deshalb keinen Sex mit Ihrem Partner oder Ihrer Partnerin haben, weil Sie müde, leidenschaftslos oder schlecht gelaunt sind, sondern weil Sie sich ihm oder ihr gerade sehr nahe füh-

len und Ihnen noch größere Intimität Angst machen oder übertrieben erscheinen würde. Ein anderes Mal möchten Sie vielleicht etwas Zeit allein verbringen, und das ist Ihr gutes Recht. Wie es in einem Gedicht von Kahlil Gibran heißt: »Es soll Platz in unserer Verbundenheit sein.« Oder Sie sind sehr tapfer und schieben Ihre Ängste vor mehr Intimität einfach beiseite.

6. Vielleicht brauchen Sie einfach mehr Zeit als Ihr Partner oder Ihre Partnerin, um sexuell in Fahrt zu kommen. Eventuell müssen Sie ihm oder ihr vermitteln, Sie mit langsamer Verführung, vielen zärtlichen Berührungen, ausgedehnten Küssen, liebevollem Kuscheln und Augenkontakt aus der Reserve zu locken.
7. Bieten Sie an, ihm oder ihr eine therapeutische, nicht-erotische Massage zu geben oder sich eine geben zu lassen. Das kann sehr angenehm und intim sein und Sie auch ohne Sex einander näher bringen. Aber stellen Sie sicher, dass Sie bei diesem Angebot die Grenze zwischen nicht-erotisch und erotisch nicht überschreiten.

Was lässt eine Beziehung funktionieren und woran geht sie zu Grunde?

Der Psychologe John Gottman hat eine Studie mit Tausenden von Paaren durchgeführt um herauszufinden, wodurch eine Ehe gelingt oder woran sie scheitert. Er stellte fest, dass »die Balance zwischen positiven und negativen emotionalen Interaktionen in einer Ehe über ihr Gelingen entscheidet – ob die schönen gemeinsamen Momente der Freude, Leidenschaft, Fröhlichkeit, Unterstützung, Zuneigung und Großzügigkeit im Vergleich zu den unschönen gemeinsamen Momenten der Kritik, Verärgerung, Abscheu, Ablehnung und Kälte überwiegen.« Verheiratete Paare, die von sich behaupteten, sie seien zufrieden, hatten ein Verhältnis von fünf positiven Interaktionen zu einer negativen aufzuweisen.

Es besteht kein Zweifel daran, wie wichtig es ist, eine Menge Bestätigung zu bekommen und zu geben und genug dieser kleinen wertvollen Momente zu erleben, um die Hindernisse auf dem gemeinsamen Weg überwinden zu können. Schließlich besteht das ganze Leben aus einer Aneinanderreihung von Momenten, und schöne Momente dauern nicht ewig an. Es ist völlig normal, von einer Sekunde zur nächsten (oder von einer Nummer zur nächsten) nicht mehr zufrieden, sondern unzufrieden zu sein. Die gute Nachricht lautet, dass auch unschöne Momente nicht ewig andauern. Permanente sexuelle Zufriedenheit ist für die meisten von uns eine unrealistische Fantasie. Unser Sexualleben gleicht eher dem Blick durch ein Kaleidoskop, das sich mit jeder Drehung verändert.

Gebührend beachtet

Wenn Sie eine Beziehung ändern möchten, die festgefahren ist, sollten Sie es mit vielen positiven Bemerkungen versuchen. Überlegen Sie sich, was Ihnen an Ihrem Partner oder an Ihrer Partnerin wirklich gefällt, und machen Sie ihm oder ihr Komplimente. Sagen Sie: »Mir gefällt dein Körper!« »Du kannst toll küssen.« »Ich mag es, wie du mich berührst.« »Du hast wunderschöne Augen.« Wenn Sie sich mehr Zuneigung wünschen, sollten Sie selbst mehr Zuneigung zeigen. Wenn Sie häufiger geküsst werden möchten, sollten Sie selbst häufiger küssen. Und wenn Sie lieber länger Sex hätten, dann sollten Sie dafür sorgen, dass er länger dauert.

An einem meiner Sexualleben-Reformworkshops nahm eine Frau mittleren Alters teil, die Börsenmaklerin war. Am Ende des Workshops verkündete sie vor allen Anwesenden, dass sie fest entschlossen war, ihr zurrüttetes Sexualleben mit ihrem Mann, mit dem sie seit 22 Jahren verheiratet war, wieder in Ordnung zu bringen. Es war viel zu lange alles andere als erfüllend und beinahe nicht mehr existent gewesen. Ungefähr ein Jahr später traf ich sie zufällig in der Bademodenabteilung eines Kaufhauses. Sie erzählte mir, dass sie ihr Vorhaben tatsächlich erfolgreich umgesetzt hatte. (Kein Wunder, dass sie so strahlte.) Ich erkundigte mich, wie es ihr gelungen war. Sie sagte, sie habe angefangen, ihrem Mann viele kleine erotische Geschenke zu kaufen, ihm im ganzen Haus verführerische Nachrichten zu hinterlassen (die sie manchmal in seinen Schubladen oder seiner Aktentasche versteckte) und ihm wesentlich mehr Komplimente zu machen und Aufmerksamkeit zu schenken. Außerdem habe sie sich Mühe gegeben, in ihrer Beziehung präsenter zu sein und beim Sex häufiger die Initiative zu ergreifen. Daraufhin war er ihrem Beispiel gefolgt und hatte ebenfalls mehr in ihre Beziehung investiert. Sie war unglaublich glücklich und stolz und sagte, ihr Sexualleben sei besser, als es jemals war. Die beiden wollten in Kürze eine Kreuzfahrt um die ganze Welt machen – dafür der neue Badeanzug.

100 Ways to Leave Your Lover – Trennungen

Vielleicht ist Ihnen bewusst, dass Sie Ihre derzeitige Liebesbeziehung beenden müssen. Falls Sie sich dazu entschieden haben, tun Sie es auch.

Leider gibt es für Trennungen kein allgemein gültiges Rezept. Da ich bereits etliche Trennungen hinter mir habe, kann ich aus Erfahrung sagen, dass den meisten Menschen ein klarer Schlussstrich lieber ist als ein ewiges Hin und Her oder eine zweideutige Botschaft. Drücken Sie sich so klar und deutlich aus wie möglich. Schluss zu machen ist fast immer schwierig, aber es möglichst liebevoll und einfühlsam zu tun ist immer der angenehmste Weg für alle Beteiligten. Wenn Sie ihr Bestes geben und in das Ende einer Beziehung genauso viel Energie und Aufmerksamkeit investieren, wie Sie in ihren Beginn investiert haben, können Sie in der Regel nicht viel verkehrt machen.

Happy End

Meine Freundin und Mentorin Betty Dodson, die bekannte Sextherapeutin, hat, als ich mich gerade trennte, zu mir gesagt: »In unserer Gesellschaft wird es als Versagen betrachtet, wenn jemand eine Beziehung beendet. Doch eine Trennung ist oft natürlich und gesund. Manchmal ist die Beziehung schlicht abgeschlossen. Wenn man es den Menschen vermitteln könnte, einen Schlussstrich zu ziehen und Trennungen nicht so negativ zu sehen, würde es uns allen besser gehen.«

Viele Menschen glauben, einer der kosmischen Gründe dafür, warum es Beziehungen gibt, sei der, dass wir dadurch wichtige Lektionen über uns und über das Leben lernen. Zum Lernen gehört, dass man »Fehler« macht, und wahrscheinlich muss man mehr als einmal mit dieser groben Bande Bekanntschaft machen, ehe man genug gelernt hat um voranzukommen. Ich habe bei mir selbst und bei Freunden beobachtet, dass wir in neuen Beziehungen wesentlich bessere Entscheidungen getroffen haben. Wenn Sie aus einer vergangenen Beziehung etwas gelernt haben, das für Ihre jetzige Beziehung von Nutzen ist, sind Sie einen Schritt weiter.

Ich kenne viele Frauen und Männer, die sich wegen ihres lausigen Sexuallebens von ihrem Partner oder ihrer Partnerin getrennt haben, und mit einem anderen Menschen ein explosives sexuelles Erwachen und eine viel größere Liebe erlebten. Ich habe allerdings auch gesehen, wie sich langjährige Beziehungen gewandelt haben und aufgeblüht sind. Wenn Sie in sich gehen und nach Ihrer inneren Wahrheit suchen, werden Sie die Antwort darauf finden, was das Richtige für Sie ist. Sie können auch eine Liste mit Fragen zu Ihrer Beziehung erstellen und beantworten, wie Sie es im Abschnitt »Wie sieht Ihre derzeitige Wahrheit aus?« (1. Schritt) getan haben.

Geiz ist ungeil

Was geschieht, wenn sexuelle Unzufriedenheit in Ihrer Beziehung nur die Spitze des Eisbergs ist? Oder, wenn andere Probleme viel akuter sind? Unbefriedigender Sex ist oft nur ein

Symptom anderer Probleme, die es anzupacken gilt. Spiegeln Ihre sexuellen Probleme andere Schwierigkeiten wider, die Sie mit Ihrem Partner oder Ihrer Partnerin haben?

Vielleicht ist Ihr Partner oder Ihre Partnerin geizig, gibt ungern Geld für Sie aus und beklagt sich sogar, wenn Sie Ihr eigenes Geld ausgeben. Ist er oder sie im Bett ebenfalls knauserig mit dem, was er oder sie »gibt«? Vermittelt er oder sie den Eindruck, Geben und Empfangen genau abzuwägen, um sicherzugehen, dass er oder sie einen angemessenen Anteil bekommt?

Notstand im Schlafzimmer macht unter Umständen auf andere Probleme aufmerksam, die man anpacken sollte. Falls diese Ihr Sexualleben untergraben, müssen Sie und Ihr Partner oder Ihre Partnerin tiefer buddeln. Sex kann zwar Spannungen abbauen, packt sie aber nicht unbedingt an der Wurzel. Dazu sind unter Umständen ganz andere Maßnahmen nötig.

Starrsinn

Viele Männer und Frauen sind darauf fixiert, dass ein Mann eine harte Erektion habe sollte. Das macht die Pharmakonzerne glücklich und alle anderen mürbe. Da heutzutage überall in den Medien von »Erektionsstörungen« die Rede ist, glauben immer mehr Männer, davon betroffen zu sein. Es ist wunderbar, dass es verschreibungspflichtige Medikamente gibt, die den Herren der Schöpfung helfen einen hochzukriegen. Doch wie Sweets, ein Zuhälter, den ich interviewt habe, es formulierte, als ich ihn fragte, wie er es schaffe, dass seine sechs Damen so zufrieden sind: »Es kommt nicht auf die Größe des Kriegsschiffs an, sondern auf die Bewegung des Meeres.«

Viagra und ähnliche Präparate sind eine großartige Hilfe für viele Menschen, haben aber oft auch Nachteile. Meine Freundin Cosi Fabian, die als Callgirl arbeitet, beklagte sich bei mir, dass die Pillen ihren Stolz auf ihre Leistung schmälern würden. Wenn ihre Kunden Viagra nehmen, fügte sie hinzu, »ist das so, als hätten sie einen Außenbordmotor an ihrem Ruderboot montiert.« Die einfache Verfügbarkeit von Viagra über das Internet und seine unangemessene Anwendung sind dafür verantwortlich, dass wir Gefahr laufen, eine ganze Generation von Männern heranzuzüchten, die das Präparat nicht aus einer Notwendigkeit heraus, sondern zum Spaß anwenden und niemals erfahren werden, wie sich eine natürliche Erektion anfühlt! Für mich ist ein Teil des Reizes, der von einer Erektion ausgeht, das Wunderliche, Spannende und Unvorhersagbare daran.

Im Schönheitssalon hörte ich durch Zufall eine interessante Unterhaltung mit einer Frau über die Erektion ihres Mannes. »Er denkt, er könnte nur mit einer Erektion Sex haben, und die bekommt er nur mit Hilfe von Viagra. Deshalb hat er die alleinige Kontrolle darüber, wann wir Sex haben, und das gefällt mir gar nicht.« Ich riet ihr, dass sie ihm nicht alles abkaufen und auf keinen Fall die Zügel aus der Hand geben solle. Sie dürfe ihr Kommunikationsbedürfnis nicht vergessen, und könne ihm zeigen, dass auch ohne Erektion toller Sex möglich ist. Ein Halb-Steifer ist oft völlig ausreichend. Beim Sex muss sich ganz bestimmt nicht immer alles nur um Geschlechtsverkehr drehen. Ein Mann kann jederzeit seine Hände, seine Zunge, sogar seinen ganzen Körper einsetzen. Betrachten Sie das Vorspiel als das Spiel.

Selbstverständlich ist eine Erektion eine tolle Sache, aber wir dürfen Männer nicht glauben machen, sie sei die wichtigste Sache überhaupt. Lassen Sie ihn das wissen und lassen Sie Ihr Sexualleben nicht von der Beschaffenheit seiner Erektion diktieren.

Außerdem müssen Sie sich darüber im Klaren sein, dass es aller Wahrscheinlichkeit nach nicht Ihre Schuld ist, wenn Ihr Partner keine Erektion bekommt. Unter Umständen machen ihm seine Gesundheit und das Älterwerden zu schaffen, und er will Ihnen die Schuld dafür in die Schuhe schieben. Lassen Sie sich nicht unterkriegen. Viele »Erektionsstörungen« können geheilt werden, indem man aufhört zu trinken, zu rauchen und zu viel vor dem Fernseher herumzusitzen, und stattdessen gesünder lebt. Seinen Stress und seine Ängste abzubauen hilft ebenfalls.

Männer sind durchaus in der Lage, Lust zu spenden und zu empfinden, wenn ihr Penis nur halb erregiert ist. Sie können lernen, ihre Ejakulation zu unterdrücken, bis Sie völlig befriedigt sind. Sie können lernen, ein besserer Liebhaber zu werden, wenn sie wollen. Eventuell braucht Ihr Mann nur etwas liebevolle Ermutigung und Unterstützung von Ihnen.

Zusammen sein oder nicht zusammen sein, das ist hier die Frage

Mein Cousin Bill ist Scheidungsanwalt. Der Hauptgrund, warum sich Paare scheiden lassen, besteht seiner Meinung nach darin, dass sie sich ein neues Sexualleben wünschen. Es gibt bestimmt keine radikalere Sexualleben-Reform als eine Scheidung und einen neuen Partner oder eine neue Partnerin. Aber er hat auch miterlebt, wie Geschiedene in ihrer nächsten Beziehung genau dieselben sexuellen Probleme hatten. Wenn Sie also eine Verpflichtung eingegangen sind und in eine Beziehung investiert haben, dann werfen Sie doch bitte nicht alles einfach so weg. Bemühen Sie sich um Erfolg. Wenn es tatsächlich nicht funktioniert, sollten Sie sich möglichst schmerzlos trennen. Falls Sie im Paradies auf Probleme stoßen, müssen Sie sich auf die eine oder andere Weise damit auseinander setzen. Finden Sie heraus, wie Sie am besten damit umgehen können, konfrontieren Sie sie und kümmern Sie sich darum. Letztendlich werden Sie froh sein, dass Sie es getan haben.

Dr. Sprinkles Rezept für die Wiederauferstehung aus dem »Toten Bett«

Ein 7-Tage-Behandlungsplan

Symptome: Sie und Ihr Partner oder Ihre Partnerin hatten seit Ewigkeiten keinen Sex mehr. Sie hätten gerne wieder welchen, wissen aber nicht, wie Sie Ihren Wunsch

vermitteln sollen. Ihre Libido ist kaum oder gar nicht mehr vorhanden.
Anleitung: Vereinbaren Sie mit Ihrem Partner oder Ihrer Partnerin, das folgende Rezept anzuwenden. Das beste Rezept gegen Sexmangel ist Sex.
Vorsichtsmassnahmen: Einigen Sie sich vor Beginn der Behandlung darauf, bis zum siebten Tag keinen Orgasmus zu haben, was den Leistungsdruck und die Zielorientierung verringern und die Spannung steigern wird. Indem Sie sich sieben Tage lang mit etwas beschäftigen, das nicht zielorientiert ist, werden Sie Energie aufbauen und das Eis brechen können. Falls Sie jedoch plötzlich das Bedürfnis verspüren, gleich zum siebten Tag zu springen, ist das auch kein Problem – dann hat die Behandlung schneller angeschlagen.

1. Tag – Verbalerotiktag: Haben Sie den ganzen Tag über und die ganze Nacht hindurch so viel Sex wie möglich, und zwar ausschließlich mit Worten. Sagen Sie sich gegenseitig, was Sie an dem anderen lieben, machen Sie sich Komplimente und klären Sie, was es zu klären gibt, indem Sie es zur Sprache bringen. Sprechen Sie auch darüber, dass Sie gerne die Nähe spüren würden, die man beim Sex empfindet. Steigern Sie die Vorfreude, indem Sie über das sprechen, was Sie in den nächsten sieben Tagen tun werden. Schmieden Sie Pläne. Teilen Sie die Zeit ein. Haben Sie Spaß.

2. Tag – Kuschel- und Streicheltag: Legen Sie sich ins Bett, umarmen Sie, küssen Sie und berühren Sie sich erotisch, aber behalten Sie Ihre Kleider an. Berühren Sie sich nicht an den Genitalien.

3. Tag – Sinnlicher Berührungstag: Ziehen Sie sich beide nackt aus, und berühren Sie sich sinnlich. Sie können sich gegenseitig an den Genitalien berühren, sollten sie aber nicht sexuell stimulieren oder Oralsex oder Geschlechtsverkehr haben! Setzen Sie sich kein Ziel außer dem, die Erfahrung zu genießen, sich gegenseitig zu berühren.

4. Tag – Gemeinsamer Masturbationstag: Machen Sie sich entweder gegenseitig scharf, indem Sie nebeneinander masturbieren, oder stimulieren Sie sich gegenseitig mit der Hand. Aber vergessen Sie nicht, keine Orgasmen! Bauen Sie einfach Energie auf, lassen Sie sie zirkulieren und genießen Sie.

5. Tag – Spieltag: Sie entscheiden, was Sie an diesem Tag tun möchten, je nachdem, wozu Sie in der Stimmung sind und worauf Sie Lust haben. Sie können sich auch dazu entschließen, etwas zu tun, was Sie bereits an einem der vorangegangenen Tage getan haben. Selbst wenn Sie etwas wiederholen, wird es sich an einem anderen Tag und zu einer anderen Zeit anders anfühlen.

6. Tag – Oralsextag: Verwöhnen Sie sich gegenseitig für jeweils mindestens zehn Minuten mit Oralsex. (Falls Sie Oralsex nicht mögen, stimulieren Sie sich stattdessen gegenseitig mit der Hand.) Kommen Sie nicht! Speichern Sie die Energie, und lassen Sie sie zirkulieren.

7. Tag – Geben-Sie-alles-Tag: Mittlerweile sollten Sie jede Menge sexuelle Spannung aufgebaut haben. Planen Sie genug Zeit ein, um endlich richtigen Sex miteinander zu haben. Engagieren Sie nötigenfalls einen Babysitter und mieten Sie sich ein Hotelzimmer. Warten Sie nicht bis zum Abend. Nehmen Sie sich viel Zeit. Halten Sie sich beim Orgasmus nicht zurück. Geben Sie alles, und schwelgen Sie anschließend im herrlichen Nachklang.

Weiter Anwendung: Versuchen Sie, die guten Gefühle und Ihr Sexualleben aufrechtzuerhalten, indem Sie mindestens einmal pro Woche Sex haben, und zwar **ohne Ausnahme!** Wie es in einem bekannten Werbeslogan so schön heißt: *Just do it!* Auch wenn es anfangs wie eine Pflicht erscheint oder anstrengend ist, werden Sie letztendlich aller Wahrscheinlichkeit nach froh sein, dass Sie sich daran gehalten haben.
Alternativbehandlungen: Eine Alternative zu dieser Behandlung zur Wiederbelebung Ihres Sexuallebens ist die im 11. Schritt beschriebene Super-Sex-Massage. Sie funktioniert hervorragend.

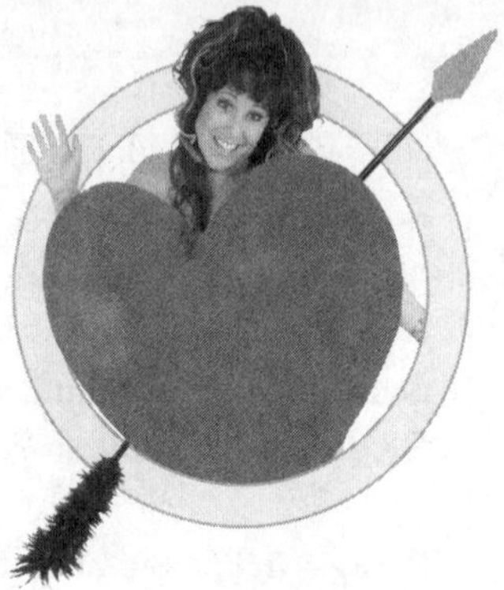

10. Schritt: Zu Besuch in unserem Sex-Kurort

»Sex ist ein Teil der Natur.
Ich gehe mit der Natur.«
Marilyn Monroe

Ein Highlight Ihres Reformprogramms stellt der Besuch in unserem »Garten der Liebesfreuden« dar, der Kurabteilung unseres Centers. Um dorthin zu gelangen, gehen Sie durch das elegante Tor am nördlichen Ende unsers Geländes und folgen dem mit pinkfarbenen Rosenblättern markierten Weg, bis Sie eine idyllische Lichtung erreichen. Auf der einen Seite liegt ein blaugrüner, ruhiger und klarer Teich, auf der anderen ein tropischer Sandstrand, der von sanften Meereswellen umspült wird. Sie sind von prachtvollen Gärten voller farbenfroher Vögel, Schmetterlinge und Blumen umgeben. Hier regieren Schönheit und Sinnlichkeit. Es gibt zahlreiche Nischen, die zu einem ungestörten Schäferstündchen einladen: eine Veranda mit einem Baldachin aus Weinreben, eine Bambushütte mit Blick aufs Meer und einem runden Bett in der Mitte, eine Terrasse mit einer Hängematte für zwei Personen. Die warmen Sonnenstrahlen und die sanfte Brise liebkosen Ihren Körper.

Ich bin ebenfalls da und trage ein pinkfarben schimmerndes,

durchsichtiges Negligee. Meine braune Lockenmähne fällt mir über die Schultern. Willkommen. Ich hoffe, Sie genießen Ihren Aufenthalt und werden sich inspiriert und wiederbelebt fühlen, wenn Sie wieder abreisen. Ich werde Ihnen eine Führung durch unseren Garten und eine Reihe von »Kurbehandlungen« anbieten: Übungen, Erläuterungen, Techniken, Sex-Tipps und mehr. Wählen Sie aus, was Sie interessiert, und lassen Sie den Rest einfach beiseite. Jeder genießt andere Dinge. Alle dieser »Kurbehandlungen« sind auf Paare zugeschnitten und wirken Wunder, ganz egal, ob Ihre Beziehung gerade erst sprießt, in voller Blüte steht oder bereits am Verwelken ist.

Ihr Kurschatten

Ich habe eine ganz besondere Überraschung für Sie. Damit Sie das Maximum aus Ihrem Aufenthalt herausholen können und dieser im wahrsten Sinne des Wortes zu einem Höhepunkt wird, habe ich Ihre/n Partner/in einfliegen lassen! (Falls Sie derzeit keine/n haben, können wir Ihre/n »zukünftige/n Partner/in« einfliegen lassen. Schließlich handelt es sich hier um eine fiktive Reise.) Hier kommt Ihr/e Partner/in schon, mit funkelnden Augen und voller Tatendrang. Er/sie nimmt Sie bei der Hand, und wir drei machen uns auf den Weg. Sie können aber auch so lange zusammen hier bleiben, wie Sie möchten.

Unser Ziel ist, nicht nur Ihren Körper, Ihren Geist und Ihre Seele aufzupäppeln, sondern auch Ihre Beziehung. Wenn Sie mitmachen und ein paar Dinge ausprobieren, bin ich sicher, dass es Ihnen gefallen wird. Meine Methoden sind gesund

und relativ einfach umzusetzen. Kommen Sie und folgen Sie mir in den »Garten der Liebesfreuden«. Ich möchte, dass Ihr Aufenthalt eine wahre Freude wird. Sind Sie bereit?

Entgiftung

Vor Ihnen liegt das reiche warme Bad der Wonne, unser heißer Entgiftungs-Zuber. Wie sollen die Sinnesfreuden in unseren Körper gelangen, wenn er mit Müll und Unrat verstopft ist? Nur zu, halten Sie die Zehen ins Wasser. Sie werden feststellen, dass es die perfekte Temperatur hat.

Es ist immer empfehlenswert, vor dem Sex Druck abzubauen und sich zu entgiften; befreien Sie sich von Stress, unerwünschten Gefühlen und Körpergiften. Ich lege Ihnen sehr ans Herz, sich nach Möglichkeit jedes Mal vor dem Sex einer Reinigungsprozedur zu unterziehen, indem Sie ein heißes Bad mit Epsomit-Salz oder eine Dusche mit duftender Seife nehmen. Strecken Sie sich aus und spüren Sie, wie die feuchte Wärme in jede Nische Ihres Körpers dringt. Schrubben Sie sich abwechselnd mit ihren Rubbelhandschuhen ab. Merken Sie, wie viel weicher sich Ihre Haut anschließend anfühlt? Auf diese Weise können Sie neuen Sinnesfreuden den Weg in Ihren Körper ebnen.

Revitalisierungsübung

Nachdem Ihre Muskeln jetzt entspannt und Ihre Gliedmaßen geschmeidig sind, werden wir sie auch benutzen. Sie und Ihr/e

Partner/in können auf unserem samtenen grünen Rasen herumtollen und miteinander spielen – Körper an Körper, Haut an Haut, Herz an Herz. Abgesehen von Schmetterlingen im Bauch ist körperliche Betätigung das beste Aphrodisiakum. Stählen Sie Ihre Muskeln, stärken Sie Ihre Lunge, stimulieren Sie Ihren Kreislauf. Alles, was dazu beiträgt, die Aufnahmefähigkeit des Körpers zu steigern, kommt Ihrem Sexualleben zugute. Tanzen Sie, schwimmen Sie, treiben Sie Sport oder stehen Sie wenigstens von ihrem Stuhl vor dem Computer auf, um einen netten Spaziergang zu machen.

Ernährungsberatung

Oje, sind Sie und Ihr/e Partner/in etwas außer Atem? Bemühen Sie sich, sämtliche Angewohnheiten abzulegen, die ungesund sind. Ich habe 20 Jahre lang zwei Schachteln Zigaretten am Tag geraucht. Als ich erfuhr, dass meine sexuelle Energie steigen würde, wenn ich mir das Rauchen abgewöhnte, gab mir das den nötigen Ansporn um aufzuhören. Und es stimmte tatsächlich: Ich fühlte mich besser, sah besser aus, und mein Sexualtrieb nahm zu. Außerdem verlängerte ich mein Leben damit wahrscheinlich um einige Jahre, in denen ich noch mehr spektakulären Sex werde genießen können!

Zu viel Junkfood kann Ihrem Sexualleben ebenfalls schaden. Auch übermäßiger Alkohol- und/oder Drogenkonsum führt unter Umständen dazu, dass in der Hose tote Hose herrscht. Ernähren Sie sich gesund, nehmen Sie Vitamine zu sich. Sie sind es wert. Tun Sie es für die Liebe.

Morgenstund hat Gold im Mund

Machen Sie zusammen mit Ihrem Partner oder Ihrer Partnerin ein kleines Nickerchen. Die Erde ist Ihr Kissen. Wenn Sie aufwachen, sind Sie angenehm benommen. Wecken Sie sich gegenseitig mit einem langen Kuss und einer sinnlichen Umarmung.

Ich empfehle Ihnen, während Sie hier sind und an jedem Morgen danach, den Tag mit einem erotischen Blick, einer zärtlichen Berührung und einem Kuss aufs Ohr zu beginnen. Anstatt aus dem Kokon der Nacht zu springen, sollten Sie sich gemeinsam nackt im warmen Bett räkeln, und wenn es nur für ein paar Minuten ist. Verstärken Sie diese angenehmen Gefühle, indem Sie sie bewusst wahrnehmen. Schmiegen Sie sich mit dem Unterleib an Ihren Partner oder Ihre Partnerin, setzen Sie sich rittlings auf seine oder ihre Schenkel, greifen Sie ihm oder ihr an den Po oder an die Genitalien. Tun Sie das jeden Morgen und jeden Abend, wenn auch nur für ein paar Minuten. Beginnen Sie jeden Tag in wohliger Benommenheit.

Bewusst wie

Kuscheln Sie miteinander, während ich Ihnen einen äußerst wichtigen Sex-Tipp gebe. Er hat etwas mit Meditation zu tun, und ich habe ihn von einem erfahrenen älteren Paar erhalten, das ich kennen lernte, als ich vor längerer Zeit an einem Seminar über »Uralte Sexgeheimnisse« teilnahm. Die beiden gaben jedem Teilnehmer eine Rosine und forderten uns auf, sie in den Mund zu nehmen und herauszufinden, wie viel Genuss wir dieser einen Rosine abgewinnen konnten.

Einige der Teilnehmer aßen ihre Rosine schnell auf und hatten nicht viel davon. Andere fingen jedoch an, vor Begeisterung zu kichern, denn wenn man sich wirklich an die Aufforderung hielt, der Rosine so viel Genuss wie möglich abzugewinnen, war sie das Köstlichste, was man je gegessen hatte. Diese Erfahrung lehrte mich, wie wichtig es ist, präsent und aufmerksam zu sein.

Hier ist eine Rosine für Sie und eine für Ihren Partner oder Ihre Partnerin. Nehmen Sie die kleine süße Perle in den Mund, erforschen Sie sie mit der Zunge und den Zähnen, rollen Sie sie am Gaumen hin und her. Achten Sie auf ihren Geschmack und darauf, wie sich ihre Textur verändert, sobald sie mit Ihrem Speichel in Berührung kommt. Verschmelzen Sie mit der Rosine. Schenken Sie ihr Ihre gesamte Aufmerksamkeit. (Falls Sie keine Rosine zu Hause haben, können Sie auch jede andere süße, frische oder getrocknete Frucht verwenden.) Dieses Konzept der völligen Präsenz kann auf jeden beliebigen sinnlichen oder sexuellen Akt übertragen werden.

Präsent zu sein bedeutet, sich zu konzentrieren und mehr Aufmerksamkeit auf das zu richten, was man gerade tut. Wenn es um Sex geht, ist das besonders wichtig.

Eine ähnliche Lektion lernte ich von Dieter Jarzombec, einem wunderbaren Sexualtherapeuten aus Deutschland. Er hatte früher eine große psychiatrische Klinik geleitet, aber hatte diese Tätigkeit aufgegeben, um anderen Menschen auf unkonventionellere Weise helfen zu können. Er bot mir an, mit ihm gemeinsam Sex-Workshops zu unterrichten.

Wir leiteten mehrere einwöchige »*Wings of Joy*«-Workshops auf den Kanarischen Inseln, in der Schweiz und in Italien. Manche Menschen kommen mit einer »erotischen Begabung« auf die Welt (wie mein Freund Joseph Kramer es nennt), und Dieter hat zweifellos eine erotische Begabung. Eines Tages kündigte Dieter an, dass er demonstrieren werde, wie man die Brustwarzen seines Partners oder seiner Partnerin verwöhnen kann. Eine Frau meldete sich freiwillig, und Dieter begann mit seiner Demonstration. Nach einiger Zeit war die Frau derart erregt und ekstatisch, dass sie beinahe zu schweben schien und vor Begeisterung schrie. Was war sein Geheimnis? Er war konzentriert und präsent bei der Sache. Ihm an jenem Tag zuzusehen hinterließ einen bleibenden Eindruck bei mir.

Vielleicht sind Sie ebenfalls erotisch begabt, Sie Glückliche/r. Wenn nicht, können Sie lernen, eine bessere Liebhaberin oder ein besserer Liebhaber zu werden, indem Sie präsenter und mehr bei der Sache sind. Indem Sie beim Sex *alles* geben.

Versuchen Sie es jetzt! Wenden Sie sich einander zu und machen Sie sich frei. Lassen Sie sich von Ihrem Partner oder Ihrer Partnerin an den Brustwarzen lecken und saugen. Lassen Sie ihn oder sie Ihre Brustwarzen berühren und zärtlich reiben. Konzentrieren Sie sich beide hundertprozentig auf Ihre Brustwarzen. Ihr Partner oder Ihre Partnerin konzentriert sich darauf, Genuss zu spenden, und Sie konzentrieren sich darauf, Genuss zu empfangen. Spüren Sie beide, dass Ihre Brustwarzen der Ursprung eines Energiekreislaufs sind, in den Sie sich eingeschaltet haben, und spüren Sie, wie diese Energie Ihren Körper durchströmt.

Gut. Nachdem ich Ihre Aufmerksamkeit erregt habe, bitte ich Sie nun, sie mir auch weiterhin zu widmen, wenn wir den Rundgang durch unseren Kurort fortsetzen.

Gesichtspartie

Das Gesicht hält zahlreiche erotische Möglichkeiten bereit, da es mit vielen Nerven versehen ist und unseren Gehör-, Geschmacks- und Geruchssinn beherbergt. Man kann Sex haben, indem man sich allein auf das Gesicht konzentriert. Versuchen Sie es.

Halten Sie beide das Gesicht des anderen in Händen. Streicheln und reiben Sie sich gegenseitig die Wangen. Befeuchten Sie sich gegenseitig Ihr »drittes Auge« (den Bereich in der Mitte der Stirn) und pressen Sie die Stirnen gegeneinander. Streicheln Sie sich sanft die Stirn und die Schläfen, lecken Sie sich gegenseitig die Augenlieder und lutschen Sie an Ihren Ohrläppchen. Lassen Sie Ihre Wimpern gegeneinander flattern, hauchen Sie sich in die Ohren, beißen Sie sich zärtlich in die Nase … Lassen Sie Ihrer Fantasie freien Lauf, während Sie sich ausschließlich mit dem Gesicht lieben.

Lippenbekenntnisse

Der Schlüssel zu wirklich gutem Küssen ist die Balance zwischen konzentrierter Präsenz und völliger Hingabe. Konzentrieren, loslassen, konzentrieren, loslassen, Cha-Cha-Cha.

Küssen Sie, als gäbe es kein Morgen. Nehmen Sie jeden Kuss auf Ihren Lippen, auf Ihren Wangen, in Ihrem Haar, auf Ihrem Hals bewusst wahr. Saugen Sie gegenseitig an Ihren Lippen, teilen Sie sich Nektar von Mund zu Mund. Lecken Sie sich gegenseitig ab wie kleine Kätzchen.

Diese Gesichtsbehandlung ist ein Segen für Ihren Teint. Sie lässt Ihre Haut von innen heraus leuchten.

Der G(öttinnen)-Punkt und der Brunnen in Ihnen

Jeder Kur-Garten hat seinen Brunnen, und in unserem ganz besonderen Garten sind Sie dieser Brunnen. Lassen Sie uns zuerst Ihren G-Punkt finden (den ich gerne den »Göttinnen-Punkt« nenne), die Quelle des Brunnens.

Als ich vor ungefähr 15 Jahren begann, Sex-Workshops für Frauen anzubieten, fragte ich eine Gruppe von Teilnehmerinnen, wie viele von ihnen wüssten, wo sich ihr G-Punkt befindet. Nur zwei von 35 Frauen hoben die Hand. 15 Jahre später stellte ich bei einem Workshop am selben Ort dieselbe Frage, und bis auf eine oder zwei Frauen wussten alle Bescheid. Immer mehr Frauen werden auf diesen Freuden spendenden Punkt aufmerksam, der zu einem wichtigen Teil des weiblichen sexuellen Bewusstseins geworden ist.

Als 1982 *Der G-Punkt* von Beverly Whipple, Alice Kahn Ladas und John D. Perry erschien, war ich natürlich sehr neugierig, was es damit auf sich hatte. Die Autoren erzählten von großen Freuden durch die Stimulation eines bestimmten Punktes in der Vagina, von »neuartigen Orgasmen«, von

»weiblicher Ejakulation« (damals noch völlig unbekannt) und einer wichtigen »neuen erogenen Zone«, die sie den »G-Punkt« nannten. Das Buch schlug ein wie eine Bombe.

Während ich das Buch las, rief mich aus heiterem Himmel Dr. Perry an, einer der Autoren, der Priester, Psychologe und Sexualwissenschaftler war. Er hatte gehört, dass ich Filme gedreht hatte, in denen ich möglicherweise »ejakuliert« hatte, und wollte einige Ausschnitte daraus in seinen Vorlesungen verwenden. Ich sagte ihm, dass ich nicht wusste, ob ich »ejakuliert« hatte oder nicht. In der Tat hatte ich gelegentlich große nasse Flecken im Bett hinterlassen, und es hatte sich nicht so angefühlt, als hätte ich uriniert, aber ich hatte das nie mit dem Begriff »Ejakulation« in Verbindung gebracht. Also lud ich ihn zum Mittagessen zu mir nach Hause ein, damit er mir und einigen meiner besten Freundinnen mehr über den G-Punkt und weibliche Ejakulation erzählen konnte. Meine Freundinnen waren ebenso neugierig wie ich.

Dr. Perry gab sein Wissen großzügig weiter. Ich fragte ihn, ob er mir meinen G-Punkt zeigen könne, da ich mir selbst nach der Lektüre seines Buches noch nicht sicher war, wo er sich befindet. Ich legte mich auf das Bett, umringt von meinen Freundinnen, und Dr. Perry führte einen Finger in mich ein und drückte mehrere Male gegen meinen Beckenknochen. Mein erster Gedanke war: Oh, diesen Punkt kenne ich sehr gut. Mein zweiter Gedanke war: Ist das etwa alles? Was soll daran so besonders sein?

Doch im Lauf der Zeit lernte ich wirklich zu schätzen, was mein G-Punkt zu bieten hat. Ich ergründete das elektrisierende Gefühl, das er aussendet, wenn er gedrückt oder stimuliert wird. Heutzutage ist die G-Punkt-Stimulation ein integraler Bestandteil meines sexuellen Vergnügens.

Lassen Sie uns *Ihren* G-Punkt suchen, falls Sie ihn noch nicht gefunden haben. Legen Sie sich auf dem Rücken ins üppige Gras, während Ihr Partner sich vor Sie kniet. Spreizen Sie Ihre wunderschönen Schenkel und lassen Sie sich von Ihrem Partner einen Finger einführen. Er drückt mit dem Finger in Richtung Nabel und krümmt ihn in einer »Komm her«-Bewegung. Dabei findet er Ihren Urethralschwamm, dessen Oberfläche rauer ist als die der Scheidenwand. Spannen Sie

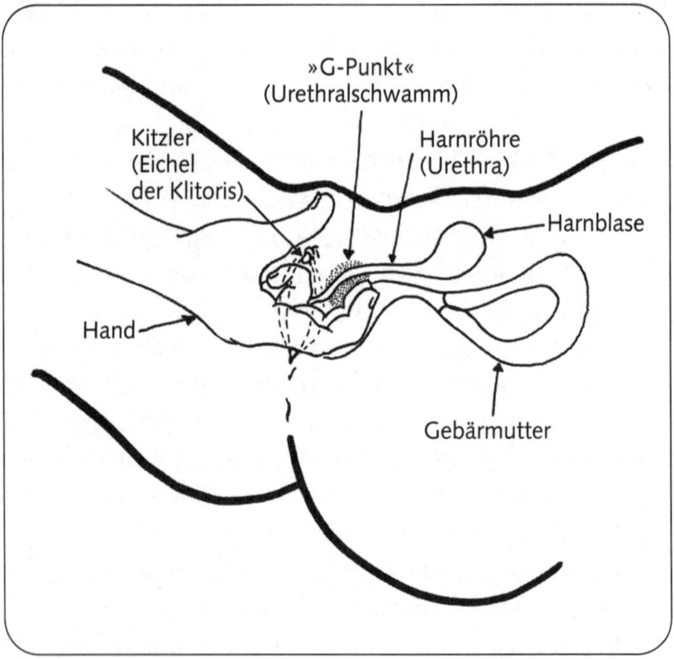

ihre Beckenbodenmuskeln an. Genießen Sie das angenehme Gefühl, wenn Ihr Partner mit dem Finger auf das Schwammgewebe drückt und ihn hin und her bewegt. Manche Frauen empfinden Druck auf ihren G-Punkt anfangs als unangenehm, wenn sie es noch nicht gewohnt sind. Doch mit etwas Übung werden Sie dieses Unbehagen bald überwinden und die Freuden entdecken. Sehen Sie Ihrem Partner in die Augen, atmen Sie tief durch, entspannen Sie sich und geben Sie sich hin.

Tipps zur Suche nach dem G-Punkt

Wenn Sie Ihren G-Punkt finden möchten, habe ich diese Tipps für Sie:

1. *Sprechen Sie mit anderen Frauen über den G-Punkt.*
2. *Suchen Sie sich jemanden, der sich mit dem G-Punkt auskennt, überwinden Sie Ihre Schüchternheit und bitten Sie ihn oder sie, ihn Ihnen zu zeigen.* Natürlich ausschließlich zu Lehrzwecken.
3. *Fragen Sie Ihren Gynäkologen.* Er wird hoffentlich Bescheid wissen und Ihnen die Richtung weisen können. Seien Sie aber nicht überrascht, falls er »nein« sagt.
4. *Erwarten Sie keine Wunder.* Rechnen Sie nicht damit, dass es sich genauso anfühlt, als würden Sie Ihre Klitoris berühren. Der G-Punkt sorgt für ganz andere Gefühle, wenn er gedrückt wird – für ein elektrisches Prickeln, das sich so ähnlich anfühlt, als müssten Sie pinkeln.

5. *Sehen Sie sich in Büchern oder im Internet graphische Darstellungen des G-Punkts an.* Einige Abbildungen werden Ihnen vielleicht mehr sagen als andere. Sehen Sie sich auch meine Abbildung an.
6. *Bitten Sie Ihren Partner, Ihnen bei der Suche nach Ihrem G-Punkt behilflich zu sein, indem er auf verschiedene Stellen drückt.* Tauschen Sie sich währenddessen aus. Gestalten Sie die Angelegenheit eher nüchtern. Genießen Sie die Suche.
7. *Drücken Sie selbst fest auf verschiedene Stellen, wenn Sie allein sind.* So lernen Sie, Ihren G-Punkt besser von anderen Stellen unterscheiden zu können. Manche Frauen erreichen ihn mit dem Finger, für die meisten empfiehlt sich jedoch die Verwendung eines speziellen Sexspielzeugs zur G-Punkt-Stimulation, das in jedem gut sortierten Sexshop erhältlich ist.
8. *Tasten Sie den Bereich ab, der stärker strukturiert ist.*
9. *Suchen Sie mit Hilfe eines Spiegels nach Ihrem Urethralschwamm.* Der Urethralschwamm schützt die Harnröhre, durch die der Urin aus der Blase abgeleitet wird. Unter Umständen können Sie von außen einen Teil des Schwamms erkennen. Halten Sie sich einen Spiegel zwischen die Beine und spannen Sie Ihre Scheidenmuskulatur so an, dass sich Ihre Vagina öffnet. Sehen Sie den hubbeligen Bereich? Der G-Punkt befindet sich noch ein Stück weiter drinnen. Manche Frauen sind im gesamten Bereich des Urethralschwamms erregbar, andere nur an einem bestimmten Punkt.

Der sinnliche Springbrunnen – Ejakulation bei Frauen

Wie Sie vielleicht gehört haben, ist »Ejakulation bei Frauen« der letzte Schrei. Der neueste Trend ist, dass Frauen ejakulieren, aber Männer nicht! Ejakulation bei Frauen kann für manche Paare reizvoll sein – vorausgesetzt, Sie mögen es beim Sex feucht.

Wenn ich von Frauen gefragt werde, ob es sich lohnt zu lernen, wie man ejakuliert, ermunterte ich sie dazu. Planen Sie allerdings ein, dass Sie mehr Wäsche werden waschen müssen.

Hier sind einige Tipps für Frauen, die lernen möchten zu ejakulieren:

1. *Zunächst müssen Sie daran glauben, dass es möglich ist.* Sehen ist Glauben. Es gibt zwei tolle Lehr-DVDs, die Sie sich ansehen können: *G-Marks the Spot* von Carol Queen und *Female Ejaculation for Couples* von Debbie Sundahl. (Siehe Quellenverzeichnis.) Debbie hat auch den wunderbaren Begriff »*feminine fountain*«, »weiblicher Springbrunnen«, geprägt.
2. *Vergessen Sie, was Sie über Bettnässerei gelernt haben.* Unsere Mütter haben uns so erzogen, nicht ins Bett zu machen. Jetzt gilt es, sich dies wieder abzugewöhnen, was für die meisten Frauen die größte Hürde darstellt. Sie müssen bereit sein, eine »Schweinerei« zu machen. Gehen Sie auf die Toilette und urinieren Sie, ehe Sie versuchen zu ejakulieren. Auf diese Weise wer-

den Sie sich sicherer sein, dass Sie tatsächlich ejakulieren und nicht pinkeln. Das Gefühl beim Ejakulieren kann sehr ähnlich sein wie beim Urinieren, aber mit der Zeit werden Sie lernen, klar dazwischen zu unterscheiden. (Hinweis: Beim Sex zu urinieren empfinden manche Partner als äußerst erregend. Außerdem beinhaltet Ejakulat von Frauen tatsächlich Spuren von Urin.)

3. *Üben Sie Druck auf Ihren G-Punkt aus.* Tun Sie es entweder selbst mit dem Finger oder einem Sexspielzeug, oder bitten Sie Ihren Partner. Einige Frauen ejakulieren zwar auch ohne Druck auf den G-Punkt, aber in der Regel hilft es dabei, die wässrige Flüssigkeit zu produzieren und zu transportieren. Am besten funktioniert es normalerweise, indem man mit einem gekrümmten Finger fest auf den G-Punkt drückt.
4. *Drücken Sie, pressen Sie.* Bringen Sie sich selbst zum Übersprudeln.
5. *Machen Sie sich bewusst, dass Ejakulation bei Frauen nicht immer Hand in Hand mit einem Orgasmus geht.* Beides muss nicht unbedingt gleichzeitig passieren. Sie können durchaus Flüssigkeit ausstoßen, ohne dabei zu kommen.
6. *Erwarten Sie nicht, dass Ihr Ejakulat aussieht wie das eines Mannes.* Ejakulat von Frauen ist eine klare oder leicht milchige Flüssigkeit.

Der männliche G-Punkt

Auch Männer haben einen G-Punkt. Er befindet sich an ihrer Prostata. Wenn Sie einem Mann einen Finger in den Anus stecken und auf die Prostata drücken, können Sie ihn stimulieren. Ich habe mir von Männern sagen lassen, dass es ihr Vergnügen und ihren Orgasmus intensiviert. (Glauben Sie mir, ich habe selbst praktische Erfahrungen damit.) Außerdem gibt es Hinweise darauf, dass eine regelmäßige G-Punkt-Massage bei Männern Prostatakrebs vorbeugen kann. Wie wunderbar, dass es noch immer viel über das verborgene Genusspotenzial von Männern und Frauen zu entdecken gibt.

Ein holistischer Ansatz

Ein/e begabte/r Liebhaber/in verwöhnt beim Sex den *ganzen* Körper des Partners oder der Partnerin. Sie können die sexuelle Energie Ihres Partners oder Ihrer Partnerin mit Hilfe Ihrer Lippen, Hände, Füße und Arme von den Genitalien über den gesamten Körper verteilen. Beim Geschlechtsverkehr oder Oralsex können Sie gleichzeitig die Füße massieren, die Kniekehlen oder Achsel streicheln, den Bereich ums Herz stimulieren, den Anus reiben oder auf das Perineum drücken. Diese »Zugaben« sorgen für ein intensiveres sexuelles Ganzkörpererlebnis. Schlagen Sie weniger »befahrene« Routen ein und haben Sie auf weniger offensichtliche Weise Sex. Seien Sie kreativ. Versuchen Sie, die empfindsamste untypische erogene

Zone Ihres Partners oder Ihrer Partnerin zu finden – nicht nur ihm oder ihr zuliebe, sondern auch, um Ihren eigenen Spaß zu steigern und Ihre Neugier zu befriedigen.

Die Körperhülle

Hätten Sie und Ihr/e Partner/in Interesse daran, das auszuprobieren, was der Sexualwissenschaftler Wilhelm Reich so poetisch als »genitale Umarmung« bezeichnet hat? Erfreuen Sie sich an dem Gefühl, mit Ihrer Vagina den Penis Ihres Partners (ob er nun aus Fleisch und Blut ist oder aus Silikon) zu umschließen. Legen Sie sich in dieses komfortable Bett, und ich werde Ihnen zeigen, wie Sie den Genuss noch steigern können. Genießen Sie das Verschmelzen, das Schmelzen, die Verbindung, die Erlösung, das Wohlgefühl ... die Explosion!

1. *Machen Sie Bauchübungen.* Lassen Sie das Becken kreisen und machen Sie wellenförmige Bewegungen mit der Wirbelsäule, weil das mehr *Kundalini*-Energie und Rückenmarksflüssigkeit freisetzt, was wiederum größere Ekstase bedeutet. Stellen Sie sich vor, dass sich Ihre Wirbelsäule schlängelt und krümmt wie die eines schwimmenden Delphins. Gehen Sie es locker und entspannt an und bewegen Sie sich langsam. Steigern Sie dann das Tempo und bieten Sie mehr Energie und Begeisterung auf. Vor und zurück.
2. *Machen Sie Beckenbodenmuskelübungen.* Spannen Sie Ihre Vaginalmuskulatur an und entspannen Sie sie

wieder. Einmal leicht, einmal stark. Das wird nicht nur Ihrem Partner gefallen, sondern kann Ihre Klitoris von innen stimulieren.

3. *Machen Sie Fingerübungen.* Stimulieren Sie Ihre Klitoris zusätzlich mit den Fingern. Viele Frauen sehnen sich während des Geschlechtsverkehrs nach einem klitoralen Orgasmus, der ihnen allerdings verwehrt bleibt, weil ihre Klitoris nicht ausreichend stimuliert wird. Haben Sie keine Hemmungen, Ihre Klitoris beim Geschlechtsverkehr selbst zu stimulieren, entweder mit der Hand oder mit Ihrem Lieblingsvibrator. Das ist völlig legal, denn je heißer Sie werden, desto heißer wird auch Ihr Partner.
4. *Machen Sie Atemübungen.* Atmen Sie schnell und flach oder langsam und tief. Achten Sie darauf, wie Sie Ihren Energiefluss und den Grad Ihrer Erregung steuern können, wenn Sie mit verschiedenen Atemmustern experimentieren.
5. *Üben Sie sich nicht in Zurückhaltung.* Probieren Sie aus, was passiert, wenn Sie Ihre sexuellen Empfindungen ergründen und bewusst verstärken. Gehen Sie bis zum Äußersten!

Balanceübungen

Ist etwas in Ihrem Sexualleben nicht in Ordnung? Es ist einfach, in eine Routine zu verfallen, bei der Sex jedes Mal vorhersagbar ist, aber manchmal schwierig, diese Gewohnheiten wieder abzulegen. Nehmen Sie sich die Freiheit, von einem Extrem ins andere zu wechseln – die Freiheit, ein Gleichgewicht herzustellen. Hier sind einige »Balanceübungen« zum Ausprobieren:

Balance zwischen spontanem und geplantem Sex. Der Nervenkitzel einer Überraschung trägt zu einem ausgefeilten Plan bei. Völlig unerwarteter Sex vermittelt einem das prickelnde Gefühl, überrumpelt worden zu sein. Zu wissen, dass es jederzeit spontan zu Sex kommen kann, sorgt für Spannung. Trotzdem ist es wichtig, gelegentlich ein Schäferstündchen einzulegen, für das man im Voraus einen Zeitpunkt festgelegt hat, damit man sich darauf vorbereiten, sich in Schale werfen, spezielle Musik auswählen und die passende Atmosphäre schaffen kann.
Wenn Sie immer spontan sind, entgehen Ihnen die Gourmet-Liebesmenüs. Wenn Sie immer vorausplanen, verzichten Sie auf Überraschungen. Zielen Sie auf eine Balance zwischen beidem ab.

Balance zwischen Geben und Empfangen. Haben Sie und Ihr Partner oder Ihre Partnerin ausreichend Gelegenheit, ausgiebig zu geben und zu empfangen? Oder sind Sie beide in Ihrer jeweiligen Rolle gefangen? Falls Sie die- oder derjenige sind, die oder der fast immer gibt oder fast immer empfängt, kann das mühsam oder frustrierend sein. Finden Sie die Balance.

Balance zwischen »Kriechstrom« und »Kurzschluss«. Ein

Freund von mir, der Sexualwissenschaftler Dr. Joseph Kramer, nennt Sex, bei dem es unmittelbar zur Sache geht, »Kurzschluss-Sex« in Anlehnung an den Begriff »kurzschließen«, der das Starten eines Autos ohne Zündschlüssel bezeichnet. Dabei werden als Allererstes die Genitalien stimuliert, was dafür sorgt, dass der übrige Körper ebenfalls in Stimmung kommt. Genauso viel Spaß macht allerdings auch das, was ich »Kriechstrom-Sex« nennen möchte, bei dem man sich so lange provoziert, bis man es schließlich nicht mehr aushält und sich genital stimuliert. Sorgen Sie für Balance zwischen schnell und langsam.

Balance zwischen Intensität und Finesse. Sie können äußerst intensiven, unverblümten, schnellen und harten Sex haben und durch extrem zärtlichen, stillen, langsamen und liebevollen Sex für Ausgleich sorgen. Die meisten Paare bewegen sich irgendwo in der Mitte und verpassen dabei unter Umständen, das gesamte Spektrum auszukosten.
Um die Stimulation zu steigern, bewegen Sie sich schneller, atmen schneller, lassen die Hüften stärker kreisen, kratzen, zwicken, beißen, küssen ungestümer und machen mehr Geräusche. Um die Stimulation zu verringern, verlangsamen Sie Ihre Atmung, berühren sich nur ganz sanft oder halten sich völlig still. Wer ein toller Liebhaber sein möchte, so ein altes Sprichwort, sollte »dreimal statt 30 Mal zustoßen«. Mit anderen Worten: immer mit der Ruhe. Manchmal macht es aber auch Spaß, so richtig Gas zu geben. Ich persönlich kann beides sehr empfehlen, das eine Extrem und das andere.

Balance zwischen vulgär und vornehm. Einmal kam ein wunderschönes junges Paar zur Sexberatung zu mir. Die beiden waren bis über beide Ohren in einander verliebt, aber bereits nach zwei Jahren Beziehung hatten sie nur noch alle paar Monate Sex. Alle beide brachten zweifellos die besten Voraussetzungen mit, hervorragende Liebhaber zu sein, waren sexuell aufgeschlossen, und es gab nichts, das bei ihnen nicht stimmte. Sie erzählten, dass sie eine Menge Kampfsport und Yoga machten und einen »spirituellen Pfad« beschritten.

Als wir uns unterhielten, fiel mir auf, dass die beiden offenbar dachten, Sex müsse jedes Mal »spirituell« und »transzendental« sein. Da Sex jedoch nicht immer ihre hohen Erwartungen erfüllte, waren sie enttäuscht und hatten immer seltener Sex. Ich schlug vor, dass sie es mit vulgärem »Fastfood«-Sex versuchen und sich nicht daran stören sollten, dass sie ihrer Meinung nach »lausigen« Sex hätten. Außerdem empfahl ich ihnen, das Sensationelle in nüchternem Sex zu suchen und nicht jedes Mal auf eine »kosmische und erleuchtende« Erfahrung zu hoffen.

Ein paar Monate später berichteten sie mir, dass es fabelhaft funktioniert hatte. Die Realität zu akzeptieren und dadurch für Balance zu sorgen hatte sich für sie letztendlich als wesentlich »spiritueller« erwiesen.

Die Freuden der Natur

Genießen Sie Ihren Aufenthalt in unserem Garten? Die Natur bietet eine wunderbare erotische Inspiration. Reiseveranstalter schlagen aus dieser Tatsache Kapital und zeigen in ihrer Werbung sonnengebräunte junge Paare, die sich in türkisfarbenem Wasser umarmen. Sex und Liebe in einer natürlichen Umgebung sind auch in Hollywood gefragt, wofür Filme wie *Süd Pazifik, Die blaue Lagune* und *Tarzan* den Beweis liefern.

Ich lege es Ihnen sehr ans Herz, sich zu bemühen, wenigstens einmal im Jahr Sex in der freien Natur zu haben. Ich weiß, dass es nicht immer einfach ist, einen abgeschiedenen Ort zu finden, aber Sie können zumindest Folgendes tun: Wenn Sie in einem Park sind, achten Sie darauf, dass überall und zu jeder Zeit Sex stattfindet – im Leben von Pflanzen, Bäumen, Fischen und Insekten. Kosten Sie das aus. Bleiben Sie nicht nur stehen, um an Rosen zu riechen; lecken Sie an ihnen, berühren Sie sie, untersuchen Sie ihre Geschlechtsorgane. Nehmen Sie den Sex und die Sinnlichkeit wahr, die sich überall um Sie herum ereignen, und spüren Sie ihre Energie.

Als ich einen Sex-Workshop in einem abgeschiedenen Erholungszentrum auf dem Land leitete, schickte ich die Teilnehmer für ein paar Stunden in die Wälder und ermunterte sie, eine sexuelle Erfahrung mit etwas Natürlichem zu machen, als wäre es lebendig und zu Gefühlen fähig. Das klang nach einer verrückten Aufgabe, doch als die Teilnehmer zwei Stunden später zurückkehrten und den anderen von ihren Erlebnissen erzählten, hatten sie unglaubliche Geschichten parat. Sie berichteten von ihren beeindruckenden Erfahrungen beim Sex mit einem rauschenden Wasserfall, mit einem von Quarzadern durchzogenen Felsblock oder mit den bemoosten Wurzeln eines umgestürzten Redwood-Baums. Eine Frau war nach dem Liebesakt mit einem Moosbett eingedöst und mit Schmetterlingen auf ihrem Körper aufgewacht. Einige Teilnehmer behaupteten, dass diese »Sex mit der Natur«-Aufgabe ihnen zu einer der schönsten sexuellen Erfahrungen ihres Lebens verholfen habe (und manche von ihnen hatten sich dazu nicht einmal ausgezogen). Alles, was sie dazu gebraucht hatten, war die Erlaubnis und eine sanfte Aufforderung.

Das Leben im »Garten der Liebesfreuden«

Jetzt werde ich Sie Turteltäubchen eine Weile allein lassen. Tun Sie das, worauf Sie Lust haben. Die Möglichkeiten sind unbegrenzt. Wir leben in einer wunderbaren Welt voller Gelegenheiten für spektakuläre sinnliche und sexuelle Abenteuer, und trotzdem nehmen so viele Menschen diese Gelegenheiten nicht wahr. Es ist so, als würde man in unmittelbarer Nähe eines der schönsten Naturparks der Welt leben und sich dennoch nur selten die Zeit nehmen, in ihm spazieren zu gehen. Wenn wir uns mehr tollen Sex in unserem Leben wünschen, brauchen wir uns nur die Erlaubnis und eine sanfte Aufforderung zu geben, den Garten zu betreten und dem Pfad zu folgen.

Der Augenöffner

Dauer: Zehn Minuten.

Zubehör: Ein Wecker mit sanftem Alarm.

Ort: Das Bett oder jeder andere bequeme und romantische Ort. Musik ist optional.

Zeitpunkt: Jederzeit, aber unmittelbar vor oder nach dem Sex ist es besonders schön.

1. Bitten Sie Ihren Partner oder Ihre Partnerin, dieses Experiment mit Ihnen durchzuführen.
2. Stellen Sie den Wecker auf zehn Minuten.
3. Legen Sie sich Becken an Becken mit dem Gesicht zueinander hin. Sie können angezogen bleiben, nackt funktioniert es allerdings noch besser. Lassen Sie ungefähr 30 Zentimeter Abstand zwischen Ihren Köpfen.
4. Atmen Sie tief durch und entspannen Sie sich. Blicken Sie sich in die Augen. Tun Sie nichts, außer still dazuliegen und sich anzusehen. Konzentrieren Sie sich und atmen Sie ganz natürlich. Falls Sie es nicht gewohnt sind, sich lange in die Augen zu sehen, kann das eine wahre Herausforderung darstellen. Eventuell werden Sie sich zunächst etwas unwohl fühlen. Mir erging es genauso, als ich es zum ersten Mal ausprobierte. Es kann sein, dass sich die Gesichtszüge verändern und Sie unter Umständen sogar den Eindruck haben, in einen Zerrspiegel zu blicken oder auf Drogen zu sein.

Doch wenn Sie die Veränderungen als ganz normal hinnehmen, werden sie Ihnen letztendlich sogar gefallen. Vielleicht haben Sie das Bedürfnis, nervös zu lachen. Oder es überkommt Sie das beängstigende Gefühl, Ihren Gegenüber nicht wirklich zu kennen. Sie werden Falten und Poren sehen, die Ihnen noch nie aufgefallen sind, und vielleicht befürchten, dass Ihr Partner oder Ihre Partnerin Ihre eigenen Unzulänglichkeiten entdecken könnte. Versuchen Sie nicht, diese Gedanken und Empfindungen zu analysieren; lassen Sie sie einfach geschehen – dann werden sie auch wieder vergehen.

5. Erlauben Sie sich, all das, was Sie spüren oder nicht spüren, und alle auftretenden Veränderungen wahrzunehmen. Nehmen Sie sich Zeit. Es lohnt sich, das zu erlernen.
6. Wenn der Wecker läutet, schließen Sie die Blick-Übung mit einem langen leidenschaftlichen Kuss oder einer innigen Umarmung ab.

Ergebnisse: Auch wenn Ihnen diese Übung simpel oder vielleicht sogar langweilig erscheinen mag, werden Sie vielleicht den besten »Sex« haben, den Sie je hatten. Sie werden spüren, wie Ihre Körper und Seelen miteinander verschmelzen. Die beschriebene Blick-Übung kann äußerst erregend sein und einen beinahe »high« machen. Sie öffnet einem das Herz, sorgt dafür, dass Sex intimer und inniger wird, und erweitert normalen Blickkontakt um eine neue Komponente. Ich kenne ein Paar, für das Blick-Übungen ein wichtiger Teil seines Vorspiels und seiner Beziehung ist.

Der »Augenöffner« trägt dazu bei, dass Sie authentisch und präsent sind, und kann Ihnen dabei helfen zu akzeptieren, was in Ihrem Sexualleben passiert oder nicht passiert. Sie können diese Übung auch alleine mit einem Spiegel durchführen.

Wenn Ihnen zehn Minuten als zu lange erscheinen, fangen Sie mit zwei oder drei Minuten an und arbeiten sich schließlich auf zehn Minuten hoch – oder länger!

11. Schritt: Erleben Sie die Spektakuläre Sex-Massage

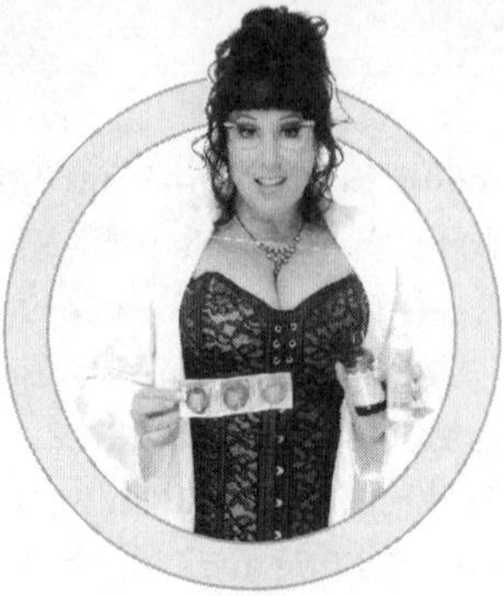

»Massage ist ein Tanz der Liebe.«
Dr. Kenneth Ray Stubbs

Treffen wir uns auf der Veranda, wo ich einen Massagetisch für Sie aufgestellt habe. Ich möchte Ihnen nämlich die größte Spezialität unseres Sex-Kurorts vorstellen.

Was wird das wohl sein? Schwedische Massage? Akupressur? Reiki-Massage? Bindegewebsmassage? Eine Sexualleben-Reform erfordert eine äußerst wirkungsvolle Form der Massage, die Sie mental, emotional, spirituell und sexuell befriedigt. Begleiten Sie mich und erfahren Sie mehr über exquisite fleischliche Freuden. Bringen Sie Ihren Partner oder Ihre Partnerin mit. Die »Spektakuläre Sex-Massage« ist zweifellos eine Erfahrung, die man teilen sollte.

Was ist die Spektakuläre Sex-Massage?

Sie beginnt mit einer kurzen entspannenden Massage, geht langsam in eine sinnliche erotische Massage über und gipfelt in einer höchst sexuellen Massage mit intensiver genitaler Stimulation. Oft führt die Spektakuläre Sex-Massage zu Oralsex oder Geschlechtsverkehr, der im Anschluss an die Massage meist wesentlich inniger und erfüllender ist als sonst.

Wozu ist sie gut? Jeden einzelnen Körperteil mit liebevoller, sinnlicher Zuwendung zu bedenken sorgt für ekstatischen Widerhall im ganzen Körper. Sie werden aus Ihrem tiefsten Inneren heraus strahlen und sich öffnen, um mit Ihrem Partner oder Ihrer Partnerin auf tiefe, elektrisierende und unvergessliche Weise zu verschmelzen. Diese Form von Sex kann hochfrequente erotische Vibrationen erzeugen. Viele Menschen sind sogar in der Lage, sich dadurch in einen äußerst angenehmen Trancezustand zu versetzen, der entspannend und erregend zugleich ist. Das Ziel jedes einzelnen Massagegriffes ist, alle Teile der Genitalien zu wecken und in Erregung zu versetzen. In der Regel neigen wir nämlich dazu, weniger gründlich zu sein.

Das vielleicht Beste an der Spektakulären Sex-Massage ist, dass Sie und Ihr Partner oder Ihre Partnerin dabei die Gelegenheit bekommen, sowohl in vollem Maße zu geben als auch zu empfangen, und zwar nicht zur gleichen Zeit – eine tolle neue Erfahrung für Ihr Repertoire an Sinnesfreuden. Sie stellt die perfekte Wahl dar, wenn Sie den Wunsch nach einer Form von Zärtlichkeit oder Sex haben, ohne besonders erregt zu sein. Die Spektakuläre Sex-Massage beginnt langsam und unverbindlich und setzt nicht voraus, dass Sie bereits erregt sind. Wenn Sie also seit geraumer Zeit keinen Sex mehr hatten, stellt sie eine tolle Möglichkeit dar, um wieder in Schwung zu kommen. Im Lauf der Zeit kann sie das Sexualleben eines Paares drastisch verbessern.

Keine Sorge, Sie benötigen dazu keine Massage-Kenntnisse (obwohl es von Vorteil sein kann). Diese Massage dient nicht den herkömmlichen therapeutischen Zwecken. Sie dient dem Zweck, tollen Sex zu haben.

Ich selbst habe die Grundlagen dieser Art von Massage Mitte der 80er-Jahre erlernt, als ich einige Lehr-Tonkassetten mit dem Titel *Ecstatic Sex, Healthy Sex* von Joseph Kramer entdeckte. Joseph leitete damals im kalifornischen Oakland die erfolgreiche Massageschule Body Electric School of Massage. Als Aids aufkam, entwickelte er eine spezielle erotische Massage und schuf so eine wunderbare Möglichkeit, Safer Sex zu haben. Er nannte seine Methode die »Taoistische Erotikmassage« und empfahl, dass Männer dabei Ihre Ejakulation zurückhalten sollten, um den über-genitalen, orgiastischen Ganzkörperzustand wahrzunehmen, der den meisten Männern fremd ist. Als er anderen Menschen seine Taoistische Erotikmassage lehrte, stellte er fest, dass ihre Wirkung seine Erwartungen sogar noch übertraf: Seine Schüler hatten nicht nur Safer Sex, sondern machten dabei tiefe, extrem ekstatische, läuternde, heilende, zutiefst befriedigende und innige sexuelle Erfahrungen.

Nachdem ich mir Joseph Kramers Tonbänder angehört hatte, kontaktierte ich ihn und bat ihn, mir eine seiner Massagen zu geben. Da er ohnehin nach New York kommen wollte, wo ich damals wohnte, lud ich ihn zu mir nach Hause ein. Wir tranken Tee, unterhielten uns und verstanden uns auf Anhieb blendend. Er stellte in meinem Esszimmer einen Massagetisch auf und machte sich an die Arbeit. Am Ende der zweistündigen Massage fühlte sich mein ganzer Körper lebendig und geliebt. Ich empfand ein Ganzkörper-Glücksgefühl, das mich schier endlos durchflutete. Im Lauf der Jahre hatte ich eine Menge unglaublicher sexueller Erfahrungen gemacht, aber damit war keine davon zu vergleichen. Ich glaube nicht, dass ich mir jemals zuvor gestattet hatte, mich ausschließlich verwöhnen zu lassen, wie ich es während Josephs Massage tat. Er massierte Energie in jede meiner Gliedmaßen, Poren und Zellen. Ich schrie, weinte, schmolz dahin, entspannte mich, kam, ließ mich treiben. Ich fühlte mich vollkommen durchgebraten, gebacken, gekocht und garniert. Es war so toll, dass Joe und ich uns kurze Zeit später verlobten! (Später beschlossen wir, nicht zu heiraten, aber wir sind bis heute enge Freunde und Kollegen geblieben.)

Wir entwickelten Joes Technik gemeinsam weiter und unterrichteten sie in Workshops in ganz Amerika, Europa und Australien. Heute produziert Joseph Kramer detaillierte Lehr-DVDs zu verschiedenen erotischen Massagetechniken. Ich unterrichte inzwischen meine eigene Version dieser Massagemethode, die ich die »Spektakuläre Sex-Massage« nenne.

In meinem heutigen Sexualleben genieße ich mit meinem Partner ein breites Spektrum verschiedener Arten von Sex. Doch unsere bemerkenswertesten Liebeserfahrungen hängen alle mit dieser super Sex-Massage zusammen. Wenn wir nicht viel Zeit haben und eine wirklich tiefe Verbindung erleben möchten, verabreden wir uns zu einer Sex-Massage. Dann stellen wir in unserer geräumigen Küche den Massagetisch auf. (Der bei mir später beim Abwasch für angenehme Erinnerungen sorgt.) Wir bereiten uns vor und suchen die Gegenstände zusammen, die wir benötigen. Dann wechseln wir uns beim Geben und Nehmen ab. In der Regel führt das am Ende zu Oralsex oder Geschlechtsverkehr, der durch die vorangegangene Massage immer ganz außergewöhnlich ist.

Allerdings ist diese Massage nicht nur Vorspiel. Sie kann es sein, aber eigentlich geht es darum, dem Empfänger nach der Phase der Erregung auch Befriedigung zu verschaffen. Die »Spektakuläre Sex-Massage« ist an sich eine überaus intensive Form von Sex.

Es fällt mir schwer zu beschreiben, wie man sich bei einer solchen Massage fühlt. Man muss selbst Erfahrungen sammeln und sie am eigenen Leib erleben. Männer sollten versuchen, nicht vor dem Ende der Massage zu ejakulieren, sondern die sexuelle Energie im Körper aufbauen. Frauen können einen Orgasmen haben, wann sie möchten, sollten aber darauf achten, dass sie damit nicht das Ende der Massage signalisieren. Machen Sie einfach weiter.

Warnung: Der Genuss dieser Massage beim Autofahren kann extrem gefährlich sein. Also beherrschen Sie sich. Autofahren kann selbst im Anschluss an diese Massage gefährlich sein. Achten Sie darauf, dass Sie sich anschließend Zeit nehmen, um wieder auf den Boden der Tatsachen zurückzukommen, ehe Sie sich ans Steuer setzen.

Grifftechniken und wie man sie anwendet

Laden Sie Ihren Partner oder Ihre Partnerin ein, diese Massage mit Ihnen zu genießen, und vereinbaren Sie einen Zeitpunkt dafür. Planen Sie mindestens zwei Stunden ein, wenn

Sie beide massieren und massiert werden möchten. Falls Sie nicht so viel Zeit zur Verfügung haben, können Sie es durchaus auch schneller schaffen. Oder nur einer von Ihnen bekommt eine Massage, und der andere ist das nächste Mal an der Reihe. Sie haben zwei Möglichkeiten:

1. Sie lesen sich die Anleitung für die Massage durch, damit Sie eine Vorstellung davon bekommen. Anschließend versuchen Sie, sie aus dem Gedächtnis und mit Hilfe von Improvisation anzuwenden.
2. Oder besser: Sie fotokopieren diese Seiten (mit der Liste von Griffen) und führen die Massage Schritt für Schritt mit der Anleitung neben sich durch. (Fotokopien verhindern, dass Sie anschließend lauter schmierige Fingerabdrücke in Ihrem kostbaren Buch haben.) Bevor Sie anfangen, sollten Sie sich die Liste der Griffe durchlesen und diejenigen durchstreichen, die Ihnen nicht gefallen. Jeder Mensch hat bei Empfindungen andere Vorlieben. Modifizieren Sie die Massage Ihrem Geschmack entsprechend.

Unter Umständen werden Ihnen diese Techniken anfangs etwas ungewohnt vorkommen. Unter Umständen müssen Sie sie zunächst mehrmals mechanisch durchgehen. Doch sobald Sie die Griffe geübt und erlernt haben, können Sie die Fotokopien wegwerfen und improvisieren.

Es gibt verschiedene Varianten dieser Massage. Sie können Sie zum Beispiel sehr sanft und sinnlich durchführen, oder aber ziemlich fest und sogar fast ein bisschen grob. Sie können ihr einen tantrischen Beigeschmack verleihen (durch ein

Ritual und ein Gebet) oder einen Hauch BDSM (durch Kratzen und Auspeitschen). Sie können sie meditativ gestalten, zu esoterischen Klängen, oder stürmisch und energisch, zu afrokubanischen Rhythmen. Entspannt oder streng. Oder Sie kombinieren die genannten Varianten. Selbstverständlich können Sie sie auch durch Oralsex und Geschlechtsverkehr ergänzen oder bei reiner Handarbeit bleiben. Wenn Sie möchten, können Sie die Spektakuläre Sex-Massage auch zu dritt, zu viert oder in größeren Gruppen durchführen.

Bemühen Sie sich, nicht in alte sexuelle Muster und Routinen zu verfallen, indem Sie zum Beispiel zu Orgasmus-orientiert sind und dabei die Griffe vergessen. Falls Sie es allerdings gar nicht mehr erwarten können, ist das auch in Ordnung.

Der gut ausgestattete Massagesalon und was man dazu braucht

Einen beheizten Raum oder einen warmen Ort im Freien, an dem Sie ungestört sind. Schalten Sie sämtliche Telefone aus.

Einen Massagetisch. Am besten ist zweifellos ein spezieller Massagetisch geeignet. (Sie können einen langen, stabilen Tisch benutzen und ihn mit einem Laken oder einem Polster abdecken.) Falls Sie keinen Tisch zur Verfügung haben, können Sie es sich auch auf dem Boden bequem machen. Im Notfall eignet sich auch ein Bett. Ein Grund dafür, warum diese Art der Massage so gut funktioniert, besteht darin, dass der oder die Massierende im Stehen über mehr Bewegungsfreiheit, Kontrolle und Durchhaltevermögen verfügt.

Ein Laken. Decken Sie den Tisch mit einem Laken ab.
Handtücher. Glauben Sie mir, Sie werden eines brauchen.
Musik. Optional, aber sehr empfehlenswert. Eine Musik, die Rhythmus hat und die Sie erotisch finden. Treffen Sie Ihre Wahl Ihrer Stimmung entsprechend. Klassik, Rock und Pop sind allesamt geeignet. Ich mag Weltmusik am liebsten.
Stimmungsvolle Beleuchtung. Immer eine gute Idee bei jeder erotischen Begegnung. Kerzenlicht ist am schönsten, aber treffen Sie Sicherheitsvorkehrungen. Man kann durch die Massage richtig high werden. Bei mir hat einmal das Bett durch eine Kerze Feuer gefangen, und wir mussten mitten im Sinnesrausch die Feuerwehr rufen. Das nenne ich eine surreale Erfahrung.
Eine Auswahl an sinnlichen Requisiten. Duftöl, Grapefruits, Straußen- oder Pfauenfedern, Seidentücher, Parfüm, Erdbeeren mit Schokoladenglasur etc. sind optional, machen aber eine Menge Spaß.
Massageöl, -lotion oder -puder. Eine Puder-Massage kann äußerst sinnträchtig sein. Sie können dazu jeden beliebigen Baby-Puder verwenden. Ebenso gut geeignet ist fein gemahlenes Stärkemehl, das Sie für wenig Geld in jedem Supermarkt bekommen. Wenn Sie kein Massageöl zur Hand haben, können Sie sich mit Speiseöl behelfen.
Gleitmittel. Halten Sie eine Menge davon bereit, und zwar am besten in einer Pumpflasche, damit Sie mit einer Hand Nachschub holen können, ohne die andere Hand vom Körper Ihres Partners oder Ihrer Partnerin nehmen zu müssen. Gehen Sie äußerst großzügig damit um.
Latex- oder Vinyl-Handschuhe für Safer Sex. Benutzen Sie

Handschuhe, falls Sie Schnittverletzungen an den Händen haben oder Ihre Fingernägel gefährliche Krallen sind. Vergessen Sie nicht, dass Öl Latex angreift und Sie deshalb mit Latexhandschuhen ein ölfreies Gleitmittel verwenden müssen.
Einen Vibrator, oder noch besser, zwei Vibratoren. Benutzen Sie batteriebetriebene Modelle oder ein Verlängerungskabel. (Falls Sie beide die Vibratoren benutzen und Safer Sex haben möchten, können Sie ihnen Kondome überziehen.)

Tipps für die Person, die massiert

Atmen Sie gemeinsam mit Ihrem Partner oder Ihrer Partnerin tief durch.
Widmen Sie Ihrem Partner oder Ihrer Partnerin Ihre gesamte Aufmerksamkeit, indem Sie immer präsent bleiben.
Bieten Sie Ihr ganzes Einfühlungsvermögen auf.
Achten Sie auf die Reaktionen Ihres Partners oder Ihrer Partnerin. Seien Sie aufmerksam und nehmen Sie zur Kenntnis, was ihm oder ihr gefällt und was nicht.
Bestätigen Sie sich selbst, falls Sie unsicher werden. Sagen Sie sich Dinge wie: »Ich bin ein/e tolle/r Masseur/in«, oder: »Mein Bewusstsein liegt in meinen Händen, und ich weiß, was ich mit ihnen tue.«
Seien Sie kreativ und haben Sie Spaß daran zu geben.
Genießen Sie es, den Körper Ihres Partners oder Ihrer Partnerin zu betrachten und zu berühren.
Bitten Sie Ihren Partner oder Ihre Partnerin um Feedback. Bedanken sie sich, wenn sie es bekommen.

Generell gilt: Machen Sie langsame Bewegungen. Es sei denn, Ihr Partner oder Ihre Partnerin möchte, dass Sie das Tempo steigern.

Beschränken Sie sich bei der Unterhaltung auf das Nötigste.

Wenn Sie nur mit einer Hand den Genitalbereich berühren, sollten Sie mit der anderen Hand andere Körperteile massieren. Das trägt dazu bei, die sexuelle Energie von den Genitalien auf den übrigen Körper zu verteilen.

Tipps für die Person, die massiert wird

Lassen Sei sich hundertprozentig verwöhnen. Versuchen Sie nicht, etwas zurückzugeben, während Sie empfangen. Bleiben Sie einfach liegen und genießen Sie. Genießen Sie auf Ihre Weise und wie es Ihnen am besten gefällt.

Atmen Sie tief durch. Je bewusster Sie atmen, desto bewusster werden Sie auch empfinden.

Geben Sie Feedback. Es ist Ihr Körper und es ist Ihre Massage, also sagen Sie, was Ihnen gefällt und was nicht.

Lassen Sie sich fallen. Geben Sie sich Ihren Gefühlen bedingungslos hin.

Fassen Sie Ihre Gefühle in Worte, wenn Sie das Bedürfnis verspüren. Aber auch hier gilt: Beschränken Sie sich auf das Nötigste.

Machen Sie sich keine Sorgen um Ihre Erektion. Männer werden feststellen, dass diese Massage auch mit nur halb erregiertem Penis äußerst genussvoll ist. Das Ziel ist nicht, eine Erektion oder Ejakulation zu haben, sondern Genuss am ganzen Körper zu empfinden und andere Arten von Orgasmen kennen zu lernen (auf die ich im 13. Schritt noch genauer eingehen werde).

Sagen Sie Ihrem Partner oder Ihrer Partnerin, wenn Sie irgendwelche Wünsche haben. Bitten Sie ihn oder sie, mehr Gleitmittel oder mehr Öl zu verwenden oder Ihnen etwas zu Trinken zu holen.

Die Spektakuläre Sex-Massage für Männer und Frauen

Männer und Frauen können mit denselben Griffen beginnen.

Körperbeherrschung

Verbinden – Stellen Sie durch einen Kuss, eine Umarmung oder einen Blick eine Verbindung zu Ihrem Partner oder Ihrer Partnerin her. Atmen Sie beide tief durch.

Handauflegen – Legen Sie feierlich die Hände auf Ihren Partner oder Ihre Partnerin, der oder die zunächst auf dem Bauch liegt. Das Ziel ist, sich der ersten Berührung bewusst zu sein und sie zu einem Signal für das zu machen, was folgt. Beim »Handauflegen« geht es darum, eine Verbindung herzustellen und seine Hände mit dem Partner oder der Partnerin verschmelzen zu lassen.

Streicheleinheiten – Streicheln und liebkosen Sie den ganzen Körper Ihres Partners oder Ihrer Partnerin, und massieren Sie ihn sanft mit Öl oder Puder. Verlagern Sie Ihr Bewusstsein (und Ihre Aufmerksamkeit) in Ihre Hände. Lassen Sie ihn oder sie durch die Art und Weise Ihrer Berührungen wissen, dass

Sie nirgendwo lieber wären und mit niemandem lieber zusammen wären. Massieren Sie ihm oder ihr fünf bis zehn Minuten lang mit Öl den Rücken, die Beine und die Arme, wobei Sie den Pobacken besondere Beachtung schenken sollten. Dann bitten Sie Ihren Partner oder Ihre Partnerin, sich umzudrehen.
Zwickmühle – Kneifen Sie ihm oder ihr in die Fingerkuppen und die Zehen, um den Energiefluss in die Gliedmaßen anzuregen.
Streifzug – Streifen Sie mit den Fingerspitzen sanft über die Haut.
Kratzbürste – Kratzen Sie Ihren Partner oder Ihre Partnerin sanft.
Haarsträubend – An den Schamhaaren zu ziehen (vorausgesetzt, es sind welche vorhanden) kann wunderbar erregend sein!
Sensorium – (Optional) Benutzen Sie Federn, Seide, Pelz oder was Sie sonst zur Hand haben, um die Haut zu verwöhnen. Füttern Sie Ihren Partner oder Ihre Partnerin mit Grapefruits oder Erdbeeren mit Schokoladenglasur. Lassen Sie ihn oder sie an einem angenehm duftenden Parfüm schnuppern. Das Ziel besteht darin, alle seine/ihre Sinne zu wecken.

Für Frauen

Nachbarschaftshilfe

Busenfreunde – Streicheln und massieren Sie ihre Brüste mit sanften kreisenden Bewegungen, sowohl im Uhrzeigersinn als auch gegen den Uhrzeigersinn. Vergessen Sie nicht, auch ihre

Brustwarzen gründlich zu massieren. Befassen Sie sich mindestens zwei Minuten lang ausschließlich mit den Brustwarzen.
Spiegelei – Reiben Sie die Handflächen aneinander, um Ihre Hände zu wärmen. Lassen Sie dann die Handflächen auf ihrem Unterleib im Bereich ihrer Eierstöcke kreisen. Das Erwärmen dieser Region weckt schlummernde sexuelle Energiereserven. (Das funktioniert auch, wenn ihre Eierstöcke entfernt wurden.)
Gebärmutterwärmer – Lassen Sie die Handflächen auf ihrem Unterleib im Bereich der Gebärmutter kreisen, unmittelbar oberhalb des Schamhaaransatzes. (Das funktioniert auch, wenn sie keine Gebärmutter mehr hat.)
Knocking on Heaven's Back Door – Drücken Sie mit den Fingern auf ihren Unterleib im Bereich der Blase, oberhalb des Schamhaars. Durch Druck auf den Bauch können Sie ihren G-Punkt stimulieren. Den meisten Frauen gefällt das. Seien Sie sehr zart, wenn sie ihre Tage hat, sonst können Sie ziemlich starken Druck mit den Fingerspitzen ausüben.

Vulva-Massage

Good Vibrations – Legen Sie eine Hand auf ihren Schamhügel und lassen Sie sie vibrieren. Glauben Sie mir, das wird ihr bestimmt gefallen! Sorgen Sie dafür, dass sie Ihnen ihr Herz öffnet, indem Sie ihr die andere Hand zwischen die Brüste legen. Lassen Sie beide Hände vibrieren. Ein Ziel dieser Massage ist, eine Verbindung zwischen Genitalien und Herz herzustellen.
Muschi-Tätscheln – Jetzt wird es Zeit, dass Sie sich die Hände

und ihr die Vulva mit Gleitmittel einreiben. Streicheln Sie ihren Schambereich mit langen, langsamen Bewegungen, und zwar abwechselnd mit der linken und mit der rechten Hand.
Schamlippen-Akupressur – Legen Sie die Daumen in die Mitte ihrer äußeren Schamlippen. Drücken Sie und lassen Sie wieder los. Wiederholen Sie diese Bewegung mehrmals.
Schamlippen-Massage – Nehmen Sie ihre Schamlippen zwischen Daumen und Zeigefinger, und massieren Sie sie gründlich, als wenn Sie ein Ohrläppchen massieren würden.
Tour de France – Lassen Sie den Zeigefinger zwischen ihren äußeren und inneren Schamlippen kreisen, vom Perineum bis kurz oberhalb der Klitoris und wieder zurück.
Trommelfeuer – Klopfen und schlagen Sie mit den Fingern und Handflächen auf die Innenseiten ihrer Schenkel und auf ihre Vulva, als würden Sie auf einer Trommel spielen. Manche Frauen bevorzugen sanfte Schläge, andere feste. In der Mischung liegt die Würze.
Hauchzart – Ziehen Sie behutsam ihre Schamlippen auseinander, und blasen Sie sanft an ihrem Allerheiligsten entlang. Wiederholen Sie das mehrfach.

Klitoris-Massage

Kitzlerei – Kitzeln Sie ihre Klitoris so zart wie irgendwie möglich. Achten Sie darauf, dass Ihre Hand mit ausreichend Gleitmittel befeuchtet ist.
Uhrwerk – Stellen Sie sich um ihre Klitoris die Ziffern einer Uhr vor. Beschreiben Sie mit dem Zeigefinger winzige Kreise und halten Sie bei zwölf Uhr, drei Uhr, sechs Uhr und neun

Uhr inne. Lassen Sie den Zeige(finge)r »tagelang« kreisen. Vielen Frauen gefällt es zwischen zwei und drei Uhr am besten.
Zugzwang – Nehmen Sie die Klitoris vorsichtig zwischen Daumen und Zeigefinger und ziehen Sie sanft an ihr. Ihre Partnerin wird sich vor Vergnügen winden.

Vagina-Massage

Das große Necken – Spielen Sie mit den Fingern zärtlich an ihrer Scheidenöffnung. Sorgen Sie dafür, dass sie es kaum mehr erwarten kann, bis Sie zu Besuch kommen.
Zugangsberechtigung – Fragen Sie Ihre Partnerin um Erlaubnis, bevor Sie in sie eindringen. Bisweilen wird sie vielleicht eine rein äußerliche Massage bevorzugen. Wenn sie allerdings sagt: »Ja, bitte, bitte, bitte, ja«, dann fahren Sie mit den folgenden Griffen fort, wobei Sie darauf achten sollten, ausreichend Gleitmittel zu verwenden.
Sichelmond – Führen Sie den Daumen langsam in ihre Vagina ein und krümmen Sie die übrigen Finger, die auf ihrem Schamhügel liegen (mit den Fingerspitzen in Richtung Nabel), sodass die Handfläche an der Klitoris reibt. Lassen Sie dann Ihre Hand zittern und vibrieren. Legen Sie ihr die andere Hand aufs Herz. Beobachten Sie, wie sie glüht. Wenn Sie Ihre Partnerin auf diese Weise halten, können Sie gleichzeitig mit dem Daumen auf ihren G-Punkt und mit der Handfläche auf ihre Klitoris drücken oder zwischen beiden abwechseln.
Mit einem Finger – Führen Sie langsam und vorsichtig den Zeigefinger in ihre Vagina ein und streicheln Sie damit die Schei-

denwand. Die andere Hand lassen Sie auf ihrem Körper ruhen.

Mit zwei Fingern – Nehmen Sie den Mittelfinger dazu.

In vier Richtungen – Drücken Sie mit den beiden Fingern nach oben, zur Seite, nach unten und zur anderen Seite. Massieren Sie jede Scheidenwand insgesamt acht Mal. Lassen Sie sich Zeit.

Punkt-G-enau – Massieren Sie mit einem oder zwei Fingern gründlich ihren Urethralschwamm.

Die Türglocke – Drücken Sie fest auf ihren G-Punkt, als würden Sie eine Türklingel läuten. Drücken, loslassen, drücken, loslassen ...

Rock 'n' Roll – Wechseln Sie etwa alle zehn Sekunden zwischen G-Punkt- und Klitoris-Stimulation, indem Sie beide Hände benutzen.

Twist and Shout – Sie twisten, sie schreit. Nehmen Sie so viele Finger wie sie möchte, und drehen Sie das Handgelenk, während Sie es vor und zurück bewegen.

Stillstand – Halten Sie sich völlig still, wenn Sie mit den Fingern in ihr sind. Machen Sie keine Bewegung, auch wenn sie Sie darum bittet. Und das wird sie höchstwahrscheinlich tun.

Anwesenheitspflicht – Nehmen Sie die Finger so langsam wie möglich heraus und lassen Sie die Hand anschließend auf ihrem Körper ruhen, um ihr Zeit zu geben, die herrlichen Gefühle zu verinnerlichen.

Vibrator-Massage

Good, good, good Vibrations – Nehmen Sie einen Vibrator und massieren Sie ihr die Fußsohlen, den Bereich zwischen ihren Brüsten, den Bauch, die Lippen, die Schläfen, die Brustwarzen und alle anderen erogenen Zonen. Massieren Sie die Innenseiten ihrer Schenkel und die Umgebung der Schamlippen, damit sie sich an die Schwingungen des Vibrators gewöhnen kann, und begeben Sie sich dann in die empfindlicheren Gefilde ihrer Vulva. Legen Sie eine Hand als Puffer zwischen sie und den Vibrator, falls ihr das Gefühl zu intensiv ist. Lassen Sie den Vibrator mit ganz sanftem Druck um ihren Scheideneingang kreisen.

Waghalsig – Lassen Sie einen Vibrator hinten an ihrem Nacken auf und ab wandern, während Sie mit dem anderen Vibrator ihre Klitoris massieren. Das lässt die Energie vom Genitalbereich in höhere Körperregionen wandern.

(Scham)haarsträubend – Drücken Sie mit dem Vibrator gegen Ihre Klitoris und nehmen Sie ihn wieder weg, drücken Sie ihn dagegen und nehmen ihn wieder weg …

Schwebezustand – Halten Sie den Vibrator mit der einen Hand gegen ihre Klitoris und dringen Sie mit der anderen in ihre Vagina ein. Beobachten Sie, wie sie zu schweben beginnt.

Anus-Massage

Massieren Sie eine Zeit lang mit dem Daumen und den Fingerkuppen die Außenseite ihres Afters. Wenn ihr das gefällt, massieren Sie auch die Innenseite ihres Afters. Sie können dazu auch den Vibrator benutzen. (Gehen Sie nicht zu ihrer Vulva zurück, ohne den Vibrator vorher zu säubern, damit keine Bakterien in ihre Vagina gelangen. Sie können dem Vibrator vor Beginn der Massage mehrere Kondome überstülpen und nacheinander entfernen, wenn Sie zwischen Anus und Vagina wechseln.)

Wie es ihr gefällt

Nachdem sie mittlerweile wahrscheinlich so richtig in Fahrt gekommen ist, sollten Sie sie eine Weile mit dem beglücken, was sie sich wünscht – sei es Klitoris-Massage, Vagina-Massage, Vibrator-Massage, Geschlechtsverkehr oder etwas anderes. Ergänzen Sie das Ganze eventuell noch durch etwas »Zungen-Massage«, falls gewünscht. Ein Massagetisch hat die perfekte Höhe für Oralverkehr, wenn Sie sich einen Stuhl holen und Ihre Partnerin zum Tischende rückt. Sie kann Ihnen die Beine auf die Schultern legen. Noch besser funktioniert es mit einem Stuhl mit Armlehnen, sodass sie die Füße auf die Lehnen stellen kann, während Sie sich ans Werk machen.

Das große Finale

Mittlerweile wird Ihre Partnerin aller Wahrscheinlichkeit nach ziemlich beglückt sein. Wie Sie die Massage beenden, ist von entscheidender Bedeutung. Im Anschluss an den Abschnitt »Für Männer« finden Sie weitere Anweisungen für das große Finale.

Für Männer (Fahren Sie hier fort, nachdem Sie den Abschnitt »Körperbeherrschung« abgeschlossen haben.)

Nachbarschaftshilfe

Bauchkreise – Reiben Sie mit den Handflächen und Fingern kreisförmig über seinen Bauch und seine Leistengegend. Variieren Sie die Geschwindigkeit und den Druck. Im Gegenuhrzeigersinn zu massieren weckt bei Männern große erotische Energiereserven. Finden Sie den richtigen Rhythmus.
Brustwarzenkreise – Die Brustwarzen von Männern sind vorzügliche Freudenspender, wenn sie in Stimmung gebracht werden. Massieren Sie sie sanft mit den Fingerspitzen, kneifen Sie hinein und ziehen Sie mit den Fingernägeln daran, lassen Sie die Handflächen auf ihnen kreisen.
Bauchpresse – Drücken Sie mit den Fingerspitzen auf den Bereich unmittelbar oberhalb des Schambeins. Druck auf die Blase kann sich sehr sexy für ihn anfühlen.

Zauberstab-Massage

Good Vibrations – Legen Sie Ihrem Partner eine Hand zwischen die Brustwarzen und die andere auf den Genitalbereich. Atmen Sie tief durch und lassen Sie beide Hände vibrieren.
Salbungsvoll – Jetzt wird es Zeit, Öl ins Spiel zu bringen. Da das Gewebe seines Zauberstabs äußerst empfindlich ist, sollten Sie nicht mit Öl sparen. Achten Sie darauf, die Hoden und

das Perineum unterhalb der Hoden ebenfalls einzuölen.

Penis-Shiatsu – Shiatsu ist japanisch und bedeutet »Finger-Druck«. Nehmen Sie seinen Zauberstab zwischen Daumen und Zeigefinger, und lassen Sie die Finger unter leichtem Druck auf der Ober- und Unterseite auf und ab gleiten. Diese rhythmische Bewegung erweckt das innere Penisgewebe zum Leben.

Rock Around the Cock Clock – Stellen Sie sich vor, sein Zauberstab wäre der Zeiger einer Uhr und sein Nabel die Zwölf auf dem Zifferblatt. Reiben Sie den Zauberstab langsam und gefühlvoll abwechselnd mit der rechten und der linken Hand, und drehen Sie ihn nach links (auf drei Uhr), nach unten (auf sechs Uhr) und nach rechts (auf neun Uhr). Lassen Sie seinen Penis kreisen, damit er an der Wurzel gedehnt wird.

Königliche Freuden – Schenken Sie der Stelle unmittelbar unterhalb der Eichel auf der Unterseite des Penis besondere Beachtung. Sie wird als »Frenulum« bezeichnet. In diesem Bereich laufen besonders viele Nervenenden zusammen. Legen Sie beide Daumen auf die Unterseite der Eichel, und reiben Sie mit kreisförmigen Bewegungen. Bewegen Sie dann die Daumen abwechselnd auf und ab.

Heilbehandlung – Lassen Sie die Handballen über die Unterseite seines Penis nach unten gleiten, während er auf seinem Bauch aufliegt. Dabei wird das »Rückgrat« des Penis massiert und ernorme sexuelle Energie freigesetzt. Vergessen Sie nicht, gleichzeitig mit der anderen Hand andere Körperregionen zu massieren.

Twist and Shout – Sie twisten, er schreit ... vor Begeisterung. Ziehen Sie mit einer Hand die Haut nach unten zur Peniswurzel, während Sie die andere mit drehenden Bewegungen am Penisschaft auf und ab bewegen.

Herzerwärmend – Während Sie mit einer Hand die »Heilbehandlung« ausführen, massieren Sie mit der anderen die Herzgegend. Beobachten Sie, wie er unter Ihren Händen dahinschmilzt.

Saftpresse – Ziehen Sie die Haut am Penisschaft nach unten und drücken Sie mit der anderen zu, als würden Sie eine Orange auspressen. Benutzen Sie dazu in erster Linie die Fingerkuppen und die Finger. Üben Sie nicht zu großen Druck auf die Eichel aus, sondern eher auf den Penisschaft. Aber übertreiben Sie es nicht – schließlich möchten Sie nicht, dass er schon ejakuliert.

Feuerwerk – Reiben Sie seinen Zauberstab mit unterschiedlicher Geschwindigkeit zwischen den Handflächen, während er senkrecht nach oben zeigt. Da dabei starke Reibung entsteht, sollten Sie genug Öl benutzen. Spüren Sie die Hitze!

Kopfmassage – Halten Sie seinen Zauberstab in einer Hand, dass er Richtung Zimmerdecke zeigt. Lassen Sie die andere (gut eingeölte) Handfläche auf seiner Eichel kreisen. Tun Sie das langsam und sehr vorsichtig.

Sonnenaufgang – Umfassen Sie seinen Penis mit einer Hand an der Wurzel und gleiten Sie mit ihr nach oben bis über die Eichel. Wechseln Sie zwischen Ihrer linken und rechten Hand ab und streichen Sie die Energie nach oben in Richtung Himmel. Sie können dabei ziemlich kräftig zupacken.

Dehnübung – Streichen Sie mit einer Hand in Richtung Herz über seinen Zauberstab und ziehen Sie gleichzeitig mit der anderen Hand seine Hoden nach unten. Machen Sie mehrere dieser Dehnübungen in Folge. Halten Sie dabei mit Ihrem Partner Blickkontakt, damit Sie merken, falls Sie zu viel Druck ausüben.

Hoden-Massage

Nüsse-Wringen – Verdrehen Sie seinen Hodensack mit beiden Händen, als würden Sie ein Geschirrtuch auswringen, nur vorsichtiger.
Nüsse-Kraulen – Auch »Eier-Streicheln« genannt. Streichen Sie vorsichtig mit den Fingernägeln über seine Hoden.
Nuss-Massage – Massieren, dehnen und streicheln Sie die Haut seines Hodensacks mit den Fingerspitzen und dem Daumen. Aber seien Sie vorsichtig, denn die Hoden sind überaus empfindlich. Dieser Bereich wird häufig vernachlässigt und hat deshalb etwas liebevolle Zuwendung verdient.

Vibrator-Massage

Good, good, good Vibrations – Nehmen Sie einen Vibrator und massieren Sie ihm die Fußsohlen, den Bereich um sein Herz, die Brustwarzen, den Bauch, die Lippen, die Schläfen und alle anderen erogenen Zonen. Massieren Sie die Innenseiten seiner Schenkel, damit er sich an die Schwingungen des Vibrators gewöhnen kann, und bewegen Sie sich dann in Richtung Penis. Lassen Sie den Vibrator zunächst um die Peniswurzel kreisen und fahren Sie dann am Penisschaft auf und ab.
Waghalsig – Lassen Sie den Vibrator hinten an seinem Nacken auf und ab wandern, während Sie seinen Zauberstab

massieren. Dadurch wandert Energie von den Genitalien über die Wirbelsäule nach oben, was ihn umwerfen würde, wenn er nicht schon liegen würde.

Perineum- und Anus-Massage

Massieren Sie sein Perineum (unterhalb der Hoden) mit dem Handballen, der Faust oder dem Vibrator. Oder mit allen zusammen. Nehmen Sie eine ausreichende Menge Gleitmittel, und massieren Sie mit dem Daumen und den Fingerspitzen die Außenseite seines Afters. Seien Sie kreativ. Wenn es ihm gefällt (und glauben Sie mir, es gefällt vielen Männern), massieren Sie auch das Innere seines Afters.

Wie es ihm gefällt

Tun Sie das, was ihm am besten zu gefallen scheint, mit Fantasie und Begeisterung. Selbstverständlich können Sie es auch durch eine Massage mit dem Mund oder der Zunge ergänzen und auf Wunsch mit Geschlechtsverkehr krönen.

Das Ende der Spektakulären Sex-Massage für Männer und Frauen

Wenn Sie inzwischen bei Oralsex oder Geschlechtsverkehr angekommen sind, möchten Sie die Massage wahrscheinlich auf Ihre eigene wunderbare Weise beenden. Wenn nicht, habe ich hier einige tolle Tipps für Sie.

Happy End

Schaukelpferd – Schaukeln Sie seinen oder ihren Körper mit den Händen hin und her.
Streifzug – Streichen Sie ihm oder ihr mit den Fingerspitzen sanft über den ganzen Körper.
Sensorium – Verwöhnen Sie Ihren Partner oder Ihre Partnerin mit etwas Sinnlichem: Geben Sie ihm oder ihr mit einem Kuss Wein oder Saft zu trinken, füttern Sie ihm oder ihr eine Grapefruit, läuten Sie mit einem Glöckchen an seinem oder ihren Ohr, kitzeln Sie ihn oder sie mit einer Feder oder einem Seidentuch oder füttern Sie ihm oder ihr Schokolade.
Der Kokon – Wickeln Sie Ihren Partner oder Ihre Partnerin in eine Decke ein. Lassen Sie ihn oder sie ein paar Minuten still liegen, ohne ihn oder sie dabei zu berühren oder anzusprechen. Bleiben Sie einfach in der Nähe. Nach dieser Massage schweben viele Menschen auf einer Wolke oder befinden sich in einem erotischen Trancezustand. Lassen Sie ihn oder sie das genießen.
Babypflege – Nehmen Sie ein Handtuch, nachdem Sie den Kokon langsam geöffnet haben, und reiben Sie Ihren Partner oder Ihre Partnerin damit ab. Entfernen Sie den Puder oder das Öl von der Haut, und seien Sie dabei so zärtlich und behutsam, als wäre er oder sie gerade auf die Welt gekommen.
Lippenbekenntnisse – Flüstern Sie Ihrem Partner oder Ihrer Partnerin Komplimente und Koseworte ins Ohr. Küssen Sie ihn oder sie auf die Stirn. Geben Sie ihm oder ihr ausreichend Zeit, um in den schönen Erinnerungen zu schwelgen.

Zuallerletzt …

Nach der Massage werden Sie Ihrem Partner oder Ihrer Partnerin entweder Zeit geben wollen, für sich allein zu sein, oder mit ihm oder ihr kuscheln wollen. Fällt Ihnen auf, wie anders Sie sich fühlen als vor der Massage? Vermutlich werden Sie sagen: »Das habe ich gebraucht.« Spüren Sie die neue Energie, die Sie in Ihrer unmittelbaren Umgebung geschaffen haben. Lassen Sie sich von ihr durchfluten. Genießen Sie die intime Verbindung und die angenehmen Gefühle, die sie in Ihnen erzeugt hat. Diese Verbindung ist ein kleines Stück Himmel. Vielleicht haben Sie das Bedürfnis, »danke« zu sagen.

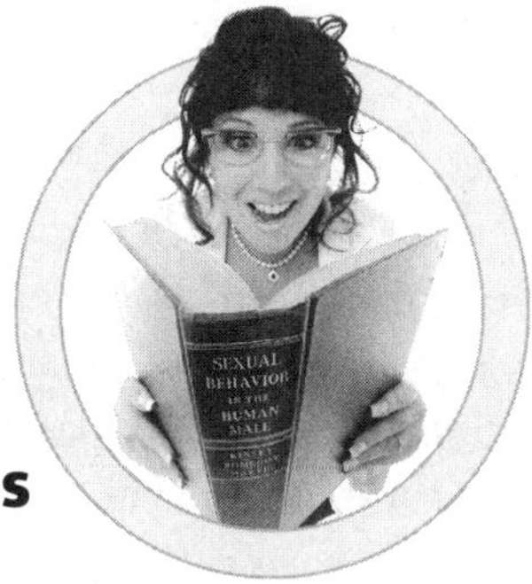

12. Schritt: Dr. Sprinkles Orgasmus-Einmaleins

»Der Orgasmus ist nicht nur ein rein biologisches Phänomen oder eine Nebenwirkung beiläufigen Vergnügens …
Er steht im absoluten Zentrum der menschlichen Erfahrung und entscheidet letztendlich über das Glück der Menschheit.«
Wilhelm Reich

Nehmen Sie sich eine Tüte von unserem leckeren Öko-Popcorn, und folgen Sie mir zu einer Power-Point-Präsentation der größten Orgasmus-Hits in den Filmvorführungsraum des Centers. Wenn Sie die Informationen in Ihrem Gedächtnis speichern, wird das dazu beitragen, Ihre Orgasmus-Möglichkeiten zu erweitern. Die Teilnahme an dieser Unterrichtsstunde ist eine sinnvolle Investition in Ihre erotische Zukunft.

Als Erstes möchte ich Ihnen einen kurzen Überblick über die Geschichte der Orgasmusforschung geben. Im Anschluss daran werde ich Ihnen erklären, wie Sie Ihre Orgasmusfähigkeit steigern können, indem Sie Ihre Definition des Orgasmus erweitern. Im 13. Schritt werde ich Ihnen schließlich eine ganze Reihe von Orgasmen vorstellen und Möglichkeiten aufzeigen, wie man sie haben kann.

Sie finden hier zwar sowohl über den weiblichen als auch

über den männlichen Orgasmus jede Menge Informationen, aber ich werde mich vor allem auf den weiblichen Orgasmus konzentrieren. Das liegt zum Teil daran, dass ich selbst eine Frau bin und Ihnen meine persönlichen Erfahrungen mitteilen möchte, aber auch daran, dass mir viele Männer sagen, sie würden gerne mehr über den weiblichen Orgasmus erfahren. Wenn Sie also ein Mann sind, der Frauen liebt, wird Ihnen das hoffentlich dabei helfen, Ihre Partnerin zu befriedigen.

Sie können es schaffen, und Sie haben es vermutlich schon geschafft

Wenn ich für jede Frau einen Dollar bekommen hätte, die mir erzählt hat, dass sie beim Masturbieren tolle Orgasmen hat, aber mit einem Partner Schwierigkeiten hat zu kommen, wäre ich reich. Einige Frauen haben mir sogar anvertraut, dass sie noch nie einen Orgasmus hatten. Wenn sie mir von ihren Orgasmus-Schwierigkeiten erzählen, sind sie verzweifelt und oft den Tränen nahe. Viele von ihnen betrachten sich selbst tatsächlich als »nicht orgasmusfähig«. In der Regel erkläre ich ihnen zunächst, dass sie vermutlich schon Orgasmen gehabt haben, sich derer nur nicht bewusst waren – so wie wir jede Nacht träumen, ohne uns unserer Träume immer bewusst zu sein. (Mehr dazu später.) Dann versichere ich ihnen, dass sie lernen können, (intensivere) Orgasmen zu haben.

Abwechslungsreiches Portfolio

Ich lerne allerdings auch Frauen kennen, die mir erzählen, dass sie überhaupt keine Orgasmus-Schwierigkeiten haben, aber von Mega-Orgasmen gehört hätten. Sie möchten wissen, wie sie einen Orgasmus haben können, der eine Stunde lang andauert, einen Orgasmus ohne Körperkontakt, einen Orgasmus, bei dem Sie ejakulieren, oder einen der sagenumwobenen Ganzkörper-Orgasmen. Frauen möchten erfahren, wie sie erlernen können, all diese Arten von Orgasmen zu erleben – und sie können es.

Gehören Sie zu den vielen Frauen, die gerne bessere Orgasmen, unterschiedlichere Orgasmen oder öfter einen Orgasmus hätten? Oder müssen Sie Ihren ersten Orgasmus erst noch erleben? Falls Sie »prä-orgasmisch« sind, bedeutet das nur, dass Sie denken, Sie hätten noch keinen Orgasmus gehabt ... noch nicht. Verzweifeln Sie nicht. Es wird sehr wahrscheinlich irgendwann so weit sein.

Fast jeder hat irgendwann in seinem Leben Schwierigkeiten gehabt, zum Orgasmus zu kommen. Falls auch Sie Probleme haben, brauchen Sie sich also keine Sorgen zu machen, dass mit Ihnen irgendetwas nicht stimmen könnte. Ganz im Gegenteil, Sie gehören einer großen Gemeinschaft an: Zehn bis 15 Prozent aller erwachsenen Frauen behaupten, noch nie einen Orgasmus gehabt zu haben. Ein viel größerer Prozentsatz gibt an, Orgasmus-Schwierigkeiten zu haben; einigen Statistiken zufolge sogar 50 Prozent.

Die Gründe dafür, dass man nicht zum Orgasmus kommt, können emotionaler, hormoneller und psychologischer Natur sein, eine Nebenwirkung von Medikamenten oder Kommunikationsproblemen in der Partnerschaft. Oder der Mangel an einem (hilfsbereiten) Partner. Viel seltener sind die Probleme physischer Natur. Negatives Denken, Ängste, Erwartungsdruck, Langeweile, Traumata oder eine geringe Libido können ebenfalls dafür verantwortlich sein. Die gute Nachricht ist, dass wir uns mit zunehmendem Alter wohler in unserem Körper fühlen und deshalb in der Regel weniger Orgasmus-Schwierigkeiten haben. Falls Sie erst Anfang 30 sind, sollten Sie sich darüber im Klaren sein, dass Sie sich aller Wahrscheinlichkeit nach noch in der Lernphase befinden und sich auf einiges freuen können, was die Zukunft bringen wird. Man kann lernen, wie man ein breites Spektrum an Orgasmen erlebt – und es lohnt sich, diese Fähigkeit zu erwerben. Wir werden Ihre Orgasmusfähigkeit in vieler Hinsicht verbessern, und zwar in erster Linie dadurch, dass wir Ihre Einstellung zum Orgasmus reformieren werden.

Früher Rückzug

Untersuchungen haben ergeben, dass Kinder und vorpubertäre Jugendliche über einen einfachen Reflex zum Energieabbau verfügen, der als »Orgasmus« bezeichnet werden könnte und einem Niesen oder Gähnen ähnelt. Das berichtete Alfred Kinsey in seiner berühmten Studie *Das sexuelle Verhalten der Frau* von 1953. Er dokumentierte, dass »... es zu einer Anhäufung neuromuskulärer Spannungen kommt, die unter Umständen in einem Höhepunkt gipfeln. Dabei kommt es zu einem plötzlichen Spannungsabbau, gefolgt von der Rückkehr zum normalen physiologischen Zustand.« Doch auch wenn man einmal wusste, wie man einen Orgasmus hat, kann man es wieder vergessen oder gesellschaftlich konditioniert werden, keinen zu haben. Der Orgasmus ist eine natürliche Körperfunktion. Wir müssen unseren Verstand ausschalten und unseren Körper tun lassen, was von der Natur vorgegeben ist.

Falls Sie sich den Kopf darüber zerbrechen, warum Sie nicht ausreichend orgasmusfähig sind (oder die unter Männern weit verbreiteten Bedenken haben, orgasmusunfähig zu sein oder zu früh zum Orgasmus zu kommen), müssen Sie als Allererstes damit aufhören. Hören Sie auf, und zwar sofort! Es hat überhaupt keinen Sinn, sich das Leben schwer zu machen. Anstatt sich selbst enorm unter Druck zu setzen, sollten Sie auf (Selbst-)Liebe setzen, um dorthin zu gelangen, wo Sie hin möchten.

Treuhandvermögen

Entwickeln Sie zunächst positive Gedanken und Gefühle zum Thema »Orgasmus«. Setzen Sie folgende Tipps so oft wie möglich in die Tat um:

Feuern Sie sich selbst an – Sagen Sie sich im Stillen oder, noch besser, laut: »Ich befinde mich zur richtigen Zeit am richtigen Ort in meinem Orgasmus-Lernprozess. Ich liebe mich selbst bedingungslos und lerne von Tag zu Tag dazu.

Vertrauen Sie auf Ihren Fortschritt – Klopfen Sie sich selbst auf die Schulter, streicheln Sie sich die Stirn, legen Sie die Hand auf Ihr Herz oder zeigen Sie sich durch eine andere Geste, die Liebe und Unterstützung ausdrückt, dass Sie so, wie Sie sind, perfekt sind. Würde man über jemanden schlecht denken, nur weil er kein Französisch kann? Es ist vollkommen in Ordnung, wenn Sie die Sprache des Orgasmus noch nicht sprechen. Mit etwas Zeit und Übung werden Sie sie bald fließend beherrschen.

Haben Sie Mitgefühl mit sich – Akzeptieren Sie, wo Sie sich momentan befinden. Versuchen Sie, sich von allen selbst auferlegten Erwartungen und Zwängen zu befreien. Fallen Sie nicht auf irgendeine Überzeugungstaktik herein, ganz egal, ob sie von Ihrem Partner, von den Medien oder von Ihnen selbst ausgeht. Nutzen Sie Ihre Energie stattdessen, um die richtigen Bedingungen für sich zu schaffen, um Orgasmen auf Ihre Weise genießen zu können. Sie werden mit Ihrem eigenen Zeitplan auf Ihrem eigenen Weg dorthin gelangen. Fühlen Sie sich nicht schon viel besser?

Hören Sie auf Ihren Körper – Ihr Körper ist ein großartiger Lehrer, und er versucht, Ihnen Wissen zu vermitteln. Hören Sie ihm zu.

Wohlstandsbewusstsein

Auch wenn Sie bereits eine Orgasmus-Expertin oder sogar ein Orgasmus-Junkie sind, garantiere ich Ihnen, dass es noch einiges gibt, was Sie (und wir alle) lernen können. Sollten Sie Erfahrung mit Yoga haben, werden Sie wissen, dass es sich dabei um eine Aktivität handelt, bei der man dazulernt und besser wird, wenn man sie ausübt. Niemand ist in der Lage, schon in den ersten Unterrichtsstunden die fortgeschrittenen Positionen einzunehmen. Es dauert zwar nicht lange, die Grundlagen zu erlernen, aber erst nach monate- oder sogar jahrelangem Üben wird Yoga zu einer Erfahrung, die tatsächlich etwas verändert. Die Geheimnisse des Orgasmus zu ergründen hat eine Menge mit Yoga gemein. Die Grundlagen sind rasch erlernt, aber es bedarf einiger Übung und Hingabe, wirklich gut zu werden. Trotzdem kann es jeder schaffen.

Der Sinn und Zweck des Orgasmus oder warum kommen?

Warum Orgasmen haben? Erlauben Sie mir als ausgewiesene Sexexpertin und Orgasmus-Olympionikin, mit einigen Grundlagen zu beginnen: An erster Stelle steht schlicht und einfach das Vergnügen. Für die meisten von uns fühlt sich ein Orgasmus außerordentlich gut an. Während des Orgasmus werden die Genitalien von wundervollen Empfindungen durchflutet, die sich auf den gesamten Körper ausdehnen können.

Orgasmen sorgen dafür, dass wir uns entspannter fühlen. Sie können uns glücklicher machen, da sie die Chemie in unserem Körper verändern, indem sie Endorphine, Serotonin und Oxytocin freisetzen und andere biologische Glücksbringer, die von der Wissenschaft erst noch entdeckt werden müssen.

Manchmal sind die Vorteile eines Orgasmus rein praktischer Natur. Orgasmen können einem beispielsweise beim

Einschlafen helfen, weil aufgestaute sexuelle Spannungen abgebaut werden. Orgasmen können helfen, angeknackste Beziehungen zu kitten. Manche Frauen, die in ihrer Partnerschaft Frust und Verbitterung empfunden haben, berichten, dass sie friedfertiger, zufriedener und liebevoller geworden sind, seit sie regelmäßig gute Orgasmen haben. Orgasmen können auch dafür sorgen, dass man sich seinem Partner näher fühlt, ihm sein Herz öffnet und die Romantik in der Beziehung wieder aufleben lässt.

Ein weiterer Aspekt des Orgasmus ist, dass er energiesteigernde Wirkung hat. Orgasmen können einem einen federnden Schritt verleihen und selbstbewusster und optimistischer machen. Wenn Sie sich schläfrig fühlen, verschreibe ich Ihnen einen Orgasmus. Da Orgasmen auch als ein hervorragendes Mittel gegen Schreibblockaden bekannt sind, liegt mein Vibrator niemals weit von meinem Computer entfernt.

Für viele Menschen ist ein Orgasmus der sprichwörtliche Höhepunkt eines schönen Abends. Er markiert das Ende einer sexuellen Begegnung wie ein Punkt das Ende eines Satzes. Den Orgasmus als »Ende« einer sexuellen Begegnung zu betrachten kann manchmal äußerst praktisch sein. Aber Vorsicht: Ein Orgasmus ist ganz bestimmt nicht der einzig mögliche Schlusspunkt jeder sexuellen Begegnung. Wir sind nicht gesellschaftlich darauf programmiert, nicht-zielorientierten, spielerischen, euphorischen Sex zu haben, ohne uns Gedanken über ein grandioses Finale zu machen, das dem ganzen die Krone aufsetzt. Uns wurde beigebracht, dass Sex ohne Orgasmus unvollständig oder unbefriedigend ist und dass wir das Ziel erst dann erreicht haben, wenn wir einen Orgasmus

»erreicht« haben. Wenn nicht, haben wir »versagt«. Wie Sextherapeuten jedoch sagen, ist Sex kein Wettkampfsport. Körperliche Liebe ist ein Tanz mit seinen ganz eigenen Drehungen und Pirouetten. Wer den Orgasmus als einziges Ziel sieht, verpasst den größten Teil des Tangos, indem er sich ausschließlich auf das artistische Finale konzentriert.

Top of the Pop(p)s

Für manche ist ein Orgasmus eine höchst spirituelle Erfahrung. Menschen sehnen sich danach, der alltäglichen Wirklichkeit zu entfliehen und in einen mystischen Zustand überzutreten. Nichts vermittelt einer Frau mehr das Gefühl, eine wahre Göttin zu sein, als ein Ganzkörper-Orgasmus. Wir können von unserem Ego und von der alltäglichen Wirklichkeit für kurze Zeit ablassen und uns wie auf dem direkten Weg in den Himmel fühlen. (Falls Sie nicht schon wissen, wie das funktioniert, und es gerne erfahren würden, sollten Sie einen Blick auf den Kasten werfen.)

Versuchen Sie das nun in einer sexuellen Situation.

1. Es gibt die unbewusste Art und Weise.
2. Es gibt die bewusste Art und Weise.

Ob Ihr Orgasmus eine spirituelle und erleuchtende Erfahrung ist, hängt zum größten Teil von Ihnen ab. Ihr Orgasmus kann Sie völlig vereinnahmen und erleuchten, wenn Sie ihm Ihre gesamte Aufmerksamkeit schenken und gezielt nach seiner Großartigkeit suchen.

Der große Gewinn: Wie Ihre Orgasmen stimmungsvoller werden und Ihre Stimmung orgiastischer

Falls Sie Sex oder Orgasmen bislang noch nicht als spirituelles Ereignis erlebt haben, habe ich folgenden Vorschlag für Sie:

Stellen Sie sich vor, Sie sitzen auf einem Hügel und sehen sich den Sonnenaufgang an. Es gibt zwei Möglichkeiten, das zu tun:

1. Auf unbewusste Art und Weise – Sie schenken dem Sonnenaufgang nicht besonders viel Aufmerksamkeit, sondern sitzen einfach da und denken darüber nach, was Sie im Lauf des Tages erledigen müssen. Sie empfinden es als unbequem, am Boden zu sitzen. Ihre Gedanken schweifen ab. Sie denken, dass Sie eigentlich nicht viel für Sonnenaufgänge übrig haben. Sie empfinden nicht viel dafür und sehen auch nicht viel darin. Ein Sonnenaufgang ist hübsch anzusehen, bedeutet Ihnen aber nicht viel.
2. Auf bewusste Art und Weise – Sie sitzen auf einem Hügel und betrachten den Sonnenaufgang. Sie schenken ihm Ihre gesamte Aufmerksamkeit und schwelgen in seiner Schönheit und Mystik. Sie stellen sich vor, wie das Sonnenlicht in Sie eindringt, bis Sie zu glühen beginnen. Sie sinnen über das Wunder nach, dass die

Sonne jeden Morgen aufgeht, spüren die Sonnenstrahlen auf der Haut und nehmen ihre Wärme auf. Sie richten Ihre Gedanken auf den Sonnenaufgang und schieben alle anderen Gedanken beiseite. Plötzlich sind Sie von der Vollkommenheit des Augenblicks überwältigt und zu Tränen gerührt. Sie passen Ihre Atmung Ihren Gefühlen an, bis Sie eine Erfahrung machen, die man als spirituell bezeichnen könnte.

Trauerhilfe

Orgasmen haben hervorragende therapeutische Wirkung. Vor kurzem starb ein guter Freund von mir. Ich stand zu dieser Zeit ziemlich unter Stress und war nicht in der Lage, Trauer zu empfinden, bis ich ungefähr eine Woche später mit meinem Partner einen Orgasmus hatte. Die Intensität der Gefühle und die Entspannung, die mir dieser Orgasmus verschaffte, ermöglichten es mir, die aufgestaute Trauer zu entladen, die ich nicht wahrgenommen hatte, und ich fiel meinem Partner weinend in die Arme. Ich nenne solche Orgasmen »Tränengasmen«, und sie gehören zu meinen bevorzugten Arten von Orgasmen. Viele Frauen erzählen mir, dass sie manchmal weinen, wenn sie kommen – nicht weil sie traurig sind, sondern weil sie extrem glücklich und zutiefst berührt sind. Unsere Sexualpartner finden das unter Umständen seltsam oder haben Bedenken, dass sie uns wehgetan haben könnten. Wenn wir ihnen allerdings erklären, wie gut es sich anfühlt, zu kommen und gleichzeitig zu weinen, verstehen sie es in der Regel. Andererseits – und ich denke, das bedarf keiner Erklärung seitens der Frau – können Orgasmen aber auch herzhaftes Lachen auslösen. Solche Orgasmen nenne ich »Lachgasmen«.

Schmerzgrenze

Orgasmen sind ein ausgezeichnetes Schmerzmittel. Ich habe mich freiwillig als Versuchskaninchen für die Sexualwissenschaftlerinnen Gina Odgen und Beverly Whipple zur Verfügung gestellt, die eine wissenschaftliche Studie zum Einfluss des Orgasmus auf die Schmerzgrenze von Frauen durchführten. Sie schlossen mich an mehrere Geräte an, die physiologische Reaktionen maßen, und befestigten einen meiner Finger in einer kleinen, Schraubstock-ähnlichen Vorrichtung, die unterschiedlichen Druck ausüben konnte – leicht, fest und stark. Dann baten sie mich, bis zum Orgasmus zu masturbieren. Sie stellten fest, dass sie auf meinen Finger (und auf die Finger vieler anderer Frauen) nach dem Orgasmus viel stärkeren Druck ausüben konnten! Warum hat mich das nicht überrascht?

Leidest du noch oder kommst du schon?

Ein anderes Mal, als nach einem kieferchirurgischen Eingriff die Schmerztabletten nicht ausreichten, nutzte ich einen Orgasmus zur Linderung der Qualen. Ich hatte eine Alufolie über den Zähnen, mein Gesicht war geschwollen und ich sah weder sexy aus noch fühlte ich mich so. Trotzdem verwöhnte mich mein mitfühlender Partner mit Oralsex, um meine Schmerzen zu mildern. Es wirkte Wunder. Wie die großartige, inzwischen verstorbene Mae West so schön sagte: »*An orgasm a day keeps the doctor away.*«

Staubsauger

Ray Stubbs, der Autor von *Sacred Orgasms,* ist der Ansicht, dass ein Orgasmus »primordiale Heilenergie« erzeugt. Ich bin mir nicht sicher, was den primordialen Aspekt betrifft, aber in Bezug auf die Heilenergie bin völlig seiner Meinung, wie ein Erlebnis veranschaulicht, das ich mit meinem ehemaligen Partner Willem De Ridder hatte. Er leidet an ziemlich starkem Asthma, und als wir einen ganzen Tag in der staubigen Luft von Pompeji verbracht hatten, bekam er mitten in der Nacht einen heftigen Anfall. Es war einer dieser Momente, die jeder Asthmatiker fürchtet: Weit und breit war keine medizinische Hilfe in Sicht, und der Anfall war einer von der Sorte, die unter Umständen tödlich sein können. Ich versuchte alles Erdenkliche, um Willem zu helfen, leichter atmen zu können, doch nichts beruhigte ihn ausreichend, um den Anfall zu lindern. In meiner Panik versuchte ich es schließlich mit Oralverkehr, obwohl Sex das Letzte war, woran wir dachten. Er hatte einen Orgasmus, durch den er sich so sehr entspannte, dass er ein paar Mal tief durchatmen konnte. Er schwört bis zum heutigen Tag, dass ihm dieser Blowjob das Leben gerettet hat.

Orgasmen (und Sex an sich) wirken auch Wunder bei der

Linderung von Menstruationskrämpfen und Migräne. Untersuchungen haben gezeigt, dass manche Menschen mit Arthritis nach einem Orgasmus für mehrere Stunden weitgehend schmerzfrei sind. Außerdem stärken Orgasmen das Immunsystem und das Herz und senken den Blutdruck.

Exitus

Joseph Kramer ist der Meinung, dass uns Orgasmen auf den Tod vorbereiten können, weil sie uns lehren, aufzugeben und loszulassen. Kramer ist nicht der Einzige, der eine Verbindung zwischen dem Orgasmus und der endgültigen, existenziellen Aufgabe herstellt. Die Franzosen bezeichnen den Orgasmus auch als *le petit mort,* »der kleine Tod«. Meine Freundin Norma Wilcox, die Krankenschwester ist, hat mir von den letzten Momenten ihres verstorbenen Ehemanns erzählt. Er hatte lange mit seiner Krebserkrankung gekämpft und starb schließlich beim Orgasmus, als seine Frau den Katheder in seinem Penis wechselte. »Er ging genau so, wie er immer gehen wollte«, sagte sie mit einem Lächeln.

Mini-Übung: Überlegen Sie sich drei Beispiele, wie Sie Orgasmen auf positive Weise genutzt haben, nutzen könnten oder gerne nutzen würden.

1. ____

2. ____

3. ____

Spaß-Missbrauch

Warnhinweis: Etwas so Gutes wie ein Orgasmus läuft Gefahr, missbraucht zu werden. Manchmal werden Orgasmen benutzt, um Wut zum Ausdruck zu bringen oder Macht auszuüben. Unter Umständen können Orgasmen der Intimität Abbruch tun, zur Last werden oder als Kontrollinstrument eingesetzt werden. Meine Freundin Sharon hatte einen ziemlich unfeinen Partner, der regelmäßig den Orgasmus unterdrückte, um ihr das Gefühl zu vermitteln, sie sei eine lausige Liebhaberin. Eine ehemalige Bekannte von mir machte ihren Partner ständig dafür verantwortlich, dass sie nicht zum Orgasmus kam. Manche Frauen nehmen es ihren Männern wirklich übel, wenn sie früher kommen, als ihnen recht ist. Diese Art von Orgasmus-Missbrauch kann äußerst schmerzhaft sein, und niemand sollte darunter zu leiden haben. Außerdem wollen wir nicht die Anti-Sex-Fanatiker vergessen, die uns damit drohen, ein Orgasmus zum reinen Vergnügen sei eine Sünde und verbanne uns in die Hölle. Zumindest werden wir dort jede Menge Gesellschaft haben!

Fragen Sie sich, ob Sie mit Orgasmen irgendwelche negativen Assoziationen verbinden. Denkt ein Teil von Ihnen, ein Orgasmus sei etwas Ekelhaftes, Abstoßendes oder Schmutziges? Finden Sie einen Orgasmus peinlich, erniedrigend, unattraktiv oder beschämend? Glauben Sie, Sie hätten das Vergnügen nicht verdient? Assoziieren Sie Orgasmen mit einer negativen Erfahrung in Ihrer Vergangenheit? Sorgt der Druck, einen Orgasmus zu haben oder nicht zu haben, bei Ihnen für Ängste und Enttäuschungen? Falls Sie eine dieser Fragen mit »ja« beantwortet haben, sollten Sie sich weitere Fragen nach dem Grund dafür stellen. Solche Gedanken und Gefühle sind nichts Ungewöhnliches.

Würden Sie gerne dafür sorgen, dass Sie die Vorteile und die schönen Seiten von Orgasmen besser genießen können? Das funktioniert so: Versuchen Sie, sich vor, während und nach einem Orgasmus auf angenehme und positive Gedanken zu beschränken. Schreiben Sie Ihr mentales Skript um, indem Sie es durch hilfreiche Fantasien ergänzen. Wenn Sie kommen, sollten Sie das Positive akzentuieren. Sie haben nichts zu verlieren, aber eine Menge zu gewinnen.

Orgasmen sind nicht alles

Es gibt eine Menge wunderbare Gründe dafür, Orgasmen zu haben. Das soll allerdings nicht heißen, dass man nicht auch ohne Orgasmen ein befriedigendes Sexualleben haben kann. Man kann durchaus ein wundervolles, fruchtbares, herrliches und erfülltes Leben führen, ohne auch nur einen einzigen Orgasmus zu haben. Ehrlich.

Anthropologen haben herausgefunden, dass der weibliche Orgasmus in manchen Gesellschaften fast völlig ignoriert wird. Glücklicherweise gehöre ich keiner solchen Gesellschaft an. Ich kann diese Erfahrung nur wärmstens empfehlen.

Was genau ist ein Orgasmus oder wie kommt man?

Nehmen Sie sich einen Moment Zeit und denken Sie nach. Können Sie mit Worten beschreiben, was ein Orgasmus ist? Versuchen Sie es:

Falls Ihnen das schwer gefallen ist, stehen Sie damit nicht alleine da. Die meisten anderen können es auch nicht. Auf diese Frage gibt es nicht nur eine definitive Antwort, sondern Tausende von Antworten. Als ich begann, mich näher mit dem Orgasmus zu befassen, war ich erstaunt, wie wenig selbst Wissenschaft und Forschung über dieses Thema wissen. Der Kenntnisstand gleicht der Spitze eines Eisbergs oder dem Prinzip eines Langzeit-Kredits. Da der Orgasmus eine derart weit verbreitete Erfahrung ist und zum Angenehmsten gehört, was den meisten Menschen im Lauf ihres Lebens widerfährt, möchte man meinen, dass es sich lohnen würde, eine Menge Forschungsarbeit zu investieren. Allerdings ist die Forschergemeinde nicht immun gegen Sex-feindliches Denken, und viele Wissenschaftler sind nicht bereit, mit Orgasmus-Forschung ihren guten Ruf zu riskieren, und auch wenn sie es wären, würden sie dafür keine finanzielle Unterstützung bekommen.

Glücklicherweise gibt es einige tapfere Seelen, die diese Hürden gemeistert und den Orgasmus wenigstens ansatzweise untersucht haben. Dabei haben sie verschiedene Theorien über den Orgasmus entwickelt und darüber, wie er entsteht. Diese Theorien sind auch als »Orgasmus-Modelle« bekannt.

Freudscher Vermieser

Selbstverständlich wird der Orgasmus seit vielen Jahrhunderten untersucht und in wissenschaftlichen Studien beschrieben, doch wir wollen mit Freuds Gedanken zu diesem Thema beginnen, weil sie uns noch heute beeinflussen. Er ging davon aus, dass es zwei Arten des weiblichen Orgasmus gibt: den klitoralen und den vaginalen. (Für mich ist das ungefähr dasselbe, als würde man behaupten, dass es zwei Arten von Früchten gibt, Bananen und Heidelbeeren.) Brillant wie er war, glaubte Freud, dass der vaginale Orgasmus der wahre, »reife« Orgasmus sei. Sollen wir daraus schließen, dass der klitorale Orgasmus »unreif« ist? Da er die Klitoris als verkümmerten Penis betrachtete, wäre ein klitoraler Orgasmus demzufolge »maskulin« und »unreif«. Einige Feministinnen vermuten, dass Freuds These unter anderem darauf basiert, dass er als Mann in seinem tiefsten Innersten hoffte, der ultimative Orgasmus resultiere aus Geschlechtsverkehr. Auf jeden Fall hatten Freuds Theorien einen starken Einfluss auf die öffentliche Meinung zum weiblichen Orgasmus im 20. Jahrhundert und richteten für Frauen (und genau genommen auch für Männer) langfristigen Schaden an. Das ging sogar so weit, dass vor 100 Jahren (kurz nach Freuds Zeit) manche Ärzte Mädchen die Klitoris entfernten, wenn sie befürchteten, sie könnten zu häufig masturbieren. Unfassbar!

Wer zählt?

Von Mitte der 1950er-Jahre bis Ende der 80er forschte Dr. William Masters zusammen mit seiner Assistentin und späteren Frau Virginia Johnson auf dem Gebiet der menschlichen Sexualität. Die beiden untersuchten im Labor den Orgasmus von Frauen und Männern. (Klingt das nicht nach einem faszinierenden Job?) Indem sie sich von der Freudschen Unterscheidung zwischen dem »reifen« und dem »unreifen« Orgasmus entfernten, gelang es ihnen, dessen Theorie zu widerlegen. Sie schufen den Begriff des »sexuellen Reaktionszyklus« und unterteilten diesen in vier Phasen: Erregung, Stabilität, Orgasmus und Lösung. Damit leisteten Masters und Johnson einen ungeheuer großen Beitrag zur Orgasmusforschung. Allerdings konzentrierten sie sich fast ausschließlich auf die physiologischen und mechanischen Aspekte des Orgasmus.

Marktforschung

Zur nächsten Generation der Orgasmus-Forscher gehörte auch die Sex-Therapeutin Helen Singer Kaplan. 1979 definierte sie drei Erregungszustände: Verlangen, Erregung und Orgasmus. Was ihre Theorie so besonders machte, war die Tatsache, dass sie »Verlangen« als einen wichtigen Teil des

Zyklus mit einschloss. Was uns heutzutage als offensichtlich erscheint, war damals ein völlig neues Konzept. Der Grad des Verlangens kann zweifellos das Orgasmuspotenzial und den Orgasmus selbst beeinflussen.

Die Varianten des weiblichen Orgasmus wurden aber auch von anderen Wissenschaftlern beschrieben. Josephine und Irving Singer unterschieden zwischen drei Typen des Orgasmus bei Frauen, vaginal, uterin und sowohl vaginal als auch uterin. Dr. Michael Perry, einem Freund von mir aus Los Angeles, der Sex-Lehrfilme produziert, ist es gelungen, das Innere mehrerer Vaginen vor, während und nach unterschiedlichen Orgasmen zu filmen. Seiner Ansicht nach gibt es vier verschiedene Arten weiblicher Orgasmen, die er »stabil«, »tonisch«, »klonisch« und »verschmolzen« nennt. Die jeweiligen Varianten und deren Beschreibungen sind zu umfangreich und kompliziert, um sie hier im Detail aufzuführen. Entscheidend ist jedoch, dass verschiedene Wissenschaftler verschiedene Arten von Orgasmen definiert, kategorisiert und benannt haben.

Frauen in der Orgasmus-Forschung

Heutzutage stellen einige wunderbare Frauen die alten Orgasmus-Modelle in Frage. Die Sexualwissenschaftlerin Leonore Tiefer (die ich bereits im 3. Schritt erwähnt habe) kritisiert Masters und Johnsons Vier-Phasen-Modell, das zahlreichen Sexologen und Sex-Therapeuten noch immer als Grundlage dient. Sie wendet ein, dass sich ihre Theorie auf physische Aspekte beschränkt und die psychologischen sowie soziologischen Aspekte menschlicher Erfahrungswerte außer Acht lässt. Tiefer ist der Meinung, dass es in Bezug auf den Orgasmus von großer Wichtigkeit ist, »psychophysiologische Differenziertheit mit der Anerkennung der Unterschiede zwischen Individuen und Paaren zu kombinieren.«

Mikaya Hart schreibt in ihrem Buch *When the Earth Moves* über den weiblichen Orgasmus: »Wir müssen aufhören, Sex als eine rein physische Funktion zu definieren, und endlich seine emotionale und spirituelle Komponente anerkennen.« Einige Aspekte des Orgasmus werden vielleicht nie definiert werden können, doch es besteht kein Zweifel daran, dass mehr Forschungsarbeit geleistet werden muss.

Sprich mit mir, Baby

Erwähnenswert ist auch der erfolgreiche Autor Bob Schwartz, der ein Seminar zum »Ausgedehnten sexuellen Orgasmus« anbietet. Selbstverständlich habe ich daran teilgenommen. Schwartz empfiehlt, dass Sexualpartner sich gegenseitig den genauen Grad ihrer Erregung mitteilen sollten. Diese unterteilt er in fünf Stufen: »nicht erregt«, »leicht erregt«, »erregt«, »stark erregt« und »unkontrolliert erregt«. Das Prinzip dahinter bestehe darin, so Schwartz, durch ständige Kommunikation zwischen beiden Partnern einen ausgedehnten orgiastischen Zustand zu erreichen und aufrechtzuerhalten. Ich persönlich finde es schwierig, ununterbrochen zu reden, wenn ich stark erregt bin, aber manche Menschen kommen damit offenbar gut zurecht.

Dreifache Ausbeute

Zusammenfassend kann man sagen, dass heutige westliche Sexualwissenschaftler den Orgasmus-Zyklus in der Regel folgendermaßen definieren: Zunächst kommt es zum Aufbau von Muskelspannung in den Genitalien, auch »Myotonie« genannt, die mit einer Blut-Anstauung einhergeht, der so genannten »Tumeszenz« oder »Vasokongestion«. Mit zunehmender Sinnesreizung führt das zu einem plötzlichen Abbau der Muskelspannung, dem »Orgasmus«. Multiple Orgasmen sind eine Wiederholung dieses Musters.

Es gibt nur etwa ein Dutzend guter Bücher, die sich ausschließlich mit dem Orgasmus beschäftigen, und mein Favorit ist *Erotische Massage mit dem Zauber des Tantra* von Dr. Ray Stubbs. Seine Definition lautet: »Der Orgasmus ist ein Phänomen, bei dem sich zwei oder mehr Schwingungsmuster so verändern, dass sie auf einer Wellenlänge schwingen und ein neues Schwingungsmuster entsteht, das wiederum aus den ursprünglichen Schwingungsmustern primordialer, Fleisch gewordener Energie besteht.« Ziemlich kompliziert, oder? Er unterscheidet zwischen vier Formen des Orgasmus: dem »sexuellen Orgasmus«, dem »Leicht-Körper-Orgasmus«, dem »Geist-Körper-Orgasmus« und dem »Seelen-Körper-Orgasmus«. Alles klar? Um es zu übersetzen und zu vereinfachen: Rays Ansatz ist Energie-orientiert und unterschiedet sich dadurch von den physischen Muskelspannungsabbau-Ansätzen. Er geht davon aus, dass wir mehr sind als nur unser Körper und dass Orgasmen auch in unserem »Leicht-Körper«, unserem »spirituellen Körper«, unserem »Seelensystem«

oder in mehreren davon gleichzeitig stattfinden können. Darüber hinaus sagt er, dass *sexuelle* Orgasmen nur eine Art von Orgasmus sind und dass man auch beim Fallschirmspringen, beim Seilklettern, beim Anhören von *Tristan und Isolde* oder bei einer religiösen Zeremonie einen Orgasmus haben kann. Ich stimme mit Ray vollkommen darin überein, dass der Orgasmus abgesehen von den physiologischen Aspekten eine überwiegend Energie-orientierte Erfahrung ist, und halte diese Definition für wesentlich besser geeignet, um dieses erstaunliche Phänomen zu beschreiben.

Klitorale Analyse

Die Sexual-Pädagogin Dr. Betty Dodson, die ich bereits erwähnt habe, ist dafür bekannt, dass sie das erste feministische Buch über Masturbation geschrieben hat. Sie unterrichtet seit 1970 Masturbationstechniken. In ihren großartigen »Bodysex«-Workshops hat sie vielen Frauen eine Menge über den Orgasmus beigebracht. Seit Mitte der 1970er-Jahre ist sie meine geschätzte Mentorin und mein Vorbild. Wir sind bei den meisten Themen einer Meinung, nur was die Definition des Orgasmus betrifft, gehen unsere Ansichten auseinander und wir führen hitzige Debatten. Im Grunde genommen ist Betty völlig gegensätzlicher Meinung wie Freud. Sie hält die Klitoris für ein primäres Sexualorgan der Frau und klitorale Orgasmen für echte, vollwertige Orgasmen. Außerdem ist sie der Ansicht, dass Frauen lernen sollten, klitorale Orgasmen zu haben. Obwohl Betty Frauen lehrt, vaginale Penetration mit klitoraler Stimulation zu einem »kombinierten Orgasmus« zu verbinden, könnte man sie als Kitzler-orientiert bezeichnen. Wenn irgendjemand Freud einen Tritt in den Hintern verpassen kann, dann ist es Betty.

Dr. Ruth, eine weitere bekannte Sexual-Pädagogin, ist ebenfalls der Meinung, dass es eigentlich nur eine Art von Orgasmus gibt, und zwar den klitoralen Orgasmus. In Anbetracht der Tatsache, dass Freud und seine Anhänger mit ihrer Ablehnung des klitoralen Orgasmus die Einstellung so vieler Menschen zum sexuellen Lustempfinden von Frauen geprägt haben, kann ich Bettys und Dr. Ruths Argumente verstehen. Doch ich kenne viele Frauen, die nicht alles auf den Kitzler setzen würden.

Einige Feministinnen sind davon überzeugt, dass die Klitoris ein wesentlich größeres Organ ist, als bislang angenommen, und über »Schenkel« verfügt (die ich lieber »Wurzeln« nenne), die in den Vaginalbereich auslaufen. Somit könnte man also sagen, dass ein vaginaler Orgasmus auch ein klitoraler Orgasmus ist. Die Neudefinition der Klitoris als ein großes Organ ist umstritten, und manche finden, dass sie die Unterscheidung zwischen verschiedenen Arten von Orgasmen verkompliziert. Für mich besteht jedenfalls kein Zweifel daran, dass sich ein Orgasmus durch klitorale Stimulation völlig anders anfühlt als ein Orgasmus durch vaginale Stimulation. Klitorale Orgasmen sind großartig, aber meine Erfahrung sagt mir, dass Frauen etliche verschiedene Arten von Orgasmen haben können, an denen die Klitoris überhaupt nicht beteiligt ist.

Auf meine Weise

Meine Definition des Orgasmus lautet folgendermaßen:

> Ein Orgasmus ist im weitesten Sinn der wohltuende Abbau oder Strom aufgestauter erotischer oder sexueller Energie und kann in unterschiedlichen Körperregionen und auf unterschiedliche Art und Weise auftreten.

Wenn Sie das Gefühl haben, Sie könnten irgendeine Art von Orgasmus haben, dann haben Sie wahrscheinlich auch einen – das ist meine Meinung. Indem wir mehr von unseren angenehmen Energie-Ausbrüchen als orgasmische Erfahrungen geltend machen, werden wir selbst orgasmischer, wird unser Leben orgasmischer, und wir können unser gesamtes orgasmisches Potenzial ausschöpfen – das ist phänomenal. Obwohl es bestimmte Richtlinien gibt, die einen Orgasmus definieren, wird Ihnen niemand eine Note geben, mit der Sie bestehen oder durchfallen. Also machen Sie Ihre Ansprüche geltend.

Dasselbe gilt natürlich auch für Männer. Orgasmus bedeutet nicht unbedingt Ejakulation. Männer sind ebenfalls zu allen möglichen Arten von Orgasmen fähig, die nichts mit ihrem Penis zu tun haben. Ich habe mir sagen lassen, dass penile Orgasmen mit Ejakulation etwas Wunderbares sind, aber sie sind eben nicht allein auf weiter Flur.

Orgasmus-Verzichtserklärung

Es gibt ebenso viele verschiedene Orgasmus-Theorien, wie es Orgasmus-Experten gibt. Einige Theorien sind widersprüchlich, andere haben Gemeinsamkeiten. Was die Orgasmus-Forschung betrifft, mag zwar schon einiges erreicht worden sein, aber es gibt trotzdem noch eine ganze Menge zu erreichen.

Bitte nehmen Sie zur Kenntnis, dass die folgenden Informationen auf meinen persönlichen Ansichten, Untersuchungen und Erfahrungen basieren – die sich von denen anderer Menschen (zu denen möglicherweise auch Sie gehören) unterscheiden können.

Obwohl meine Ansichten zum Thema Orgasmus von vielen anderen Orgasmus-Experten aus meinem Bekanntenkreis geteilt werden, unterscheiden sie sich von der üblichen Meinung der Allgemeinheit und der Sexualwissenschaftler-Gemeinde. Das macht sie in gewisser Weise revolutionär, umso interessanter und, wie ich glaube, zu Vorboten der Zukunft.

Erweitern Sie Ihre Vorstellung dessen, was ein Orgasmus ist

Wenn wir unsere Orgasmus-Gelegenheiten erweitern möchten, müssen wir zuallererst unsere Vorstellung dessen erweitern, was ein Orgasmus eigentlich ist. Lassen Sie uns mit einer wahren Geschichte beginnen.

Auf dem Abstellgleis

Ein junger Mann hatte sich im Alter von elf Jahren bei einem Unfall die Wirbelsäule gebrochen. Sein ganzer Körper war gelähmt, und er spürte vom Hals abwärts überhaupt nichts mehr. Es bestand keinerlei Hoffnung, dass er eines Tages Sex im konventionellen Sinn des Wortes würde genießen können. Er hatte nie eine Freundin oder irgendeine sexuelle Erfahrung gehabt, und es sah nicht danach aus, dass er jemals eine haben würde.

Als er 25 wurde, sagte er seinen Eltern, dass er gerne etwas über Sex lernen und vielleicht eine sexuelle Erfahrung machen würde. Glücklicherweise hatte er einfühlsame und liebevolle Eltern, die eine professionelle »Sex-Workerin« (Therapeutin, Pädagogin und Schlafzimmer-Gefährtin in einer Person) engagierten.

Die Dame arbeitete über einen Zeitraum von mehreren Monaten wöchentlich mit ihm, vermittelte ihm ein Gefühl der Sicherheit und gewann sein Vertrauen. Dann begann sie, seinen Körper Zentimeter für Zentimeter zu erforschen, um herauszufinden, ob es eine Stelle gab, wo er doch etwas empfand und seine Haut auf Stimulation reagierte. Tatsächlich entdeckten die beiden an der Innenseite seines linken Oberarms einen Bereich von ein paar Quadratzentimetern, wo er trotz seines Unfalls eine leichte Reaktion auf Sinnesreize zeigte. Im Lauf der Zeit und mit viel Geduld und Ermutigung gelang es der Sex-Workerin, ihm zunehmend intensive Sinnesfreuden zu bescheren, wenn sie diese kleine Stelle küsste und leckte.

Reifeprüfung

Am 26. Geburtstag des jungen Mannes setzte die Sex-Workerin alles auf eine Karte, spielte mit der Stelle und provozierte sie, saugte und knabberte daran, bis er vor Vergnügen aufschrie, wie sie es bislang noch nicht von ihm kannte. Die konzentrierte sinnliche Stimulation hatte zu einem extrem angenehmen Energieausbruch geführt, der ihn dazu veranlasste, vor Freude aufzuschreien. Was er an jenem Tag erlebte, könnte man als Orgasmus bezeichnen. Mit Tränen in den Augen und einem Lachen in der Stimme sagte er der Sex-Workerin, dass sie ihm das schönste Geburtstagsgeschenk gemacht habe, das er jemals bekommen hatte.

Vielleicht ist das, was der junge Mann erlebte, in Ihren Augen kein Orgasmus, weil ihm die körperlichen Attribute fehlten, die man in der Regel mit dem männlichen Orgasmus assoziiert: Erektion, Ejakulation etc. Doch sowohl für ihn als auch für die Sex-Workerin – die schon einigen Männern dabei geholfen hatte, unter schwierigen Umständen zum Orgasmus zu kommen – war es ein echter Orgasmus.

Dehnbarer Begriff

Meiner Ansicht nach gibt es unzählige verschiedene Arten von Orgasmen, und fast jeder kann lernen, sie zu erleben. Wie der junge Mann in der Geschichte wissen etliche Menschen mit Paraplegie oder Tetraplegie, die das genitale Empfindungsvermögen verloren haben oder niemals hatten, von Erlebnissen zu berichten, die zweifellos als eine Art von Orgasmus zu bezeichnen sind. Wenn andere eine Vielfalt orgasmischer Erlebnisse haben können, dann können Sie das ebenfalls.

Vielleicht teilen Sie ja meine Meinung in Bezug auf die Definition des Orgasmus und haben ähnliche Erfahrungen gemacht wie ich. Großartig! Ist es nicht schön zu wissen, dass Sie nicht allein sind?

Es gibt viele Arten von Orgasmen, die ich unmittelbar erlebt oder beobachtet habe – bei mir selbst, bei anderen Frauen und bei Männern – oder die mir berichtet wurden. Doch bevor ich Sie einweihe, möchte ich Sie bitten, folgenden Eid zu leisten:

Orgasmus-Eid

»Ich schwöre feierlich, nach bestem Wissen und Gewissen,
dass ich die folgenden Informationen nicht dazu nutzen
werde, um mir das Gefühl zu vermitteln,
ich sei in irgendeiner Weise unzulänglich.
Es ist meine Absicht, diese Informationen zu nutzen,
um dazuzulernen und mich weiterzuentwickeln.
Ich bin bereit, mich neuen Ideen in Bezug auf den Orgasmus
zu öffnen und mich vielleicht probeweise einem
Orgasmus-Reformprogramm zu unterziehen.«

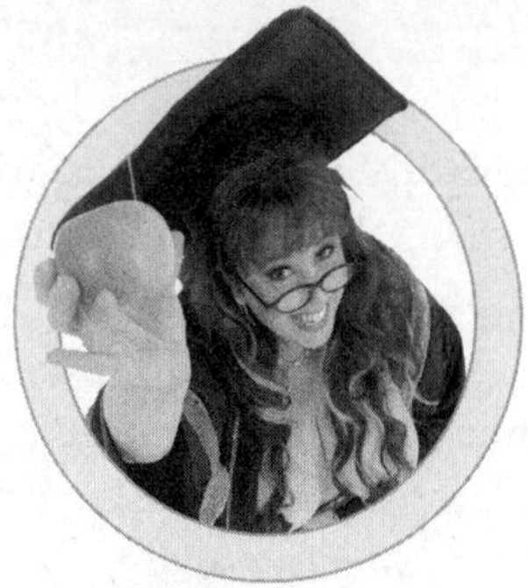

13. Schritt: Ergreifen Sie Ihre Orgasmus-Gelegenheiten

»Vielleicht wird man eines Tages entdecken,
dass ein Orgasmus in Wirklichkeit Stunden dauert, obwohl
er nur ein paar Sekunden zu dauern scheint.«

Dolly Parton

Hereinspaziert, ich habe ein wunderschönes Zimmer für Sie vorbereitet, in dem Sie sich himmlisch fühlen werden. An der Decke hängt ein großer Kronleuchter, und in jedem seiner Kristall-Tropfen scheint sich eine ganze Welt zu verbergen. Lauschen Sie der Musik: Sie passt zum Rhythmus Ihres Herzschlags und lockt Ihren Körper, ihrem Ruf zu folgen. Es stehen etliche Leckerbissen für Sie bereit, wie zum Beispiel eine Götterspeise aus exotischen Früchten und süßem Nektar. Außerdem gibt es hier ein luxuriöses Bett, in dem Sie es sich bequem machen können. Für Ihre unmittelbaren Bedürfnisse ist gesorgt. Legen Sie sich hin und genießen Sie. Ihre Zeit zu kommen ist gekommen. Lassen Sie mich Ihnen eine Auswahl anbieten.

Dr. Sprinkles Orgasmus-Angebot

Im Folgenden finden Sie verschiedene Arten von Orgasmen, bei denen ich überzeugt bin (und mich am eigenen Leib davon überzeugt habe), dass auch Sie in der Lage sind, sie zu erleben:

1. **Genital-Orgasmen.** Diese Orgasmen treten im Genitalbereich auf und erfordern ein gewisses Maß an physischer Stimulation. (Analog zu Körper-Sex.)
2. **Energie-Orgasmen.** Diese Orgasmen treten ohne physische genitale Stimulation auf. (Analog zu Energie-Sex.)
3. **Hybrid-Orgasmen.** Diese Orgasmen sind neo-klassizistische Orgasmen – Designer-Orgasmen, wenn Sie so wollen. Sie treten infolge physischer Stimulation auf, setzen aber ein Bewusstsein für den Energie-Fluss oder die Energie-Freisetzung voraus. (Analog zu Körper-Energie-Sex.)

I. Unter der Gürtellinie – Genital-Orgasmen

Klitorale Orgasmen

Der klitorale Orgasmus ist heutzutage der am weitesten verbreitete und beliebteste weibliche Orgasmus. (In 50 Jahren wird das vielleicht anders sein. Wer weiß?) Das ist in der Regel die Art von Orgasmus, den die meisten Frauen gerne hätten oder gerne häufiger hätten. Die Klitoris wird stimuliert, es baut sich Energie in Form von Muskelspannung auf, und wenn diese plötzlich freigesetzt wird, kommt es zum Orgasmus. Der klitorale Orgasmus kann schwach, Schluckauf-ähnlich und auf die Unterleibsregion beschränkt sein oder über diesen Bereich hinausstrahlen und für ein überwältigendes Erbeben im ganzen Körper sorgen. Eine Freundin von mir vergleicht ihre klitoralen Orgasmen mit einem Glas, das sich langsam mit kühlem Wasser füllt, bis es überläuft.

Körperlich betrachtet, passieren dabei einige der folgenden Dinge: Ihre Klitoris schwillt an und beginnt zu pochen, Ihre Herzfrequenz steigert sich, Ihre Zehen rollen sich ein, Ihre Vagina sondert Flüssigkeit ab, Ihre Beckenbodenmuskeln ziehen sich zusammen, Ihre Brustwarzen werden hart wie Kieselsteine, Ihre Atmung verändert sich, Ihr Rückgrat krümmt sich, Sie krallen sich im Rücken Ihres Partner fest ... und Sie schreien: »Oh, ja, ja, oh Gott! Nicht aufhören!«

Was können Sie tun, wenn Sie noch nie einen klitoralen Orgasmus hatten oder gerne häufiger welche hätten? Die einzige korrekte Antwort auf diese Frage, und genau genommen auch auf jede andere Frage zur weiblichen Sexualität, lautet: »Das hängt davon ab.« Sie müssen herausfinden, welche Kombination von Stimuli bei *Ihnen* am besten funktioniert, und sich darüber im Klaren sein, dass sich das im Lauf der Zeit ändern kann. Beginnen Sie damit, dass Sie alleine masturbieren. Hier sind einige Vorschläge, die Ihnen helfen können:

Lustspender

- Das Erste und Wichtigste ist: *Denken Sie positiv,* indem Sie alle negativen Gedanken durch positive ersetzen.
- *Stimulieren Sie Ihre Klitoris* so, wie es sich für Sie am besten anfühlt. Manche Frauen bevorzugen indirekte Stimulation, manche direkte, manche rechts oder links, oberhalb oder unterhalb. Allerdings müssen Sie nicht unbedingt mit klitoraler Stimulation beginnen, um einen klitoralen Orgasmus zu haben. Manchmal ist es angenehmer, vaginal oder an den Schamlippen zu beginnen und sich langsam zur Klitoris vorzuarbeiten.
- Ich lege Ihnen sehr ans Herz, *regelmäßig* zu *üben.* Einmal im Monat oder auch einmal in der Woche ist nicht genug. Je mehr Sie üben, desto schneller werden Sie lernen.
- *Benutzen Sie einen Vibrator.* Die meisten Frauen lernen zu kommen oder multiple Orgasmen zu haben, indem sie einen guten, robusten Vibrator benutzen, der konstante und gleichmäßige Stimulation liefert. Versetzen Sie zum Aufwärmen Ihren Hals, Ihre Stirn, Ihre Hände, Ihre Füße, Ihre Schenkel und Ihren Bauch in Schwingungen.
- *Masturbieren Sie,* indem Sie etwas (Ungefährliches) in Ihre Vagina einführen: einen Dildo, einen Zahnbürstengriff, eine hübsche kühle Gurke etc.
- *Entspannen Sie sich,* frei nach dem Motto: *»Don't worry, be horny.«*

- *Legen Sie Musik auf* und tanzen Sie den Orgasmus-Tanz. Lassen Sie sich gehen und haben Sie Spaß an einem erotischen Tanz in der Horizontalen.
- *Analysieren Sie nicht, sondern fantasieren Sie.* Lassen Sie sämtliche analytischen Gedanken unbeachtet Ihr hübsches Köpfchen passieren. Fantasieren Sie unerschrocken.
- *Konzentrieren Sie sich ganz auf Ihre körperlichen Empfindungen.* Das funktioniert bei manchen Frauen noch besser als zu fantasieren. Sex-Therapeuten sagen dazu »Sinnes-Fokus«.
- *Experimentieren Sie mit Ihrer Atmung.* Halten Sie den Atem an, atmen Sie tief durch, versuchen Sie es mit sehr schnellen, flachen Atemzügen – nicht unbedingt in dieser Reihenfolge. Bewusstes Atmen hilft, sich auf seine körperlichen Empfindungen zu konzentrieren und diese zu intensivieren.
- *Lesen Sie ein erotisches Buch, sehen Sie sich sexy Bilder an oder schauen Sie sich einen guten Pornofilm an.*
- *Bewegen Sie die Hüften wellenförmig.* Lassen Sie die Hüften kreisen, heben Sie sie an und tun Sie so, als würden Sie sie gegen einen Partner stemmen.
- *Sorgen Sie für Abwechslung.* Versuchen Sie es auf dem Rücken, auf dem Bauch, auf der Seite, im Stehen, im Sitzen etc. Wechseln Sie zwischen ausgestreckten und abgewinkelten Beinen ab. Masturbieren Sie im Kopfstand, im Liegestütz, vor dem Spiegel, in der Badewanne, *wie es Ihnen gerade einfällt!* Experimentierfreudigkeit ist der Schlüssel zum Erfolg.

- *Machen Sie Kegel-Übungen* (wie im 6. Schritt beschrieben).
- *Legen Sie sich Kissen unter den Po,* damit Ihr Becken sich in einer höheren Position befindet als Ihr Kopf. Das kann echt erregend sein.
- *Kitzeln Sie Ihre Brustwarzen, kneifen Sie hinein und ziehen Sie daran.* Halten Sie Ihre Brüste in den Händen und spielen Sie mit ihnen, wie ein Partner es tun würde. Das kann eine äußerst angenehme Ablenkung sein, wenn Sie sich zu sehr anstrengen, zum Orgasmus zu kommen.
- *Machen Sie sexy Geräusche!* Stöhnen Sie, flüstern Sie, sagen Sie sich selbst oder einem imaginären Liebhaber »schmutzige« Dinge.
- *Gehen Sie mit dem Strom.* Folgen Sie den natürlichen Trieben. Falls Sie das Bedürfnis verspüren, herumzurollen und die Bettdecke zu rammeln, dann tun Sie es. Wenn Sie wirklich auf Ihren Körper hören, wird er Sie wissen lassen, was er braucht und sich wünscht.
- *Seien Sie wild, frei und schamlos.*
- Einige Frauen erlernen den klitoralen Orgasmus *mit Hilfe eines Sex-Therapeuten,* der ihnen in der Regel Übungen als Hausaufgabe aufgibt. Außerdem gibt es inzwischen so genannte »Orgasmus-Trainer, die Ihnen gerne beim Masturbieren zusehen und Tipps geben (siehe Quellenverzeichnis am Ende dieses Buchs). Das kann extrem hilfreich, amüsant und eine einzigartige Erfahrung sein, obwohl es sicherlich nicht jederfraus Sache ist.

- *Werfen Sie nicht zu schnell das Handtuch.* Ein paar Minuten werden Ihnen wahrscheinlich nicht genügen. Nehmen Sie sich eine Stunde Zeit oder, wenn nötig, auch länger. Wenn Sie üben, einen Orgasmus zu haben, sollten Sie sich alle Zeit der Welt nehmen. Fassen Sie sich ein Herz – je länger es dauert, desto besser kann es sein!
- *Probieren Sie aus, sich vor dem Spiegel selbst zu befriedigen.* Der heiße Anblick wird Ihnen unter Umständen dabei helfen, den Höhepunkt zu erklimmen.

Tipps für das dynamische Duo

Was können Sie tun, wenn es Ihnen Probleme bereitet, beim Sex mit Ihrem Partner einen klitoralen Orgasmus zu haben?

- *Denken Sie zunächst darüber nach,* worin die Ursache für Ihre Probleme liegen könnte. Stellen Sie sich Ihren Partner vor und achten Sie darauf, welche Gedanken und Gefühle Sie dabei haben. Haben Sie generell Ängste oder Bedenken, in Gegenwart eines anderen Menschen zu kommen, oder nur bei dieser bestimmten Person? Ist Ihnen unangenehm, was Sie erregt? Haben Sie Angst vor zu viel Intimität oder davor, wie eine Verrückte zu wirken? Machen Sie sich Sorgen, dass Sie Ihren Lidstrich verwischen, das Bett feucht machen oder die Nachbarn wecken könnten? Fürchten Sie einen Herzinfarkt oder Verbrennungen? Sie können die Antwort vermutlich erahnen. Unrealistische Ängste tun Ihnen keinen Gefallen, deshalb sollten Sie sie durch positive Gedanken ersetzen.

- *Denken Sie darüber nach, ob es irgendwelche mechanischen Gründe gibt,* warum Sie nicht zum Höhepunkt kommen. Stimuliert Ihr Partner Sie auf optimale Art und Weise? Nehmen Sie die Stellung ein, die sich für Sie am besten anfühlt?
- *Nimmt Ihr Partner sich wirklich genug Zeit,* um Sie bis zum Orgasmus zu stimulieren? Wenn nicht, sollten Sie ihm erklären, dass Sie mehr Zeit brauchen, um zum Höhepunkt zu gelangen. Machen Sie sich keine Sorgen, dass Sie ihn damit abtörnen könnten – die meisten Menschen möchten Ihre Partner befriedigen.
- *Sagen Sie Ihrem Partner klipp und klar, was Ihnen gefällt und was Sie sich wünschen.* Sie schaffen das! Wenn Sie auf eigene Faust herausgefunden haben, was Ihnen dabei hilft zu kommen, müssen Sie es Ihrem Partner zeigen. Wenn Sie erst einmal damit begonnen haben, mit Ihrem Partner über Sex zu sprechen, wird es immer einfacher werden, bis es sich ebenso natürlich und notwendig anfühlt, wie darüber zu sprechen, was Sie zum Abendessen kochen könnten, nur viel interessanter und amüsanter.
- *Werden Sie das Gefühl los, immer geben zu müssen.* Lehnen Sie sich zurück und genießen Sie, und zwar *uneingeschränkt* und ohne Schuldgefühle. Den meisten Frauen wurde vermittelt, es sei besser, zu geben als zu nehmen. Unter bestimmten Umständen stimme ich zu, doch wenn es so weit kommt, dass wir den Eindruck

haben, keine sexuelle Befriedigung verdient zu haben, wird es Zeit, dass wir unsere Schuldgefühle über Bord werfen und genießen, ja, genießen!

- *Wenn Sie ein Beziehungsproblem haben, sollten Sie das klären,* bevor Sie in die Kiste steigen.
- *Wenn Sie Antidepressiva oder andere Medikamente einnehmen, die Orgasmusprobleme verursachen,* sollten Sie Ihren Arzt bitten, Ihnen etwas anderes zu verschreiben. Falls Sie wegen der Nebenwirkungen eines Medikaments über einen längeren Zeitraum nicht zum Orgasmus kommen, werden Sie unter Umständen noch depressiver als ohne diese verdammten Pillen!
- *Gehen Sie Ihrem Partner zur Hand!* Massieren Sie Ihre Klitoris beim Geschlechtsverkehr oder beim Oralsex mit den Fingern oder mit einem Vibrator. Ich hatte keinen einzigen Liebhaber (und ich hatte viele), dem es nicht gefiel, wenn ich beim Sex selbst meine Klitoris stimulierte. Erst recht nicht, wenn sie sahen, wie sehr mich das in Fahrt brachte.
- *Machen Sie Kegel-Übungen.* Vergessen Sie nicht, dass Sie das von innen stimuliert und Ihre sexuelle Energie steigert.
- *Haben Sie erotische Gedanken.* Erotische Gedanken sind nicht nur antörnend, sondern verdrängen Ängste, Unsicherheiten und negative Gedanken.
- *Beim Masturbieren Sex mit einem Partner zu simulieren* kann Ihnen dabei helfen, beim Sex mit einem Partner zum Orgasmus zu kommen. Viele Frauen haben eine ganz spezielle Reihenfolge beim Masturbieren,

das ihnen gute Dienste erweist. Sex mit dem Partner ist jedoch eine andere Angelegenheit. Bewegen Sie sich also bei Ihren Solonummern so, wie Sie sich bewegen, wenn Sie mit Ihrem Partner zusammen sind, und tun Sie so, als wäre Ihr Partner dabei.

- *Tun Sie alles, was Sie tun können,* um richtig in Fahrt zu kommen – ohne es zu übertreiben.
- Wenn gar nichts zu helfen scheint, sollten Sie eventuell *die Möglichkeit in Betracht ziehen, dass die Barriere zwischen Ihnen und dem Orgasmus biologischer Natur ist.* Falls Sie Schmerzen haben, während Sie kommen, müssen Sie mit Ihrem Gynäkologen darüber sprechen. Sollten Sie schon etwas älter sein, könnte eine Hormonbehandlung Ihre Probleme lösen. Als Judy, die orgasmusfähigste Frau, die ich je kennen gelernt habe, in die Wechseljahre kam, war sie plötzlich nicht mehr in der Lage, irgendeine Art von Orgasmus zu haben. Ihr Arzt empfahl ihr, einen natürlichen Hormonersatz einzunehmen. Sie folgte seinem Rat und war fast sofort wieder ganz die Alte. Allerdings haben viele Frauen auch nach der Menopause unzählige Orgasmen, ohne sich einer Hormonbehandlung zu unterziehen.

Falls Sie alle oben genannten Tipps ausprobiert haben und mit Ihrem Partner trotzdem nicht zum Orgasmus kommen, sollten Sie nicht vergessen, dass es auch äußerst erregend und erbaulich sein kann, keinen Orgasmus zu haben. Genießen Sie es, keinen Orgasmus zu haben. Es ist völlig normal und manchmal sogar wünschenswert, nicht zu kommen. Sehen Sie es einfach so, dass Sie für das nächste Mal, wenn Sie wieder Sex haben, Spannung aufbauen, oder nutzen Sie die Energie, um Ihr Haus zu putzen oder einen Boxkampf zu gewinnen.

Multiplizieren Sie Ihre Orgasmen

Der Begriff »multipler Orgasmus« ist eine undurchsichtige Angelegenheit, da er eine Vielzahl von Erfahrungen beschreibt. Damit kann gemeint sein, dass man einen klitoralen Orgasmus hat und wenige Minuten später einen weiteren. Oder damit kann gemeint sein, dass man mehrere Orgasmen in Folge hat. Damit kann aber auch gemeint sein, dass man viele kleine Orgasmus-Wellen spürt, die mit einem großen klitoralen Orgasmus enden.

Eine Frage für die erfahreneren Damen unter Ihnen: Können Sie zwischen einer klitoralen Orgasmus-Welle und einem klitoralen Höhepunkt unterscheiden? Wenn nicht, werde ich Ihnen verraten, wie Sie das lernen können. Beobachten Sie Ihren Körper ganz genau. Stimulieren Sie sich, bis Sie fast zum Höhepunkt kommen. Gestatten Sie sich dann einige kleine, kurze klitorale Orgasmen. Unterdrücken Sie das Bedürfnis, einen großen Orgasmus zu haben. Probieren Sie, wie viele kleine Orgasmen Sie haben können, ohne dabei den endgültigen Schritt über den »Abgrund« zu machen. Nachdem Sie mehrere kleine Orgasmen hatten, lassen Sie sich gehen und versuchen, den größtmöglichen Höhepunkt zu haben. Sobald Sie das einmal ausprobiert haben, werden Sie sehr wahrscheinlich zwischen einer Orgasmus-Welle und einem klitoralen Höhepunkt unterscheiden können. Eine klitorale Orgasmus-Welle fühlt sich an, als würde man im Meer stehen und sich in einer Wassertiefe von etwa einem Meter auf und ab bewegen, während man von kleinen Wellen sanft umspült wird. Ein klitoraler Höhepunkt fühlt sich eher so an, als würde man auf einer riesigen Welle zum Strand reiten, bis man zum Stillstand kommt.

Vaginale Orgasmen

Ich bin der Überzeugung, dass die meisten sexuell aktiven Frauen, die Geschlechtsverkehr genießen, dabei das empfinden, was man gemeinhin als einen »vaginalen Orgasmus« bezeichnet, es aber nicht als solchen wahrnehmen, weil sie erwarten, dass er sich wie ein klitoraler Orgasmus anfühlt, was jedoch nicht der Fall ist. Ich hatte jahrelang vaginale Orgasmen und G-Punkt-Orgasmen, ehe mir bewusst wurde, dass es sich dabei tatsächlich um Orgasmen handelte. Sobald mir klar wurde, dass diese Empfindungen Orgasmen waren, betrachtete ich sie aus einem anderen Blickwinkel und entwickelte sie weiter, bis sie stärker und eindeutiger wurden. Schließlich hatte ich keine Zweifel mehr daran, was ein Orgasmus war und was nicht. Wenn eine angenehme Welle meinen Körper durchflutete, war das noch kein Orgasmus, wenn ich jedoch am Gipfel einer Erregungsphase von einer angenehmen Energie-Woge förmlich überrollt wurde, handelte es sich um einen Orgasmus. Für mich war das ein Lernprozess – und ein sehr vergnüglicher dazu. Ich hoffe, Sie werden nach Ihrem Lernprozess ähnlich belohnt.

In diese Kategorie fallen Orgasmen, die bei vaginaler Penetration auftreten, sei es mit einem Penis, mit Fingern, mit einem Dildo oder mit einer frischen grünen Gurke. Das umfasst vaginale Orgasmen, G-Punkt-Orgasmen und Gebärmutterhals-Orgasmen. Die Grenzen zwischen diesen verschiedenen Arten von Orgasmen sind verschwommen, trotzdem fühlt sich jede etwas anders an. Für mich fühlt sich ein G-Punkt-Orgasmus elektrisierend und prickelnd an. Ein Gebärmutterhals-Orgasmus (der bei wiederholtem Druck auf den Gebärmutterhals auftreten kann, welcher sich weiter innen befindet als der G-Punkt) fühlt sich an, als würde eine Basstrommel nachschwingen. Ein vaginaler Orgasmus (der den gesamten Bereich der Vagina einschließlich des G-Punkts und des Gebärmutterhalses umfasst) fühlt sich an, als würde ein großer Stein in einem ruhigen See landen und kleine Wellen verursachen. Für Sie fühlen sich diese Arten von Orgasmen jedoch vielleicht völlig anders an.

Tipps für tief drin

Wenn Sie lernen möchten, vaginale Orgasmen zu haben oder häufiger zu haben, sollten Sie die folgenden Ratschläge befolgen:

- *Machen Sie sich bewusst,* dass ein vaginaler Orgasmus ziemlich einfach zu erreichen ist. Verkomplizieren Sie die Sache nicht unnötig. Nennen Sie das, was Sie für einen vaginalen Orgasmus halten, einen vaginalen Orgasmus – es könnte durchaus einer sein.
- *Achten Sie besonders* auf die ersten Momente der Pe-

netration. Wenn Sie stark erregt sind und Ihr Partner mit seinem Penis, einem Finger oder einem Dildo in Sie eindringt, kann das unmittelbar einen vaginalen Orgasmus auslösen – vor allem dann, wenn Sie seit längerer Zeit keinen Sex mehr hatten. Probieren Sie es einfach aus.

- *Lernen Sie zwischen Energie-Aufbau und Energie-Abbau zu unterscheiden,* indem Sie genau darauf achten.
- *Bitten Sie Ihren Partner,* zunächst langsam in Sie einzudringen, dann das Tempo und die Vehemenz so weit zu steigern, wie Sie es aushalten, und schließlich abrupt innezuhalten. Wenn Sie jetzt das angenehme Gefühl verspüren, dass Energie abgebaut oder freigesetzt wird, handelt es sich aller Wahrscheinlichkeit nach um einen vaginalen Orgasmus.
- *Hören Sie auf Ihre Geräusche beim Sex.* Wenn Sie plötzlich aus vollem Hals schreien oder ein tiefes, lautes Stöhnen von sich geben, könnte das ein Anzeichen für einen vaginalen Orgasmus sein.
- Um einen G-Punkt-Orgasmus auszulösen, *bitten Sie Ihren Partner, eine Zeit lang Ihren G-Punkt zu stimulieren.* Manche Frauen empfinden Druck auf diesen Bereich als unangenehm, andere berichten, dass sie starken Druck auf Ihren G-Punkt benötigen, um dort einen Orgasmus zu haben. Manche Frauen kommen durch eine kreisende Bewegung von Fingern oder einem Dildo zum Höhepunkt, für andere ist das Gefühl, gedehnt zu werden, der Auslöser.

Orgasmus-Mischformen

Zu Orgasmus-Mischformen kommt es, wenn eine Frau einen Orgasmus durch klitorale Stimulation hat und gleichzeitig vaginal und/oder anal stimuliert wird. Wo solche Orgasmen anfangen und wo sie aufhören, lässt sich schwer sagen. Sicher ist nur, dass sie sich toll anfühlen.

Wenn man eine Frau zu einem solchen Orgasmus bringen möchte, darf man nicht vergessen, ihre Erregung zu steigern, einen gleichmäßigen Rhythmus beizubehalten, ohne große Veränderungen vorzunehmen, und auf keinen Fall aufzuhören!

II. Energie-Orgasmen – Schau, Mama, ohne Hände!

Nächtliche Orgasmen: »Schnarchgasmen« und »Traumgasmen«

Sind Sie jemals aus dem Tiefschlaf erwacht und haben festgestellt, dass Sie einen Orgasmus hatten, ohne sich berührt zu haben? Dem Kinsey-Report zufolge haben 37 Prozent aller Amerikanerinnen über 45 diese Erfahrung wenigstens einmal gemacht. Kinsey nannte diese Art von Orgasmen »nächtliche Orgasmen«. Ich nenne sie im Spaß »Schnarchgasmen«. Manchmal sind sie nur sehr schwach, manchmal aber auch richtig stark. Unter Umständen werden Sie von heftigen vaginalen Kontraktionen begleitet. Gelegentlich träumt man, dass man einen Orgasmus hat, wacht davon auf und hat tatsächlich einen. Da nächtliche Orgasmen ohne genitale Stimulation erfolgen, sind sie ein hervorragendes Beispiel für »Energie-Orgasmen«.

Eine Gruppen-Energie-Orgasmus-Geschichte

Bei meinen Orgasmus-Experimenten stellten einige meiner Freunde und ich fest, dass es möglich ist, sich vollständig bekleidet hinzulegen und allein durch Willenskraft in einen Orgasmus-artigen Zustand zu versetzen.

Diese Art von Energie-Orgasmus probierte ich mit einer Gruppe von 45 Männern und Frauen am Ende eines einwöchigen Erotik-Massage-Seminars mit dem Titel »Cosmic Orgasm Awareness Week« aus, das ich in einem nordkalifornischen Urlaubsort hielt. In der letzten Sitzung des Seminars waren alle Teilnehmer extrem energiegeladen und aufgedreht. Ich wollte, dass sie vollkommen zufrieden nach Hause fuhren, und spürte, dass dafür noch irgendeine Art von Energie-Abbau nötig war. Also forderte ich sie auf, sich in ihren Kleidern hinzulegen, sich zu entspannen und ihre erotischen Gefühle und Energien an die Oberfläche steigen zu lassen, ohne sich dabei zu berühren. Stellen Sie sich bitte eine Gruppe von Workshop-Teilnehmern vor, die alle scheinbar untätig am Boden liegen und dann gleichzeitig zu zittern anfangen und einen Energie-Orgasmus haben, der langsam beginnt, sich zum Höhepunkt steigert und in eine mehrminütige Ausklangphase übergeht. Die Orgasmus-Laute und das Lachen der Teilnehmer waren die süßeste Musik, die ich je gehört habe. Als der Workshop schließlich zu Ende ging, waren alle äußerst zufrieden und ziemlich erstaunt. Es war so einfach und natürlich, und doch hätten es die meisten Teilnehmer nicht für möglich gehalten, ehe sie es ausprobierten.

In Gedanken kommen

So unglaublich es auch klingen mag, es ist wissenschaftlich erwiesen, dass es möglich ist. Die Sexualwissenschaftlerinnen Beverly Whipple und Gina Odgen führten ein Laborexperiment durch, um herauszufinden, ob es möglich ist, »in Gedanken zu kommen«, wie sie es nennen. Dazu untersuchten sie mehrere Dutzend weibliche Freiwillige, die behaupteten, in der Lage zu sein, ohne genitale Stimulation zum Orgasmus zu kommen. Ich war eine von ihnen. Was tut man nicht alles für die Wissenschaft.

Sie schlossen mich in ihrem Labor an der Rutgers University an verschiedene Geräte an, die meine körperlichen Reaktionen maßen, wie zum Beispiel meine Herzfrequenz und meine vaginalen Kontraktionen. Zuerst wurde ich aufgefordert, auf »gewöhnliche« Weise zum Orgasmus zu kommen, indem ich meine Klitoris stimulierte. Nach ein paar Minuten Pause baten sie mich zu versuchen, ohne physische Stimulation zum Orgasmus zu kommen. Ich entspannte mich, baute durch sexuelle Fantasien Energie auf, und öffnete mental meinen Körper und meinen Geist, um mich von orgasmischer Energie durchfluten zu lassen. Nach wenigen Minuten hatte ich einen Energie-Orgasmus. Den Geräten zufolge zeigte mein Körper dabei zum Teil dieselben Reaktionen wie beim klitoralen Orgasmus. Bei den meisten anderen untersuchten

Frauen waren die Ergebnisse ähnlich. Somit ist wissenschaftlich erwiesen, dass einige Frauen tatsächlich »in Gedanken kommen« können.

Ich denke, also komme ich

Hier gebe ich Ihnen einige Tipps, wie Sie lernen können, »in Gedanken zu kommen« und Energie-Orgasmen zu haben:

- *Machen Sie sich bewusst,* dass sich Energie-Orgasmen anders anfühlen als klitorale Orgasmen.
- *Glauben Sie daran,* dass es möglich ist – ansonsten ist es praktisch unmöglich.
- *Seien Sie aufmerksam.* Energie-Orgasmen können sehr schwach, aber auch sehr intensiv sein. Sie merken, dass Energie freigesetzt wird, wenn Sie leicht zu zittern beginnen und eventuell ein wenig erschauern. Diese Empfindungen stehen auf Abruf bereit, unmittelbar unter der Oberfläche. Sie brauchen Sie nur aufsteigen zu lassen. Dr. Ray Stubbs nennt sie »Leicht-Körper-Orgasmen« und fügt hinzu: »Man kann sie leicht übersehen, wenn man nicht nach ihnen Ausschau hält.«
- *Erweitern Sie Ihre Definition.* Sie können bei nicht-sexuellen Aktivitäten, die Sie besonders angenehm finden, eine Vielzahl verschiedener Mikro-Orgasmen in Form von Energie-Orgasmen haben, zum Beispiel beim Motorradfahren (»Windgasmen«), beim Sonnenbaden (»Sonnengasmen«) oder wenn Sie Anita Baker singen hören (»Ohrgasmen«).

- *Nehmen Sie ein paar Unterrichtsstunden* in Tai Chi, Chi Gong, Yoga, Karate oder einer anderen Disziplin, die mit Energie arbeitet. Auch wenn Energie-Orgasmen in solchen Unterrichtsstunden normalerweise nicht erwähnt werden, können Sie dort einiges über unterschwellige Energie lernen.
- *Fingieren Sie es, bis Sie es fühlen.* So zu tun, als hätten Sie einen Energie-Orgasmus, kann dazu führen, dass Sie tatsächlich einen haben.
- *Nutzen Sie Ihren Verstand und Ihre erotischen Gedanken,* um Ihren Körper zu einem Orgasmus zu bringen. Erinnern Sie sich, wie sich ein Orgasmus anfühlt.
- *Bringen Sie Ihren Körper dazu,* erotisch zu zittern wie ein Blatt im Wind.
- *Stellen Sie sich vor, dass Ihr Herz sich öffnet.* Ich habe festgestellt, dass ich empfänglicher für orgasmische Energie bin, wenn ich mir vorstelle, dass mein Herz sich öffnet und ein Gefühl der Weite entsteht.
- *Sehen Sie jemandem zu, der weiß, wie es funktioniert.* Am besten lernt man mehr über Energie-Orgasmen, wenn man jemandem zusieht, der einen hat. Es gibt verschiedene Videos, in denen Energie-Orgasmen demonstriert werden. In meinem Dokumentarfilm *Annie Sprinkle's Amazing World of Orgasm* demonstriert meine Freundin Jwala eine tolle Methode. Die wunderbare DVD *Ancient Secrets of Sexual Ecstasy* enthält ebenfalls ein paar ausgezeichnete Beispiele (neben anderen großartigen Tipps, wie Männer lange multiple Orgasmen haben können, ohne dabei zu ejakulieren).

Atem-Orgasmen

Wenn man einen Blick auf die Geschichte verschiedener alter, sexuell bewanderter Kulturen wirft, stellt man fest, dass die Menschheit bereits seit Jahrtausenden Atem-Orgasmen hat (Kulturen wie die der Tantriker, der Taoisten und einiger indianischer Ethnien). Dieses Wissen verschwand jedoch aufgrund der tyrannischen Unterdrückung durch Anti-Sex-Fanatiker in der Versenkung. Doch alles Alte wird irgendwann wieder neu, und heute sind »Atemgasmen« der letzte Schrei. Nicht wenige Sexual-Pädagogen unterrichten Atem-Orgasmus-Techniken. Atem-Orgasmen fühlen sich nicht nur toll an, sondern sind zudem perfekter Safer Sex!

Als ich das erste Mal einen Atem-Orgasmus hatte, war ich völlig unvorbereitet – er traf mich wie der sprichwörtliche Blitz! Ich nahm damals an einem Seminar teil und lernte eine Atemtechnik, die als »Wiedergebären« bezeichnet wird. Unsere Gruppe hatte seit zwei Stunden ununterbrochen gemeinsam rhythmisch geatmet. Das fühlte sich gut an, und alle waren äußerst energiegeladen. Plötzlich spürte ich, wie ein Prickeln meinen ganzen Körper durchflutete, als hätte ich in eine Steckdose gefasst, und wurde zu einem Kanal für orgasmische Energie. Äußerst angenehme Gefühle drangen durch meine Zehen und schossen durch meine Finger und durch meine Kopfhaut wieder hinaus. Ich hatte noch nie zuvor ein solches körperliches Wohlgefühl erlebt. Es war wesentlich intensiver als jeder klitorale Orgasmus, den ich je gehabt hatte, und hörte überhaupt nicht mehr auf. Der Leiter des Workshops hatte Verständnis dafür, was mit mir geschah, und unterstützte mich, indem er mich die Erfahrung genießen ließ. Ich spürte eine solche Lebendigkeit in meinem Körper und überall um mich herum, dass ich mich noch Tage später völlig gereinigt und wiederbelebt fühlte. Die Erfahrung brachte mich auf den Geschmack, und ich begann zu üben, Atem-Orgasmen zu haben. Ich brauchte zwar einige Jahre, bis ich sie wirklich beherrschte, aber manche Menschen können es schon nach dem ersten Versuch.

In einem ekstatischen Atemzug

Erinnern Sie sich noch an die Ekstase-Atemübungen, die Sie im 6. Schritt gemacht haben? Als Sie mit Ihrem Körper Energie geatmet haben? Wenn Sie die Ekstase-Atmung lange genug machen, können Sie einen Ganzkörper-Energie-Orgasmus erleben, bei dem die Energie über Ihre Schädeldecke hinausschießt. Es gibt viele verschiedene Arten von Atem-Orgasmen, und jede davon ist einzigartig. Sie bedürfen einiger Übung, aber ich kenne Hunderte von Menschen, die sie problemlos erlernt haben.

III. Hybride Orgasmen – die Neo-Klassiker

Diese Orgasmen setzen eine Kombination aus physischer Stimulation und Energie-Bewusstsein voraus.

Körperteil-Orgasmen

Vor Jahren hatte ich einen Liebhaber, der ganz verrückt danach war, an meinen Brustwarzen zu lutschen. Er lutschte sehr lange an ihnen und auf eine Art und Weise, die mich unglaublich heiß machte. Dabei hatte ich plötzlich das Gefühl, als wären meine Brustwarzen elektrisch geladen, und ich schrie vor Verzückung. Wenn Sie wissen, wovon ich spreche, hatten Sie wahrscheinlich auch schon »Nippelgasmen«. Falls Sie Spaß an Analverkehr haben, hatten Sie vielleicht irgendwann einen »Analgasmus«, der sich anfühlte, als würde in Ihrem Anus ein Freudenfeuerwerk gezündet werden. (Manche Frauen und auch Männer schwören darauf.) Einige Menschen bekommen durch ausgedehntes Küssen sogar einen Orgasmus in den Lippen. Unter den richtigen Voraussetzungen können Sie tatsächlich in jeder erogenen Zone Ihres Körpers einen Orgasmus erleben, wie Sie bereits in der Geschichte über den Mann mit der Wirbelsäulenverletzung erfahren haben.

Und so funktioniert der Körperteil-Orgasmus:

1. Lassen Sie sich von Ihrem Partner oder Ihrer Partnerin eine erogene Zone mindestens zehn Minuten lang intensiv stimulieren, und zwar durch Streicheln, Lutschen, Beißen oder was sich sonst gut anfühlt.
2. Konzentrieren Sie sich, und stellen Sie sich vor, dass an dieser Stelle erotische Energie aufgebaut wird.
3. Achten Sie auf den Moment, in dem an dieser Stelle Energie frei wird oder elektrische Spannung überzuspringen scheint. Das sind Körperteil-Orgasmen.

Wir sind am gesamten Körper mit Auslöseknöpfen ausgestattet. Es geht nur darum, die richtige Stimulation und Inspiration zu erhalten, Energie aufzubauen, um sie freizusetzen, und sich den guten Gefühlen hinzugeben.

Körper-an-Körper-Orgasmen

So wie sich durch das Aneinanderreiben von zwei Stöcken Feuer machen lässt, kann das Aneinanderreiben von Körpern, wenn Genitalien gegen Schenkel oder Bäuche gepresst werden, unglaubliche Ganzkörper-Energie-Orgasmen entfachen. Im Englischen wird das auch als *frottage* bezeichnet (vom französischen Wort für »reiben«), als *tribadism* (für Lesben, die ihre Klitoris aneinander reiben) oder als *dry humping*, »trockenpoppen« (wenn ein Mann und eine Frau so tun, als hätten sie Geschlechtsverkehr, der Penis sich aber nicht in der Vagina befindet – daher »trocken«, wenngleich das eine sehr feuchte Angelegenheit ist).

Stellen Sie sich vor, Ihr Körper wäre ein großer Ballon. Er füllt sich mit Energie, wenn Sie ihn leidenschaftlich und enthusiastisch am Köper Ihres Partners oder Ihrer Partnerin reiben. Je tiefer Sie dabei atmen, desto mehr füllt sich Ihr Körper mit Energie. Tun Sie das eine Zeit lang. Wenn Sie sich richtig energiegeladen fühlen, spannen Sie Ihren ganzen Körper an und halten den Atem an. Lassen Sie sich beim Ausatmen »platzen«. Unter Umständen werden Sie spüren, wie sich die freigesetzte Energie in einen Orgasmus verwandelt.

Vereinfachte Darstellung des sexuellen Reaktionszyklus der Frau nach dem Modell von Masters und Johnson

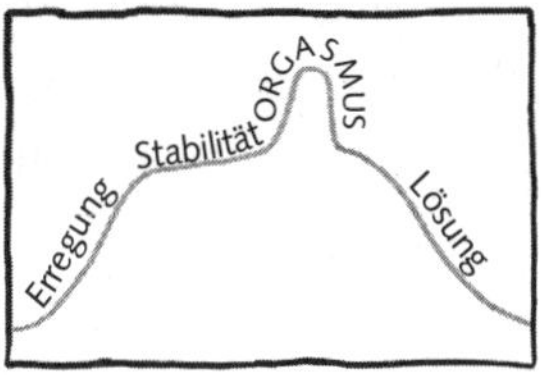

Zeichnen Sie hier Ihren Orgasmus ein

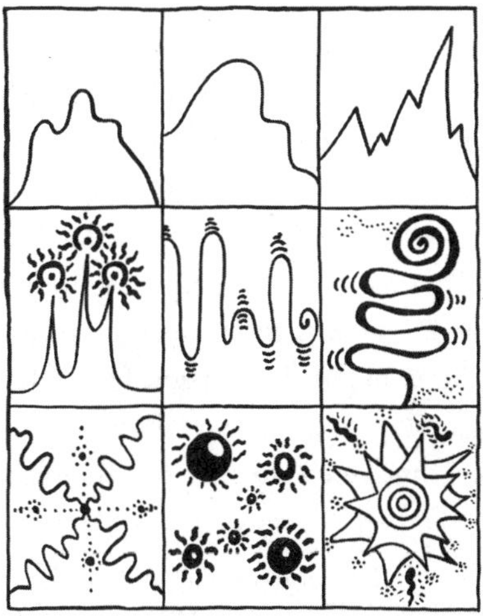

So würde ich einige meiner Orgasmus-Erfahrungen zeichnen. Wie würden Sie Ihre zeichnen?

Der »Megagasmus«

Jetzt wird es Zeit, dass ich Ihnen etwas über den »Megagasmus« erzähle, den Tsunami unter den Orgasmen.

Wir Frauen sind zu oft darauf bedacht, unsere Sexualität zu unterdrücken. Wir wurden so erzogen, nicht für Unruhe zu sorgen. Ein feuchter Fleck auf dem Bettlaken oder unirdische Geräusche, die aus unserem Körper dringen, gelten als nicht gerade damenhaft. Alle un-damenhaften Damen sollten sich jetzt bereit machen, denn der Megagasmus ist etwas für die Frauen, die gewillt sind, Krawall zu schlagen. Er ist eine intensive Ganzkörper-Erfahrung, die über den Körper hinausgeht. Dabei kommt es zu einem Spannungsabbau, der so nachhaltig ist, dass man anschließend eine ganze Weile nicht mehr richtig stehen und denken kann. Ich persönlich hatte in meinem ganzen Leben weniger als ein Dutzend Megagasmen. Einen davon hatte ich, als wir meinen experimentellen Sexfilm *Sluts and Goddesses* drehten. Da wir meinen Megagasmus filmten, konnten wir feststellen, wie lange er dauerte. Er war fünf Minuten lang, äußerst intensiv und ganz und gar nicht damenhaft! Ich hatte dabei einen Gesichtsausdruck, als würde ich ein Baby zur Welt bringen. Einige Frauen, die den Film sahen, erzählten mir, dass sie ähnliche Megagasmen erlebt hätten, also bin ich auf keinen Fall die Einzige.

Reiten Sie auf der Megagasmus-Welle

Ein Megagasmus kann sich anfühlen, als würden sämtliche im Lauf des Lebens aufgestauten Emotionen freigesetzt werden – und das ist auch der Fall. Vielleicht werden Sie das Gefühl haben, »vom Universum geatmet zu werden«, während Ihr Körper von elektrisierender Spannung durchströmt wird. Vielleicht werden Sie in den Händen und den Lippen ein Prickeln spüren, vielleicht wird Ihr Unterkiefer zu zittern beginnen, und vielleicht wird Ihr Partner einen Kontakt-Orgasmus haben. Halten Sie sich einfach fest, und reiten Sie auf dieser gewaltigen Welle der Wonne.

Manche Männer haben Angst vor der Kraft eines weiblichen Megagasmus – oder überhaupt vor weiblichen Orgasmen. Mir haben verschiedene Frauen erzählt, dass sie die volle Kraft ihrer Orgasmen unterdrücken müssen, weil ihre Partner nicht damit zurechtkommen. Das ist jammerschade. Um dieses Problem zu lösen, schlage ich vor, dass Sie außerhalb des Bettes mit Ihrem Partner über seine Ängste und Bedenken sprechen sollten. Erklären Sie ihm, wie Sie empfinden und dass Sie gerne die Freiheit hätten, der kraftvolle Vulkan zu sein, der Sie sind. (Selbstverständlich müssen Sie sich diese Freiheit auch *selbst* zugestehen.)

Megagasmus-Memorandum

Es ist schwierig, genau zu erklären, wie man zu einem Megagasmus kommt, da alle Frauen und ihre Partner so verschieden sind. Ich habe Folgendes herausgefunden:

Megagasmen treten in Lebensphasen auf, in denen man eine *Menge* Energie freizusetzen hat. Man muss in der Stimmung für ein derart intensives Erlebnis sein. Meiner Erfahrung nach treten Megagasmen nicht sehr häufig auf und werden nur durch äußerst intensive physische, sexuelle Stimulation ausgelöst: durch sehr schnellen und kräftigen vaginalen Geschlechtsverkehr in Verbindung mit starker und gleichmäßiger klitoraler Stimulation. Manchmal werden sie auch durch »erotische Schmerzen« ausgelöst, wie etwa durch Beißen oder durch Dehnen der Vagina.

Einige Frauen aus meinem Bekanntenkreis sind durch »Fisting« zum Megagasmus gekommen. Darunter versteht man das Eindringen in die Vagina mit der ganzen Hand. Daneben gibt es noch das so genannte »Semi-Fisting«, bei dem mehrere Finger und der Daumen eingeführt werden, allerdings nicht bis über die Knöchel. Dieses Dehngefühl finden einige Frauen überaus erregend, manche brauchen sogar eine derart intensive Stimulation, um ihre stärksten Orgasmen zu bekommen.

Gestatten Sie sich, Ihr gesamtes Orgasmus-Potenzial auszuschöpfen. Überschreiten Sie Ihre Grenzen und gehen Sie weiter, als Sie es bislang für möglich gehalten haben.

Um kraftvollere Orgasmen zu haben, sollten Sie Ihr körperliches Potenzial auch außerhalb des Schlafzimmers erkunden: beim Karate, beim Tai Bo, beim Kickboxen, beim Tanzen etc. Schon wenige Stunden können eine große Wirkung haben. Seien Sie bereit, Ihre Kraft zum Ausdruck zu bringen. Lassen Sie den Löwen in Ihnen brüllen!

Vergessen Sie nicht, dass ich Sie gebeten hatte, keine Minderwertigkeitsgefühle zu entwickeln, falls Sie selbst noch keinen dieser Orgasmen erlebt haben. Sie befinden sich zur rechten Zeit am rechten Ort in Ihrer Orgasmus-Lernphase. Vielleicht haben Sie bereits verschiedene Arten von Orgasmen gehabt, die ich hier nicht erwähnt habe.

Resümee

Lassen Sie mich raten, was Ihnen jetzt durch den Kopf geht. Sie haben dieses Kapitel gelesen, aber einige der vorgestellten Ideen widerstreben Ihnen. Sie können mit meiner erweiterten Orgasmus-Definition nichts anfangen und kaufen mir nicht ab, dass man auch ohne physische Stimulation zum Orgasmus kommen kann. Doch können Sie sich wirklich sicher sein, dass all das unmöglich ist, nur weil Sie es vielleicht selbst noch nicht erlebt haben? Muss ein Orgasmus auf eine bestimmte Sinnesempfindung beschränkt sein? Warum kann ein Orgasmus nicht auch sehr zart sein, von einer anderen Körperregion ausgehen als von den Genitalien oder ganz unterschiedliche Empfindungen auslösen?

Im Lauf der Jahre habe ich in Dutzenden von Workshops und Beratungssitzungen unzähligen Frauen das breite Spektrum von Orgasmen näher gebracht. Einige von ihnen waren anfangs ebenfalls unbelehrbar, »kamen« aber schließlich zur Einsicht. Man legt den Keim, indem man lernt, dass neue Dinge möglich sind. Mögliche Wirklichkeiten wachsen und verwandeln sich schließlich in wirkliche Möglichkeiten. Ich ermutige Sie, offen zu sein, einige meiner Vorschläge tatsächlich auszuprobieren und selbst herauszufinden, was passiert. Falls nichts passieren sollte, gehen Sie davon aus, dass irgendwann in Zukunft etwas passieren wird.

Die Reform Ihres Sexuallebens setzt eine Erneuerung Ihrer Einstellung voraus. Die Kraft unserer Gedanken ist beeindruckend – wenn wir unsere Denkweise verändern, wird unser Körper folgen.

Ihre Orgasmus-Hausaufgabe

Bezeichnen Sie in den nächsten vier Wochen versuchsweise mehr von Ihren angenehmen sexuellen Energieschüben als »Orgasmen«. Sie können dieses Experiment alleine durchführen oder zusammen mit Ihrem Partner. Warten Sie ab, ob Sie nach diesen vier Wochen das Gefühl haben, orgasmusfähiger zu sein, und ob Sie interessante neue Empfindungen verspürt haben. Wenn dem so ist, haben Sie mehrere Ihrer Orgasmus-Gelegenheiten ergriffen und sich einer Orgasmus-Reform unterzogen!

14. Schritt: Schwelgen Sie im Nachklang

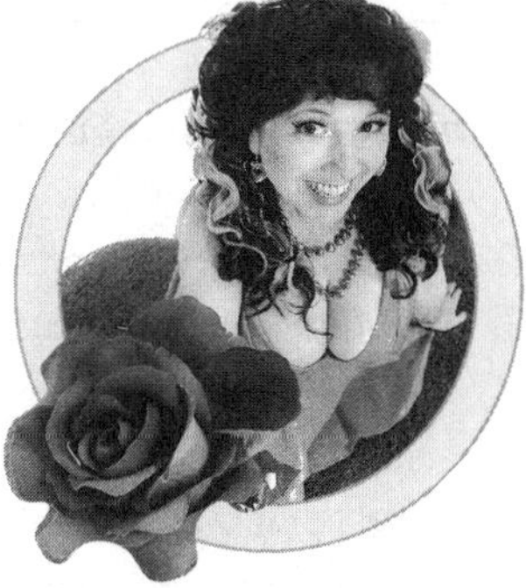

»Der Sex war so gut, dass sogar die Nachbarn anschließend eine Zigarette geraucht haben.«
Quelle unbekannt

Leiden Sie unter verfrühtem Nachklang?

Ihre Sex- oder Masturbations-Session hat ihr großes Finale erreicht, und Sie sind bereit, in angenehmen Erinnerungen zu schwelgen. Halt, halt! Nicht zu voreilig! Manchmal ist der Punkt, an dem Sie denken, Sie wären fertig, genau der Punkt, an dem Sie weitermachen sollten. Sie sind vollkommen entspannt, stark erregt und befinden sich in einem Zustand der Glückseligkeit. Warum sollten Sie nicht herausfinden, was anschließend kommt?

Aber Sie sagen: »Ich packe das nicht mehr.«

Was packen Sie nicht mehr? Das Vergnügen?

»Mein Kitzler ist zu empfindlich«, sagen Sie.

Unmittelbar nach einem oder mehreren klitoralen Orgasmen scheint die Klitoris manchmal zu empfindlich zu sein, um weiterzumachen. Wenn Sie nur ein oder zwei Minuten warten, vergeht das wieder. Wenn Sie sich selbst indirekt stimulieren oder Ihr Partner Sie indirekt stimuliert – nicht die Klitoris, sondern ihre Umgebung –, werden Sie feststellen, dass Sie durchaus noch mehr »schaffen«.

Referenzen

Wenn ich Sex-Massage-Workshops halte, höre ich immer wieder von Frauen: »Das war die intensivste sexuelle Erfahrung, die ich je gemacht habe«, oder: »Ich habe mich noch nie so orgasmusfähig gefühlt.« Natürlich sind meine Gruppenmassagen großartig, aber um ehrlich zu sein, ist der Hauptgrund für die guten Erfahrungen der Frauen der, dass sie ungefähr eineinhalb Stunden unablässig sexuell stimuliert werden, was unter normalen Umständen nicht der Fall ist. Wissenschaftler haben herausgefunden, dass bei den meisten Paaren Sex nur wenige Minuten lang dauert.

Meinen eigenen Recherchen zufolge hatte ich meistens dann die zutiefst befriedigenden, transzendentesten und spektakulärsten sexuellen Erlebnisse, wenn ich weitergemacht habe, obwohl ich oder mein Partner der Meinung war, dass wir bereits fertig seien. Vielleicht haben auch Sie diese Erfahrung gemacht und müssen lediglich daran erinnert werden. Sobald Sie ein paar Mal erlebt haben, welch großartige Ergebnisse es liefern kann, über das hinauszugehen, wozu man sich imstande fühlt, werden auch Sie die Lust-Messlatte jedes Mal höher legen. Die Intensität der Stimulation immer weiter zu steigern kann eine immer tiefere Befriedigung verschaffen.

Wie meine Heldin Mae West einmal gesagt hat: »Zu viel des Guten ist wundervoll.«

Wie man den Nachklang weiterklingen lässt

So, jetzt sind Sie endgültig fertig. Ihr Stelldichein hat einen letzten Höhepunkt erreicht, und Sie treten in die Nachklangphase ein.

Ich liebe das Wort »Nachklang«; es ist ein wunderbar poetisches Wort und beschreibt die Erfahrung einfach fabelhaft. In der Nachklangphase hat man das Gefühl, vor Liebe, Befriedigung, Leichtigkeit und Vergnügen zu klingen, hat einen geschärften Sinn für Ruhe, Schönheit und Verbindung – Verbindung mit sich selbst, mit seinem Körper, mit seinem Partner oder seiner Partnerin und, an besonders guten Tagen, mit dem ganzen Universum!

Interessanterweise wird in Spiel- und Pornofilmen fast nie die Nachklangphase gezeigt. Eine Ausnahme macht eine Episode von *Sex and the City*, in der zu sehen ist, wie Miranda nach dem Sex mit ihrem Liebhaber aufspringt. Er hält sie fest und besteht darauf, mit ihr zu kuscheln. Schließlich überzeugt er sie von den Freuden der Nachklangphase. Doch wie ich bereits erwähnt habe, ist das kein gängiges Thema in Film und Fernsehen, was vermutlich daran liegt, dass es auch im wirklichen Leben keinen großen Stellenwert hat. Nach außen hin passiert dabei nicht viel, und doch geschieht innerlich eine Menge: das Herz schlägt, das Blut zirkuliert, Energie strömt, der Körper bebt.

Die Gunst der Stunde

Leider wird den Vorzügen der Nachklangphase in der Regel wenig Beachtung geschenkt. Nach dem großen Finale springen Sexualpartner nur allzu oft auf, gehen ins Badezimmer, zünden sich eine Zigarette an oder ziehen sich emotional zurück. Männer sind berüchtigt dafür, aber Frauen tun dies ebenfalls. Obwohl die Nachklangphase der vielleicht wertvollste Teil am Sex ist, verzichten viele Menschen darauf oder nutzen ihre Vorzüge nicht aus.

Sie können die Nachklangphase sehr leicht ausdehnen. Meiner Ansicht nach sollte man mindestens ein Viertel der Zeit, die man sich für Sex nimmt, einer wunderbaren Nachklangphase widmen. Wenn Sie also eine Stunde lange Sex hatten, sind 15 Minuten nach dem (orgasmischen oder energetischen) Höhepunkt das absolute Minimum. Je länger, desto besser.

Entfaltungsmöglichkeiten

So können Sie die Nachklangphase ausdehnen:

- *Führen Sie sich und Ihrem Partner oder Ihrer Partnerin vor Augen, dass die Nachklangphase ein wichtiger und wunderbarer Teil von Sex ist.* Sich dessen bewusst zu sein ist schon ein großartiger Anfang.
- *Bleiben Sie körperlich miteinander verbunden.* Unterlassen Sie es, aufzustehen oder sich zurückzuziehen.
- *Seien Sie aufmerksam.* Nehmen Sie sich vor, die positiven Gefühle aufrechtzuerhalten.

- *Verzichten Sie eine Zeit lang darauf zu sprechen.* Kommunizieren Sie durch Berührungen, Blickkontakt und Schweigen. Sich zu unterhalten kann die Stimmung kaputtmachen und Sie aus Ihrem Herzen und Körper in Ihren Kopf zurückholen. Für Bettgeflüster ist später auch noch Zeit.
- *Atmen Sie ein paar Mal tief durch.*
- *Machen Sie ein paar Kegel-Übungen,* wenn Ihnen danach ist, um die sexuelle Energie durch Ihren Körper zu pumpen.
- *Schauen Sie Ihrem Partner oder Ihrer Partnerin tief in die Augen.* Das hilft, die Verbindung zu erhalten.
- *Küssen Sie sich ausgiebig.* Versuchen Sie, sich mehrere Minuten lang ohne Unterbrechung zu küssen. Einige der besten, köstlichsten Küsse finden in der Nachklangphase statt.
- *Richten Sie Ihre Aufmerksamkeit auf den Genuss.* Vermeiden Sie, über andere Dinge nachzudenken, wie zum Beispiel über Rechnungen, die Unordnung im Zimmer nebenan oder Ihre Arbeit.
- *Tun Sie überhaupt nichts.* Seien Sie einfach.

Dankesworte

Ich persönlich drücke meine Dankbarkeit am liebsten in der Nachklangphase aus. Wenn ich mit einem Liebhaber zusammen bin, sage ich etwas wie: »Danke, mein Schatz. Ich bin so dankbar, dass es dich gibt, und fühle mich glücklich, dass ich diese wundervollen Gefühle empfinden darf. Ich bin dankbar für deine Liebe, deine Berührungen, deinen Atem, deinen Geruch ... Danke, dass du mich so grandios poppst!« Wenn ich alleine bin, gerade masturbiert habe und mich in der Nachklangphase befinde, lege ich eine Hand auf mein Herz und sage (laut oder in Gedanken): »Ich bin so dankbar für meinen gesunden Körper. Ich bin dankbar für mein Leben, für mein wunderschönes Zuhause, für meine Freunde und meine Familie. Und ich bin dankbar für meinen elektrischen Vibrator ...«

Dankbarkeit auszudrücken ist eine weitere wunderbarere Art und Weise, sich zu lieben. Akzentuieren Sie das Positive und wissen Sie es zu schätzen. Sie werden sehen, wie großartig Sie und Ihr Partner oder Ihre Partnerin sich fühlen werden. Sagen Sie »danke« bei jeder erdenklichen Gelegenheit und so oft Sie können. Bedanken Sie sich auch außerhalb des Schlafzimmers: in kleinen Liebesbotschaften, am Strand mit einem Stock in den Sand schreiben, mit pinkfarbenem Zuckerguss auf einem großen selbstgebackenen Kuchen und natürlich mit Grußkarten.

Manchmal nehme ich mir auch gerne einen Moment Zeit, um mich bei den Menschen zu bedanken, die all die Freuden möglich gemacht haben, die ich heute in meinem Leben genieße. Ich sage dann: »Ich bin all den Menschen dankbar, von denen ich etwas über Liebe, Sex und Beziehungen gelernt habe. Ich bin meinen ehemaligen Partnern dankbar. Ich bin all den heldenhaften Menschen dankbar, die für meine sexuellen Freiheiten gekämpft haben. Ihnen habe ich es zu verdanken, dass ich heute der Mensch sein kann, der ich sein möchte, und das tun kann, was ich tun möchte. Ich bin unendlich dankbar für die Fülle von Möglichkeiten, die sich mir heute in meinem Leben bieten …«

Klingen Sie weiter

Sobald Sie gelernt haben, der Nachklangphase so viel Zeit und Aufmerksamkeit zu widmen, wie sie verdient hat, wird es sich ganz natürlich anfühlen, dass Sie nicht das Bedürfnis haben, sich die Zigarette danach anzuzünden oder sofort unter die Dusche zu steigen. Nie wieder »rauf, rein, raus, runter«, es sei denn, bei ganz bestimmten Gelegenheiten, wenn es einfach dazugehört.

Wenn Sie die Nachklangphase nicht als etwas betrachten, das gelegentlich passiert, sondern als einen integralen und ganz besonderen Bestandteil von Sex, werden Sie Ihrem Sexualleben eine weitere wunderbare Dimension hinzufügen. Mit anderen Worten: Die Nachklangphase kann spektakulär sein.

Epilog: Die große Offenbarung

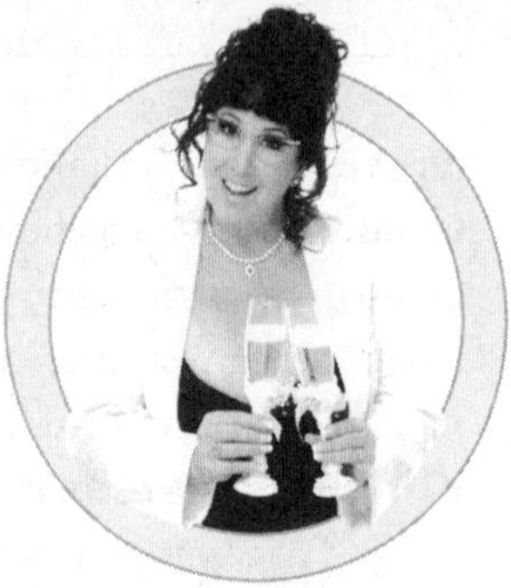

Ein sexuell zufriedener Mensch ist ein glücklicher Mensch.

Sie haben es geschafft! Sie haben Ihr Sexualleben-Reformprogramm abgeschlossen. Nehmen wir uns einen Moment Zeit, um festzustellen, welchen Nutzen Sie daraus gezogen haben. Welche Art von Reform haben Sie Ihrer Meinung nach durchlaufen?

- **Die Mini-Reform:** Sie haben sich dafür entschieden, das Programm nur mental zu durchlaufen. Sie haben geprüft, was Ihnen angeboten wurde, sich aber dazu entschlossen, die Übungen nicht durchzuführen, die Experimente nicht auszuprobieren und die Techniken nicht zu trainieren. Sie haben sich dieses Buch nur durchgelesen. Vielleicht haben Sie sich noch nicht bereit gefühlt oder hatten den Eindruck, bereits vieles von dem zu wissen, was Ihnen vorgestellt wurde. Unter Umständen ist Ihnen bewusst geworden, dass Sie mit Ihrer derzeitigen Situation zufrieden sind. Zu dieser Einsicht zu gelangen ist an sich schon ein Fortschritt. Auch wenn eine der genannten Möglichkeiten zutrifft, dürfen Sie nicht denken, es hätte sich nichts verändert. Es kann durchaus sein, dass einige Veränderungen stattgefunden haben, ohne dass Sie sich dessen bewusst sind. Falls Sie Ihre Einstellung nur ein bisschen geändert haben oder auch nur eine kleine Information aufgeschnappt haben, wurden vermutlich Körner gesät, die noch wachsen werden.

- **Die Medium-Reform:** Sie haben einige positive Veränderungen vorgenommen – innerlich, äußerlich oder beides. Sie haben einige der Sex-Tipps und Experimente ausprobiert und für gut befunden. Vielleicht haben Sie sie zusammen mit einem Partner oder einer Partnerin ausprobiert und können es kaum erwarten, sie ein weiters Mal auszuprobieren. Sie haben einige Ihrer Probleme in Angriff genommen und haben das Gefühl, Ihre Sehnsüchte besser kommunizieren zu können. Der Weg, den Sie in Ihrem Sexualleben einschlagen möchten, scheint frei zu sein. Sie haben eine erweiterte Vorstellung von Sex und genießen ein breiteres Spektrum von Möglichkeiten. Klasse!
- **Die Extrem-Reform:** Sie haben sich alles zu Nutzen gemacht, was dieses Programm zu bieten hat. Sie haben die empfohlenen Schritte befolgt und wunderbare Veränderungen vorgenommen; Sie haben Ihre Umgebung erotisiert, hatten Spaß mit Ihren neuen Alter Egos und setzen jetzt mehr von Ihren sexuellen Sehnsüchten in die Tat um. Sie haben Ihre sexuelle Beziehung verbessert, sowohl mit Ihrem Partner oder Ihrer Partnerin als auch mit sich selbst. Sie spüren, dass Ihre sexuelle Energie frei fließt, und nutzen sie gut. Sie sorgen für

Balance in Ihrem Sexualleben, haben sich ein paar sexy Sachen zum Anziehen gekauft und schätzen und lieben Ihren Körper mehr als früher. Sie haben einen oder zwei von Ihren Spaßverderbern zur Strecke gebracht und sind orgasmusfähiger als zuvor. Sie fühlen sich wie ein neuer Mensch mit einem neuen Sexualleben, und vor Ihnen liegt eine fantastische erotische Zukunft.

- **Die XXL-Extrem-Reform:** Sie sind sämtlichen Schritten mit ungezügelter Begeisterung gefolgt. Sie haben Ihren Job gekündigt und tragen jetzt einen Vibrator um den Hals. Sie haben zu Hause eine Webcam installiert und Ihr eigenes Sexualleben-Reformcenter gegründet, um anderen Menschen zu helfen, ein ebenso spektakuläres Sexualleben zu führen wie Sie selbst. Herzlichen Glückwunsch und willkommen im Club!

Ganz egal, für welche Art von Reform Sie sich entschieden haben und welche Veränderungen Sie vorgenommen haben oder nicht, es war das Richtige für Sie.

Was kommt als Nächstes?

Die Zeit ist fast gekommen, um aus dem Schutz und der Geborgenheit des Sexualleben-Reformcenters in Ihr Alltagsleben zurückzukehren. Hoffentlich fühlen Sie sich großartig und sind optimistisch und gespannt darauf, das hier Gelernte in Zukunft auch anzuwenden.

Nachdem Sie von hier weggegangen sind, werden Sie vielleicht die eine oder andere schmerzliche Erfahrung machen und sich mit einigen Hindernissen konfrontiert sehen. Ihr Partner oder Ihre Partnerin wird sich auf Ihr neues Selbst einstellen müssen, aber was oder wer auch immer kommen mag, Sie sind besser darauf vorbereitet denn je. Wenn Sie Ihr Sexualleben geändert haben, werden Sie vielleicht feststellen, dass Sie andere Dinge in Ihrem Leben ebenfalls ändern möchten. Folgen Sie Ihrem »Instinkt«.

Seien Sie nicht überrascht, wenn Sie eines Tages den Wunsch verspüren, Ihr Sexualleben erneut zu reformieren. Im Lauf der Zeit werden die Karten unweigerlich neu gemischt, und Ihr Sexualleben wird eventuell auch in Zukunft nach Aufmerksamkeit verlangen, »psychische Eingriffe« erforderlich machen und neue Stimuli sowie besondere Pflege brauchen. Sie dürfen gerne jederzeit zurückkommen und das Programm abermals durchlaufen. Zweifellos wird es jedes Mal anders sein, aber Sie sollten wissen, dass ich und anderer Beistand immer für Sie da sind.

Ihre Abschlusszeremonie

Folgen Sie mir nun bitte in den berühmten Sprinkle-Salon, wo ich speziell für Sie eine Abschlusszeremonie vorbereitet habe. Setzen Sie sich auf diesen feudalen, mit Gold verzierten roten Samtthron, den so genannten *»Hot Woman Seat«*. Atmen Sie ein paar Mal tief durch und nehmen Sie sich einen Moment Zeit, um sich zu vergegenwärtigen, wie weit Sie in Ihrem Leben und in Ihrer persönlichen sexuellen Entwicklung gekommen sind. Nehmen Sie zur Kenntnis, wie großartig Sie sind, und würdigen Sie *alles*, was Sie im Lauf der Jahre erreicht haben. Klopfen Sie sich auf die Schulter, und geben Sie sich ein paar Küsse dafür, dass Sie *Sie* sind.

Meine Abschlussrede

Erinnern Sie sich noch an mein Credo? »Auf dieser Welt soll Freude herrschen, und sie soll mit mir beginnen.« Vergessen Sie niemals, dass Sie zur Freude auf dieser Welt beitragen werden, wenn Sie selbst Freude empfinden.

Machen Sie sich nichts vor: Die menschliche Sexualität ist ebenso kompliziert und voller Widersprüche wie das Leben selbst. Wenn man denkt, vieles zu wissen und zu verstehen, öffnet sich eine neue Tür, hinter der sich Neues verbirgt. Seien Sie neugierig und lernen Sie mehr über Sexualität. Das wird Ihr Selbstbewusstsein steigern und Sie klüger machen. Wie glücklich wir uns doch schätzen können, dass es heutzutage zahlreiche seriöse und unterhaltsame Seminare und Workshops sowie viele wunderbare Bücher und Filme gibt, durch die wir uns weiterbilden können. Es gibt Veranstaltungen, Foren, Vorträge und sogar einige hervorragende Fernsehsendungen zum Thema Sex. Vergessen Sie dabei aber nie: Am meisten lernt man über Sex, indem man welchen hat, indem man herumprobiert. Seien Sie tapfer in der Liebe. Seien Sie tapfer beim Sex. Seien Sie tapfer in Ihrer Ekstase. Seien Sie tapfer bei Ihren Orgasmen. Seien Sie tapfer dabei, der Mensch zu sein, der Sie wirklich sind.

Als sexuell aktiver Mensch verfügen Sie über eine enorme Macht. Machen Sie sich diese Macht zunutze und lassen Sie sie sich von niemandem nehmen.

Geben Sie Ihr Bestes. Seien Sie für alles offen, und seien Sie einfühlsam. Erwarten Sie Wunder.

Denken Sie daran, dass Sie ein wichtiger Teil der Zukunft sind. Sie können die Welt verändern. Entweder im kleinen Rahmen – in Ihrer Ehe, Ihrer Beziehung oder Ihrem Freundeskreis – oder im größeren Rahmen.

Betrachten Sie Ihre Sexualleben-Reform als eine Möglichkeit, über sich hinauszuwachsen. Vielleicht möchten Sie ein »Genuss-Aktivist« werden. Es gibt viele Möglichkeiten, wie Sie die Welt jeden Tag ein bisschen erotischer gestalten können. Teilen Sie Ihr Wissen über Sex mit anderen Menschen und helfen Sie Freunden bei ihren sexuellen Problemen. Unterstützen Sie die Sex-Aufklärung und die Sex-Forschung. Spenden Sie oder melden Sie sich als freiwilliger Helfer für eine Sache, die Ihnen am Herzen liegt: der Kampf gegen die Zensur, gegen Vergewaltigung, gegen Kindesmissbrauch, gegen Aids ... Es gibt so vieles, das es wert ist, dass man sich dafür engagiert. Im Grunde genommen könnte die ganze Welt von einer riesigen Sexualleben-Reform profitieren.

Stellen wir uns eine wunderbare Zukunft für die nächsten Generationen vor. Hoffen wir, dass die Welt ein sichererer Ort für das Leben, die Liebe und den Sex wird. Wünschen wir uns, dass jeder die Liebe, die Zuneigung und die sexuelle Erfüllung findet, die er sich wüscht.

Jetzt würde ich gerne auf den wunderbaren erotischen Menschen anstoßen, der *Sie* sind. Ich wünsche Ihnen viele

Jahre mit sinnlichen Freuden, grenzenloser Liebe, exquisitem Genuss und großartigen Orgasmen. Mit anderen Worten: Ich wünsche Ihnen jede Menge spektakulären Sex.

Ihre große Offenbarung

Feiern Sie Ihr neues Ich ganz wie Sie möchten, aber tun Sie irgendetwas Besonderes. Tun Sie es alleine, mit Ihrem Partner oder Ihrer Partnerin oder mit Freunden. Andere Absolventen haben zum Beispiel eine Reise unternommen, sich tätowieren lassen, geheiratet, sich scheiden lassen, ein Ritual begangen, eine Party gegeben, zusammen mit einem Liebhaber oder einer Liebhaberin ein Wochenende in einem schicken Hotelzimmer verbracht, an einem Workshop teilgenommen, ein Wochenende in einem Thermalbad verbracht etc.

Teilen Sie mir bitte die Geschichte Ihrer Sexualleben-Reform und Ihrer »großen Offenbarung« mit. Ich möchte alles darüber erfahren. Selbstverständlich werde ich Ihre Geschichte absolut vertraulich behandeln. Ich kann sie aber auch auf meine Website (sexlifemakeover.com) stellen, falls Sie sie anderen Menschen zugänglich machen möchten.

Ihr Venus-Gelübde

Ich, ______________________, gelobe, das Geschenk meiner Sexualität zu ehren. Ich werde meine Sexualität nutzen, um meiner Kreativität, meiner Leidenschaft und der Liebe, die ich in mir trage, Ausdruck zu verleihen. Alles, was in meinem Sexualleben geschehen wird, wird in der richtigen Reihenfolge geschehen. Ich werde aus jeder sexuellen Erfahrung lernen und daran wachsen. Ich werde meiner Muse folgen und gut auf mich aufpassen. Ich werde meinen Körper ehren und bewundern und ihn so, wie er ist, schön und sexy finden. All die Liebe und Freude, die ich gebe, wird auf wunderbare Weise zu mir zurückkommen.

Ihr Venus-Preis

Herzlichen Glückwunsch! Sie bekommen den Venus-Preis verliehen, weil Sie die Welt zu einem erotischeren und lustvolleren Ort gemacht haben. Kopieren und vergrößern Sie die folgende Seite oder schneiden Sie sie aus dem Buch aus. Setzen Sie Ihren Namen ein, entweder Ihren wirklichen Namen oder den eines Alter Egos. Rahmen Sie das Papier und hängen Sie es stolz in Ihrem Schlafzimmer auf.

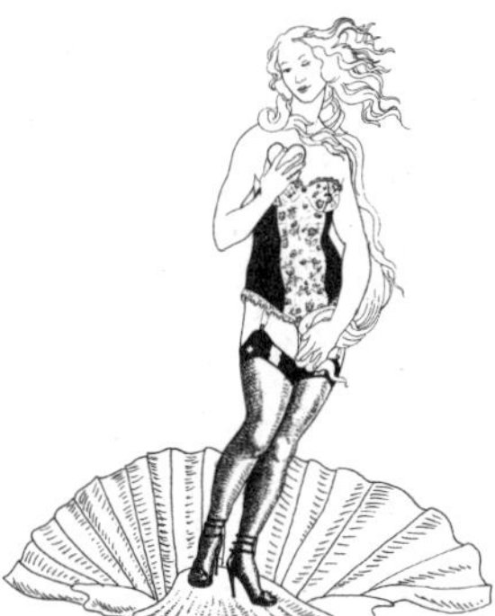

Der Dr. Annie Sprinkle

Venus-Preis

wurde verliehen an

____

Weil sie/er die Welt zu einem
erotischeren und lustvolleren
Ort gemacht hat.

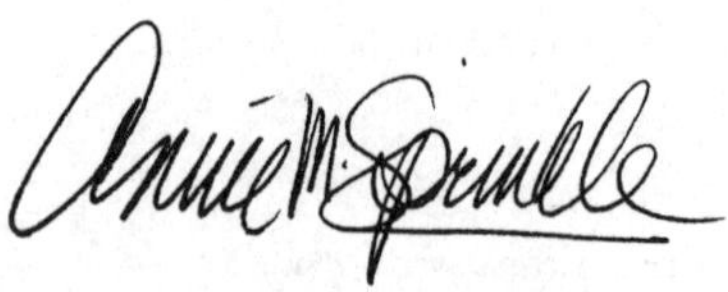

Dr. Annie M. Sprinkle

Lebewohl

Es war mir eine Ehre und ein Vergnügen, Sie durch diese Schritte zu leiten und Ihnen behilflich zu sein. Sie waren ein reizender und bezaubernder Gast.

Vergessen Sie nicht, der Boutique unseres Centers noch einen Besuch abzustatten, um einen Vorrat an verführerischen Seifen, Gleitmitteln, Kondomen und ätherischen Ölen einzukaufen.

Hier kommt schon die Stretch-Limousine für Sie vorgefahren, komplett ausgestattet mit heißem Pool und Vibratoren, damit Sie auf der Rückfahrt in Stimmung bleiben. Der Chauffeur ist äußerst attraktiv und gefällig.

Bleiben Sie sexy, und Sie werden kommen! Und kommen Sie jederzeit wieder, wenn Sie möchten. Auf Wiedersehen!

Wie Sie mich kontaktieren können

Bitte teilen Sie mir Ihre Vorschläge und Anregungen mit. Laden Sie mich doch in Ihre Stadt ein, falls Sie einen Dr.-Sprinkle-Workshop veranstalten möchten. Ich komme, wenn ich kann.

Sie erreichen mich per E-Mail:
Sprinkle@Sexlifemakeover.com,
oder schriftlich unter:
Annie Sprinkle,
397 Cortland Ave., 206, San Francisco, Ca. 94110, USA.

Dank

Mein aufrichtiger Dank gilt …

… Veronica Vera für 23 Jahre wunderbare Freundschaft und dafür, dass sie mich auf unzählige Arten und Weisen inspiriert hat. Sie ist quer über den Kontinent geflogen und hat zehn Tage bei mir verbracht, um diesen Buch-Kuchen mit köstlichem Zuckerguss zu verzieren. Ich liebe dich, V. V.!

… Scott Mendel, meinem überaus reizenden und wunderbaren Literaturagenten, der mich zu diesem Projekt ermutigt hat. Er hat mich nicht nur hervorragend vertreten, sondern ist über sich hinausgewachsen, um mir mit Rat und Tat zur Seite zu stehen.

… der wunderbaren Familie Penguin/Tarcher für ihr Mitwirken an diesem Buch und seiner Verbreitung. Sara Cander, meiner Lektorin, die mich mit ihrer Erfahrung und ihrem redaktionellen Talent beglückt hat. Joel Fotinos, dem Verleger von Jeremy P. Tarcher (Penguin), der dieses Buch publiziert und ihm seine ganze Energie gewidmet hat. Und nicht zuletzt der Lektoratsassistentin Ashley Shelby und meinem Werbeagenten Kat Kimball.

… Marcy Scheiner, Bayla Travis, Andrew Ramer, Chrys Curtis Fawley und Margaret Wade, die mir auf jede erdenkliche Art bei der Fertigstellung dieses Buches geholfen haben. Ihr seid unglaublich talentiert und einfach wunderbar. Der

Sexualwissenschaftlerin Dr. Loraine Hutchens, die das Manuskript Korrektur gelesen hat. Anne Harless und Howie Gordon für ihr ehrliches Feedback im Anfangsstadium. Und meinem Kollegen Dr. Kenneth Ray Stubbs für seine erleuchtenden Kommentare zu den Kapiteln über den Orgasmus.

… Jackie Jack, die für die großartigen Zeichnungen und Tabellen verantwortlich ist. Die Zusammenarbeit hat mir unglaublich viel Spaß gemacht.

… Dr. Joseph Kramer, meinem lieben Freund, Geschäftspartner, Vertrauten und Kummerkasten, der mir ekstatisches Atmen und erotische Massage beigebracht hat.

… meinen Sex-Lehrern, insbesondere Jwala, Betty Dodson, Frank Moore, Kutira Decosterd, Dieter Jarzombec, Kenneth Ray Stubbs, Xaveria Hollander, Linda Lovelace, Alan Lowen, Harley Swiftedeer und Gypsy Rose Lee.

… meinen Lehrern in Sachen Leben, Kunst und Spiritualität, insbesondere Linda M. Montano, Martha Wilson, Wendy Raw, Susun Weed, Louise Hay, Keith Hennessey, Seth Eisen und Willem De Ridder.

… allen ehemaligen Liebhabern, Workshop-Teilnehmern, Darsteller-Kollegen und Klienten. Ohne euch hätte ich bestimmt kein spektakuläres Sex-Programm auf die Beine stellen können.

... den Damen vom »Club 90«, meiner fabelhaften Pornodarsteller-Hilfsorganisation, die seit 20 Jahren besteht: Veronica Hart, Candida Royalle, Gloria Leonard und Veronica Vera. Ganz besonders möchte ich mich bei Barbara Carellas bedanken, die mich bei diesem Projekt sehr unterstützt hat und mir bei der Leitung von Workshops, als Theaterregisseurin und als meine ehemalige Managerin zur Seite stand. Ihr seid mir all die Jahre kluge und loyale Freundinnen gewesen.

... meiner wunderbaren Familie, allen voran meiner Mutter Lucille Malvani, meinem Vater Raymond Malvani, meinen Brüdern David Steinberg und Adam Malvani sowie meiner Schwester Lora Malvani.

... all denen, die außerdem zu diesem Buch beigetragen haben: Carol Queen, Robert Lawrence, Katharine Gates, Gina Ogden, Susie Hara, David Steinberg, Francesca De Grandes, Sheila Malone, meiner Massage-Therapeutin Melusina, meinem Webmaster Daniel Wasko, Jeff Suttor, meinem schwarzen Labrador Bob, Neon Weiss, Imad von Deli Pub (San Francisco), Kate Bornstein, Dr. Sharon Mitchell, Linda Hirsch, Idexa von Black and Blue Tattoo, meiner famosen Hairstylistin für die Herz-Fotos, Deena Davenport vom Glama-rama!-Haarsalon (San Francisco), meinem Hairstylisten für die Fotos von mir im weißen Laborkittel, Tom Walls von Tom's On Cortland, meinen Lieblings-Modedesignern Uti von der Pietmont-Boutique (San Francisco) und Ms. Antoinette von Versatile Fashions (Los Angeles), der Belegschaft vom Common-Grounds-Cafe (San Francisco), vor allem Jamel, der die Diebe meines Laptops verfolgt hat, meinen Kunsthändlern Adriaan Van Der Have von der Torch-Galerie (Amsterdam), Jerome Jacobs von der Aeroplastics-Galerie (Brüssel) sowie Pet und Tammy von der Arts@Large-Galerie (New York), Peter Huttinger von Volatile (Cincinnati).

Mein besonderer Dank gilt all jenen, die ich hier versehentlich vergessen habe.

Ich bin euch allen ewig dankbar und hoffe, dass ihr das, was ihr mir gegeben habt, zehnfach zurückbekommt und jede Menge spektakulären Sex habt.

Annie M. Sprinkle

Quellenverzeichnis

Leseempfehlungen aus der Bibliothek des Sexualleben-Reformcenters

Persönliche Veränderung und Weiterentwicklung

Blank, Hanne, Big Big Love: A Sourcebook on Sex for People of Size and Those Who Love Them, Greenery Press, 2000.

Hay, Louise, Gesundheit für Körper und Seele, Ullstein, 2004.

Henes, Donna, The Queen of My Self: Stepping into Sovereignty in Midlife, Monarch Press, 2004.

Normandi, Carol Emery und Laurelee Roark, It's Not About Food, Grosset/Putnam, 1998.

Queen, Carol, Exhibitionism for the Shy, Down There Press, 1995.

Richardson, Cheryl, Life Makeovers: 52 Practical and Inspiring Ways to Improve Your Life One Week at a Time, Broadway, 2002.

Beziehung und Partnerschaft

Barbach, Lonnie, Für einander: Das gemeinsame Erleben der Liebe, Rowohlt, 1985.

Beattie, Melody, Mut zur Unabhängigkeit, Heyne, 1992.

Easton, Dossie und Catherine A. Liszt, The Ethical Slut, Greenery Press, 1998.

Hendrix, Harville, So viel Liebe, wie du brauchst: Das Therapiebuch für eine erfüllte Beziehung, Econ Taschenbuch Verlag, 1992.

Hendrix, Harville, Keeping the Love You Find: A Personal Guide, Pocket Books, 1992.

Sexualerziehung

Blank, Joanni (Hrsg.), Femalia (Vulva-Fotografien), Down There Press, 1993.

Brauer, Donna und Alan Brauer, ESO: Extensiver Super-Orgasmus, Heyne, 1992.

Blue, Violet, The Ultimate Guide to Adult Videos: How to Watch Adult Videos and Make Your Sex Life Sizzle, Cleis Press, 2003.

Blue, Violet, The Ultimate Guide to Sexual Fantasy: How to Turn Your Fantasies into Reality, Cleis Press, 2004.

Chalker, Rebecca, The Clitoral Truth, Seven Stories Press, 2000.

Dodson, Betty, Sex for One, Goldmann, 1999.

Dodson, Betty, Sex for Two, Goldmann, 2003.

Federation of Feminist Women's Health Center, A New View of a Woman's Body, 2. Auflage, Feminist Press, 1991.

Haines, Stacy, Ausatmen, Orlanda Frauenverlag, 2001.

Heiman, Julia, Leslie LoPiccolo und Joseph LoPiccolo, Gelöst im Orgasmus: Entwicklung des sexuellen Selbst-Bewußtseins für Frauen, Verlag für humanistische Psychologie, Werner Flach KG, 1978.

Herriot, James und Oona Mourier, 9 Secrets to Bedroom

Bliss: Exploring Sexual Archetypes to Reveal Your Lover's Passions and Discover What Turns You On, Fair Winds Press, 2003.

Joannides, Paul und Daerick Gross, Sex-Tips for Boys and Girls, Orbis, 2000.

Kaschak, Ellyn und Leonore Tiefer, A New View of Women's Sexual Problems, Haworth Press, 2002.

Kaufman, Miriam, Cory Silverberg und Fran Odette, The Ultimate Guide to Sex and Disability: For All of Us Who Live with Disabilities, Chronic Pain and Illness, Cleis Press, 2003.

Mars, Brigitte, Sex, Love and Health: A Self-Help Health Guide to Love and Sex, Basic Health Publications, 2002.

Morin, Jack, Anal Pleasure & Health, 3. Auflage, Down There Press, 1998.

Morin, Jack, Erotische Intelligenz, Goldmann, 2000.

Newman, Felice, Sie liebt sie, Orlanda Frauenverlag, 2002.

Safer Sex: The Complete Guide to Safer Sex, überarbeitete Auflage, Barricade Books, 2004.

Queen, Carol, Real Live Nude Girl: Chronicles of Sex-Positive Culture, 2. Auflage, Cleis Press, 2002.

Royalle, Candida, How to Tell a Naked Man What to Do: Sex Advice from a Woman Who Knows, Fireside, 2004.

Semans, Anne, The Many Joys of Sex Toys, Broadway, 2004.

Semans, Anne und Cathy Winks, The Women's Guide to Sex on the Web, Harper San Francisco, 1999.

Sundahl, Deborah, Female Ejaculation and the G-Spot, Hunter House, 2003.

Taormino, Tristan, The Ultimate Guide to Anal Sex for Women, Cleis Press, 1997.

Winks, Cathy und Anne Semans, Good Vibrations, Goldmann, 2001.
Zilbergeld, Bernie, Die neue Sexualität der Männer, Dgvt-Verlag, 2000.

Geschlechtliche Identität

Bronstein, Kate, My Gender Workbook, Routledge, 1998.
Vera, Veronica, Kleine Transvestiten-Schule, Econ Taschenbuch Verlag, 1999.
Vera, Veronica, Miss Vera's Cross-Dress for Success: A Ressource Guide for Boys Who Want to Be Girls, Villard, 2003.

BDSM

Brame, William, Gloria Brame und Jon Jacobs, Different Loving, Villard, 1996.
Easton, Dossie und Janet Hardy, The New Bottoming Book, Greenery Press, 2001.
Easton, Dossie und Janet Hardy, The New Topping Book, Greenery Press, 2003.
Gates, Katherine, Deviant Desires: Incredibly Strange Sex, Juno Books, 2000.
Morey, Midori und Craig, The Seductive Art of Japanese Bondage, Greenery Press, 2003.
Luther, Jeanette (»Mistress Antoinette«), Tied Up with Love: The Making of Mistress Antoinette, 2. Auflage, Versatile Fashions, 2003.

Wiseman, Jay, SM 101: A Realistic Introduction, Greenery Press, 1998.

»Heilige« Sexualität

Carrellas, Barbara, Urban Tantra, Cleis Press, 2005. (Ich kann dieses Buch wärmstens empfehlen!)
Hardy, Janet W. und Dossie Easton, Radical Ecstasy, Greenery Press, 2004.
Ramsdale, David und Ellen Ramsdale, Sexuelle Energie und Ekstase: Der Weg zum höchsten Glücksgefühl, Goldmann, 1987.
Smith, Jwala und Robb, Sacred Sex: Ecstatic Techniques for Empowering Relationships, Mandala, 1994.
Stubbs, Kenneth Ray, Erotische Massage mit dem Zauber des Tantra, Goldmann, 2003.
Stubbs, Kenneth Ray, The Kama Sutra of Erotic Massage und The Kama Sutra of Sensual Bathing, Secret Garden Publishing, 2004.

Weitere tolle Bücher zum Thema Erotik

Bright, Susie und Jill Posener, Nothing But the Girl: The Blatant Lesbian Image, Freedom Editions, 1996.
Harlot, Scarlot, Unrepentant Whore, Last Gasp, 2004.
Steinberg, David, Erotic by Nature, Down There Press, 1988.
Steinberg David (Hrsg.), Photo Sex: Fine Art Sexual Photography Comes of Age, Down There Press, 2003.
Susie Bright Presents: Three Kinds of Asking for It – Erotic

Novellas by Eric Albert, Greta Christina and Jill Soloway, Simon & Schuster, 2005.
Vassi, Marco, Erotische Komödien: Sinnliche Geschichten für radikale Geister, Goldmann, 1989.

Bücher von und über Annie Sprinkle

Carnal Comics' Legends of Porn Series, Annie Sprinkle: A Cartoon History, Re-Visionary Press.
Cody, Gabrielle (Hrsg.), Annie Sprinkle: Hardcore von Herzen, Edition Nautilus, 2004.
Sprinkle, Annie, Post-Porn Modernist: My 25 Years as a Multimedia Whore, Cleis Press, 1998.

Videos und DVDs zu Ihrem Seh-Vergnügen – Fortbildung zu Hause hat noch nie so viel Spaß gemacht!

(Die meisten dieser Filme sind auf den Websites der im Folgenden aufgelisteten Sex-Shops erhältlich.)

Ageless Desire von Juliet Carr
Expliziter Sex von erfahrenen Paaren über 60. Äußerst inspirierend!

Anal Massage for Relaxation and Pleasure von Joseph Kramer und Chrys Curtis-Fawley
Lernen Sie, eine der empfindsamsten Körperstellen zärtlich zu berühren.

Ancient Secrets of Sexual Ecstasy von Tantra.com
Wundervolle Informationen über Tantra und die spirituelle Seite der Sexualität, veranschaulicht von erfahrenen Paaren. Enthält eine hervorragende Demonstration eines Ganzkörper-Energieorgasmus durch Ekstaseatmen.

Annie Sprinkle's Amazing World of Orgasm von Annie Sprinkle und Sheila Malone
Eine sexuell explizite Dokumentation über den Orgasmus mit Interviews mit 24 Orgasmus-Experten. Enthält ein ausgezeichnetes Beispiel eines Ganzkörper-Energieorgasmus durch Ekstaseatmen.

Bend Over Boyfriend von Fatale Video und *Bend Over Boy friend 2: More Rockin', Less Talkin'* von SIR Video
Zwei scharfe und schlaue Lehrfilme für Paare, die sich für Strap-on-Sex interessieren!

The Best of Vulva Massage: An Anthology of Erotic Touch von Joseph Kramer
Eine fantastische Zusammenstellung von Ausschnitten aus den Sexfilmen von über einem Dutzend Erotik-Pionieren.

Deep Inside Annie Sprinkle von Annie Sprinkle (Distripix)
Sehr empfehlenswert, wenn Sie sich einen Porno-Klassiker aus den 1980er-Jahren ansehen möchten.

Fire in the Valley: Female Genital Massage von Joseph Kramer und Annie Sprinkle
Lassen Sie sich von den Experten in die Geheimnisse der Genitalmassage für Frauen einweihen.

Fire on the Mountain: Male Genital Massage von Joseph Kramer

Lassen Sie sich von dem Experten in die Geheimnisse der Genitalmassage für Männer einweihen.

The Full Load: Scenes from sssread.com von Barbara DeGenevieve (Fatale Media)

Lesbische Liebhaberinnen jeder Art – feminin, maskulin und transsexuell. Extrem heiß und gut gemacht.

Healing Sex von SIR Video

Eine beeindruckende Quelle für alle, die von sexuellem Missbrauch betroffen sind. Basiert auf Stacy Haines Buch *Ausatmen.*

Masturbation Memories von Dorrie Lane in Zusammenarbeit mit dem House O'Chicks

Frauen verraten ihre persönlichen Masturbationstechniken.

The Pain Game von Cleo Dubois

Das vermutlich beste »echte« SM-Video auf dem Markt.

Self Loving: Portrait of a Women's Sexuality Seminar und *Celebrating Orgasm: Women's Private Self Loving Sessions* von Betty Dodson

Betty Dodson zeigt Frauen in diesen Video-Klassikern, wie sie sich besser selbst befriedigen können.

The Sluts and Goddesses Video Workshop: Or How to Be a Sex Goddess in 101 Easy Steps von Annie Sprinkle

Dieser alternative Kunst-Sexfilm enthält meinen fünf Minuten langen Mega-Orgasmus.

Super High Glitter, Hard Love und *How to Fuck in High Heels* von SIR Video

Einzigartige Lesben-Pornos aus San Francisco.

A Tantric Journey to Female Orgasm und *Female Ejaculation* von Deborah Sundahl

Journey ist Deborahs Liebesmüh-Film, der verschiedene Paare zeigt und eine fantastische Sex-Heilungs-Szene enthält, in der Jwala die G-Punkt-Stimulation demonstriert.

Tristan Taormino's Ultimate Guide to Anal Sex for Women von John Stagliano und Evil Angel Productions

Urban Friction: A Tale of Love and Sex in the Big City und *Ecstatic Moments* von Libido Films

Intelligente, erotische und gut gemachte Pornos für Paare.

Voluptuous Vixens, Slide Bi Me, Please Don't Stop und *Carol Queen Marks the G-Spot* von Sex Positive Productions

Vier Alternativ-Sexfilme mit Darstellern jeder Körperfülle und Hautfarbe.

Internet-Quellen

Websites zum Thema Safer-Sex

www.sexuality.org

Eine riesige Website, die sich für die Akzeptanz sämtlicher sexueller Orientierungen und sicherer sexueller Praktiken in beiderseitigem Einverständnis einsetzt. Enthält ein Quellenverzeichnis, regionale Wegweiser, Essays, Kritiken und eine Liste häufig gestellter Fragen.

www.safersex.org

Safer Sex in all seinen leckeren Formen: Infos über Latex, Spielzeuge, Erotika und Verhaltensregeln.

www.thebody.com
Umfassende Informationen zu HIV und Aids.

www.itsyoursexlife.com
Ein Wegweiser für sicheres und verantwortungsbewusstes sexuelles Vergnügen von der Kaiser Family Foundation.

Internet-Magazine und Erotika-Websites

Clean Sheets
www.cleansheets.com
Online-Magazin mit erotischer Prosa und Lyrik.

Libido
www.libidomag.com
Das Journal für Sex und Sinnlichkeit.

Mikey and Mandy's Porn Emporium
www.mikeyandmandy.com
Lassen Sie sich diese einzigartige Sammlung zweier anspruchsvoller Porno-Connaisseure nicht entgehen.

Nerve Magazine
www.nerve.com
Eine smarte, sexy Website mit tollen Bekanntschaftsanzeigen und fabelhaften Fotogalerien.

Tantra.com

www.tantra.com

Diese Website ist der Dreh- und Angelpunkt der Tantra-Internet-Gemeinde und enthält sowohl Artikel als auch eine Liste von Lehrern und Workshops.

Andere interessante Websites

The Celibate FAQ

www.glandscape.com/celibate.html

Loving More

www.lovemore.com

Hier finden Sie Informationen über neue Beziehungsmodelle.

Erotische Erziehung: Workshops, Wochenend-Seminare und Fortbildung zu Hause

Body Electric School of Massage

www.bodyelectric.com

Body Electric bietet landesweit fantastische Erotik-Massage-Workshops für Frauen, Männer, Singles und Paare an.

Dark Odyssey

www.darkodyssey.com

Wochenend-Veranstaltungen, die Sexualität, Spiritualität, Fortbildung und Spaß in einer lockeren, vorurteilsfreien und förderlichen Umgebung vereinen.

Drag King for a Day
www.dianetorr.com
Entdecken Sie in einem Workshop von Diane Torr Ihre maskuline Seite. Ein großartiges Erlebnis!

The Deer Tribe Metis Medicine Society
www.dtmms.org
Zu den zahlreichen Verwandlungs-Lehren der Deer Tribe und Harley Swiftdeers gehören Seminare in Quodoushka, das auf heiligen schamanistischen Traditionen zur Integration von Spiritualität und Sexualität in das Alltagsleben basiert.

Esalen Istitute
www.esalen.org
Das berühmte Erholungszentrum im kalifornischen Big Sur bietet Tantra-, Massage- und andere Fortbildungs-Workshops und -Seminare an.

Human Awareness Institute
www.hai.com
Hilft Paaren, ihre Beziehung durch erotische Wochenendseminare und Kommunikationstraining zu verbessern.

Institute for Advanced Study of Human Sexuality
www.iashs.edu
Eine Hochschule, die Zertifikate sowie Magister- und Promotionsstudiengänge in Sexualwissenschaft anbietet.

Kahua Hawaiian Institute
www.kahuainstitute.com
Meine Freunde Kutira und Raphael werden mit ihren unvergesslichen Meeres-Tantra-Workshops Ihr Leben bereichern. Außerdem produzieren die beiden Musik- und Workshop-CDs für Liebende. Mieten Sie ihren Bambus-Liebestempel auf Maui. Er ist göttlich!

Lifestyles
www.lifestyles.com
Ein kommerzieller Veranstalter, der auf Urlaubsreisen, Events und Partys für Swinger spezialisiert ist.

The new School of Erotic Touch
www.eroticmassgae.com
Heimunterricht für erotisch begabte Abenteurer.

Miss Vera's Finishing School for Boys who want to be Girls
www.missvera.com
Eine einzigartige Transvestiten-Akademie unter der Leitung meiner lieben und überaus talentierten Freundin Veronica Vera.

Universal Tao Center
www.universal-tao.com
Eine Quelle für das Wissen und Werk des taoistischen Gelehrten Mantak Chia. Bietet auf der ganzen Welt Workshops an und veröffentlicht zahlreiche Lehrbücher und -videos.

Vulva University
www.houseochicks.com/vulvauniversity
Bietet Online-Kurse in Sexualkunde an und vertreibt speziell auf Kundenwunsch gefertigte Vulva-Handpuppen.

The Women's Sexuality Center
www.womensexualitycenter.com
Pamela Madison und ihre Mitarbeiterinnen widmen sich der sexuellen Erfüllung aller Frauen durch Fortbildung, Heilung und Unterstützung.

Shopping

Sexspielzeug, Kondome, Gleitmittel, DVDs und anderes Zubehör

(Das Sternchen* bedeutet, dass dort auch Seminare und Workshops angeboten werden.)

Blowfish
www.blowfish.com
Ein toller Sex-Shop für Frauen mit leicht bizarren Neigungen.

Dr. G
www.doctorg.com
Die Website von Dr. Gary Schubach, auf der er »Filme, Werkzeuge und Wissen für ein besseres Sexleben« anbietet.

*Good Vibrations**
www.goodvibes.com
Der originale Sex-Shop in Mitarbeiterhand: Ein fantastischer Ort, um Sexspielzeug, Bücher und Videos zu kaufen.

*Grand opening!**
www.grandopening.com
Ein Sexshop in Frauenhand mit Niederlassungen in Boston, West Hollywood und im Internet.

Medical Toys
www.medicaltoys.com
Hier können Sie Spekula in allen Größen, Formen und Materialien für Ihre eigenhändige Gebärmutterhalsuntersuchung kaufen.

*Toys in Babeland**
www.babeland.com
Ein Sexspielzeug-Shop für Frauen, der »Spielzeuge für eine leidenschaftliche Welt« verkauft.

A Woman's Touch
www.a-womanstouch.com
Ein von Frauen geführter Sexshop mit Website in Madison, Wisconsin, »im Dienst von Romantik und Sinnlichkeit.«

Sexy Bekleidung, heiße Dessous und erotische Accessoirs

Angelic Aromas

www.angelicaromas.com

Massageöle, Gleitmittel und Körpersprays, die bei jeder Gelegenheit für Romantik und Sinnlichkeit sorgen.

Body Circles Designs

www.bodycircle.com

Der beste Body-Piercing-Schmuck.

Gina's Intimates

www.g-intimates.com

Äußerst sinnliche Brustwarzen-freie BHs.

Glama-Rama

www.glamarama.com

Mein Lieblings-Friseursalon in San Francisco, in dem man die erotischsten Haarverlängerungen und Perücken überhaupt bekommt.

Piedmont-Boutique

www.piedmontsf.com

Mein Lieblings-Bekleidungsgeschäft, in dem ich die meisten meiner Outfits kaufe oder anfertigen lasse. Für beide Geschlechter.

Secrets in Lace
www.secretsinlace.com
Sexy Dessous für jede Figur.

Twirly Girl Paties
www.twirlygirl.net
Fabelhafter, handwerklich hervorragender Brustwarzenschmuck für jeden Anlass.

Versatile Fashions
www.versatile-fashions.com
Mistress Antoinettes Fetisch-Modekreationen für beide Geschlechter. Dort werden meine Lieblings-Korsette und -PVC-Outfits hergestellt.

Sex-positive Organisationen

Beyond Hunger
www.beyondhunger.org
Beyond Hunger ist eine gemeinnützige Organisation, die Menschen hilft, ihre Esssucht zu überwinden und ein natürliches, liebevolles und friedliches Verhältnis zu ihrer Ernährung, ihrem Gewicht und sich selbst aufzubauen.

The Body Positive
www.thebodypositive.org
Eine gemeinnützige Organisation, deren Ziel es ist, das Leid zu verringern, das der Schönheitswahn unserer Kultur anrichtet.

Center for Sex and Culture
www.centerforsexandculture.com
Die Sexualwissenschaftler Carol Queen und Robert Lawrence haben dieses Sex-positive Fortbildungszentrum ins Leben gerufen, das über ein Archiv und eine Bibliothek verfügt.

The Free Speech Coalition
www.freespeechcoalition.com
Verteidigt sexuelle Freiheit, indem sie sich für die Wahrung bürgerlicher und sexueller Rechte einsetzt.

Museum of Sex – »Mosex«
www.museumofsex.org
Ein tolles und einzigartiges Museum in Manhattan.

National Coalition for Sexual Freedom
www.ncsfreedom.org
Eine Basis-Organisation, die sich der Verteidigung der sexuellen Rechte aller Menschen widmet.

Planned Parenthood
www.plannedparenthood.org
Eine landesweite Vereinigung von Kliniken und Fortbildungszentren, die Sexual- und Schwangerschaftsberatung anbieten.

Professionelle Hilfe bei der persönlichen Weiterentwicklung und Informationen zum Thema Sexualität

The Amerikan Association of sex educators, counselors and therapists
www.aasect.org
(804) 644-3288
AASECT ist eine gemeinnützige interdisziplinäre Organisation von professionellen Sexualpädagogen, -therapeuten und -trainern.

Ingersoll Gender Center
www.ingersollcenter.org
Eine gemeinnützige Einrichtung, die über Geschlechtsidentität, Transvestismus und Transsexualität informiert.

Kink aware Professional
www.bannon.com/kap
Hilft bei der Suche nach Psychotherapeuten, Medizinern, Heilpraktikern, Juristen, Finanzexperten und Computerfachleuten, die über die Vielfältigkeit menschlicher Sexualität informiert sind.

San Francisco Sex Information (SFSI)
www.sfsi.org
(877) 472-SFSI
SFSI ist eine kostenlose, anonyme Telefonauskunft, die un-

voreingenommen und gewissenhaft über Sex informiert. Sie können aus der ganzen Welt dort anrufen.

Sexological Bodywork
www.sexologicalbodywork.com
»Sexologische Body-Worker« sind Sexualpädagogen, die vom Staat Kalifornien dazu bevollmächtigt sind, Einzelpersonen, Paaren und Gruppen dabei zu helfen, ihre Körpererfahrung zu vertiefen.

Empfehlenswerte Sex-Lehrer

Kim Aris
www.grandopening.com
Kim bietet verschiedene Workshops an, die von Striptease über Safer-Sex-Techniken bis zu Bisexualität reichen.

Annie Body
www.anniebody.com
Unterhalterin für Erwachsene, Nacktmodell, Partygirl und Stripperin.

David Jay Brown
www.sexanddrugs.info
Davids Website untersucht die Zusammenhänge zwischen Sex und Drogen, von Koffein über Kräuter-Aphrodisiaka bis zu Entheogenen.

Barbara Carellas und Kate Bronstein
www.tootallblondes.com
Zwei innovative Sexual-Lehrerinnen, Performance-Künstlerinnen, Gender-Pionierinnen und Autorinnen.

Francesca de Grandis
www.well.com/user/zthirdrd/WiccanMiscellany.html
Francesca ist Autorin und spirituelle Heilerin und konzentriert sich bei ihrer Arbeit darauf, anderen dabei zu helfen, ihr Leben zu genießen, ihr Schicksal in die Hand zu nehmen und die Welt zu verändern.

Betty Dodson
www.bettydodson.com
Betty Dodson unterrichtet zwar keine Gruppenseminare mehr, bietet aber weiterhin private Sex-Beratung an.

Ducky Doolittle
www.duckydoolittle.com
Smarte und unterhaltsame Sex-Lehrerin, Künstlerin und Performerin.

Cleo Dubois' Academy of SM Arts
www.sm-arts.com
Cleo bietet fantastische erotische Dominanz-Seminare für Leute an, die Erfahrungen mit BDSM und Machtspielen sammeln möchten.

Nina Hartley

www.nina.com

Nina ist die beliebteste Pornodarstellerin, Sexlehrerin und Erotik-Unternehmerin der Welt. Sehen Sie sich ihre Pornofilme und ihre Sex-Lehrvideos und -DVDs an.

Dr. Lorain Hutchens

www.lorainehutchens.com

Brillante Autorin, Sex-Trainerin und Lehrerin. Eine Expertin zum Thema Bisexualität.

Jwala

www.jwalaji.com

Jwala ist eine Tantra-Lehrerin, die ihr eigene Produktpalette von sexy Accessoirs für Sie und Ihr Schlafzimmer hat!

Dr. Joseph Kramer

www.eroticmassage.com

www.sexologicalbodywork.com

Mein Mentor und ein fantastischer Sex-Lehrer, der unter anderem Kurse in sexologischer Körperarbeit unterrichtet.

Isa Magdalena

www.xtasia.info

Isa Magdalena ist eine der mutigsten und klügsten Erotik-Lehrerinnen und bietet eine Vielzahl von Diensten an, unter anderem Sex-Training, um Ihr Potenzial auszuschöpfen.

Midori
www.fhp-inc.com
Die Fetisch-Diva Midori ist eine herausragende Sexualitäts- und Verführungs-Lehrerin und eine Meisterin japanischer Seil-Fesseltechniken. Sie bietet kluge erotische Fortbildung für abenteuerlustige Erwachsene an.

Frank Moore
www.eroplay.com
Über diesen inspirierenden Performance-Künstler habe ich im 4. Schritt berichtet.

Carol Queen
www.carolqueen.com
Carol Queen, ihr Partner Robert Lawrence und ihre Organisation, das Center for Sex and Culture, verkörpern den neuesten Stand auf dem Gebiet der Sexualpädagogik.

Candida Royalle
www.royalle.com
Candida ist nicht nur eine der führenden Regisseurinnen in der Erotikfilmbranche, sondern kann auch Ihnen als inspirierende Autorin dabei helfen, bei Ihrem eigenen fabelhaften Sex-Leben Regie zu führen.

K. Ruby
www.sexologicalbodywork.com/html/ruby.html
Ein wunderbarer Heiler und Lehrer auf dem Gebiet der Sexu-

alität, der sexologische Körperarbeit, Workshops und private Sitzungen anbietet.

Dr. Ray Stubbs
www.secretgardenpublishing.com
Ray ist ein weiser Sex-Visionär, der viele wunderbare Bücher und Videos veröffentlicht hat.

Deborah Sundahl
www.isismedia.org
Deborah ist eine Expertin zum Thema G-Punkt und Ejakulation bei Frauen.

Leila Swan
Leila@leilaswan.com
Entertainerin für Erwachsene, Nacktmodell und Striptease-Lehrerin.

Tantriker, Dakini und Daka
www.godesstemple.com
Ein erfahrener Tantra-Lehrer kann Ihnen dabei helfen, Ihre Sexualität zu erforschen, und Ihnen und Ihrem Partner oder Ihrer Partnerin Techniken beibringen. Auf dieser Website sind zahlreiche Lehrer/innen, Erotik-Masseure und -Masseurinnen und Sex-Heiler/innen aus aller Welt aufgelistet.

Tristan Taormino
www.puckerup.com
Autorin, Lehrerin und Allround-Sex-Göttin. Mitveranstalte-

rin der alljährlich stattfindenden »Dark Odyssey«-Veranstaltungen, bei denen Dutzende von Workshops angeboten werden.

Susun Weed
www.susunweed.com
Susun Weed ist die Gründerin des Wise Woman Center im Bundesstaat New York, wo sie Kräuterheilkunde und spirituelle Heilung unterrichtet. Sie und ihre Lehrer-Kollegen bieten viele wunderbare Workshops an.

Akt- und Erotik-Fotografie

Vivienne Maricevic
www.sheshootsmen.com
Vivienne ist auf Aktfotografie spezialisiert und kann auch privat gebucht werden. (Ostküste)

Randal Alan Smith
www.furtographer.com
Randal hat die meisten Fotos von mir in diesem Buch gemacht. Er ist ein großartiger Make-up-Künstler und macht tolle Fotos von Frauen, Männern und Paaren. (Westküste)

Register